内科诊疗备要
NEIKE ZHENLIAO BEIYAO

陈照金 编著

天津出版传媒集团

天津科技翻译出版有限公司

图书在版编目（CIP）数据

内科诊疗备要 / 陈照金编著 . — 天津 : 天津科技
翻译出版有限公司 , 2019.3（2024.4重印）
ISBN 978-7-5433-3891-3

Ⅰ . ①内… Ⅱ . ①陈… Ⅲ . ①内科－疾病－诊疗
Ⅳ . ① R5

中国版本图书馆 CIP 数据核字（2018）第 243856 号

出　　　版：天津科技翻译出版有限公司
出 版 人：刘子媛
地　　　址：天津市南开区白堤路 244 号
邮政编码：300192
电　　　话：022-87894896
传　　　真：022-87895650
网　　　址：www.tsttpc.com
印　　　刷：三河市华东印刷有限公司
发　　　行：全国新华书店
版本记录：787×1092　16 开本　12.5 印张　300 千字
　　　　　　2019 年 3 月第 1 版　2024 年 4 月第 2 次印刷
　　　　　　定价：78.00 元

作 者 简 介

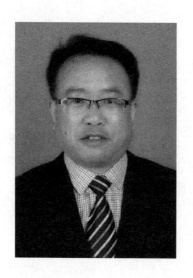

　　陈照金，本科学历，中西医结合副主任医师，甘肃省定西市医学会内分泌代谢病专业委员会常务委员，陇西县中西医结合医院老年病科主任。从事中西医结合内科临床工作20余年，尤其擅长于心脑血管疾病的诊治，注重理论研究及其与临床实践的有机结合。发表论文5篇，先后两次被陇西县委、县政府评为"卫生工作先进个人"，受到表彰奖励。

前　言

　　内科学作为临床医学中的一门综合学科，在临床医学中占有极其重要的位置，它不仅是临床医学各科的基础，而且与其存在着密切的联系。随着医学科学的发展，对人体各系统、各器官的疾病在病因和病理方面获得了比较明确的认识，加之诊断方法和技术不断改进，使内科学不断出现新的研究成果，新的理论不断提出，发病机制不断丰富、完善，诊断和治疗技术不断变化及提高。这对内科临床工作者提出了更高的要求，不仅要全面掌握内科的基础知识和临床技能，还需要掌握最新的诊断检测技术，只有这样，才能及时、准确地诊断疾病，给予患者及时合理的治疗。为此，编者参阅了大量相关文献，结合多年的临床工作经验，编写了《内科诊疗备要》。

　　全书共分两章，详细介绍了临床常见症状的诊治思路和临床常见检验等方面的内容。本书内容全面、层次清晰、视角新颖、深入浅出、可读性强，具有很好的临床实用价值，是工作在临床第一线，特别是从事内科诊疗的广大医师必不可少的参考书。

　　由于编者水平有限，书中难免会有失误与不足之处，恳请各位读者予以批评指正。

目　录

第一章 临床常见症状的诊治思路

第一节 发热

发热 (fever) 是指机体因致热原的作用，或其他各种原因引起体温调节中枢的功能障碍，导致体温升高超出正常范围，是临床最常见的症状之一。正常腋下体温在 36℃～37℃之间，一般临床认为超过 37.5℃即为发热，38.0℃以下为低热，38.1℃～39.0℃为中等度热，39.1℃～41.0℃为高热，超过 41.0℃为超高热。这里要强调个体差异，临床有患者长期自身体温达到 37.0℃即为发热，会出现头痛、全身酸痛等不适的症状，体温降到此值以下则恢复正常。

一、病因

一般将发热分为感染性和非感染性。感染性发热占发热病因的 50%～60%，其中细菌感染占 40%，病毒感染占 8% 左右。各种病原体，如细菌、病毒、支原体、立克次体、真菌、螺旋体及寄生虫等都可侵入机体造成局限性或全身性的感染，常引起高热。非感染性发热涉及结缔组织病、恶性肿瘤、变态反应、肉芽肿病、内分泌与代谢病、脑血管意外及中暑等。发热病程在两周以内的称为急性发热。急性发热的病因多为感染性发热，主要病原体为细菌和病毒。而非感染性发热见于药物热、血清病、甲亢危象、溶血、痛风、急性白血病、中暑和脑出血等。

二、发病机制

（一）致热原性发热

包括外源性致热原和内源性致热原。

1. 外源性致热原

不能透过血—脑脊液屏障，只能通过内源性致热原起作用。

其致热原包括：①各种微生物病原体及产物；②炎性渗出物及无菌坏死组织；③抗原抗体复合物；④某些类固醇物质，尤其是原胆烷醇酮；⑤多糖体成分及多核苷酸、淋巴细胞激活因子等。

2. 内源性致热原

能直接作用于体温调节中枢，透过血—脑脊液屏障。

（二）非致热原性发热

是产热增多（如癫痫持续状态、甲状腺功能亢进症等），散热减少（如广泛性皮肤病、心力衰竭等）及体温调节障碍（如脑炎、脑出血、中暑等）所致。

三、临床表现

按体温的高低一般可分为低热 (37.3℃～38.0℃)、中等度热 (38.1℃～39.0℃)、高热 (39.1℃～41.0℃)、超高热 (41.0℃以上)。一般分为以下 3 个阶段。

（一）体温上升期

常有疲乏、无力、肌肉酸痛、皮肤苍白、畏寒或寒战等症状。一般畏寒或寒战越明显，体温越高。体温上升有以下两种方式。

1. 骤升型

体温在几小时内达到最高峰，常伴有寒战。见于疟疾、大叶性肺炎、败血症、流感、急性肾盂肾炎、输液或某些药物反应。

2. 缓升型

体温逐渐上升，在数日内达高峰，多不伴寒战，如伤寒、结核病等。

（二）高热期

指体温升高到达高峰后持续一段时间。高热持续时间可因病因不同而异，如疟疾可持续数小时，大叶性肺炎可持续数天，伤寒可持续数周。此期寒战消失，皮肤发红、伴灼热感、呼吸加快，开始出汗并逐渐增多。

（三）体温下降期

此期表现为多汗、皮肤潮湿。可有骤降和渐降两种方式。前者在数小时内迅速下降，常大汗淋漓，常见于疟疾、输液反应。后者在数天内体温逐渐降至正常，如伤寒、风湿热等。

四、诊断与鉴别诊断

不论什么原因引起的发热，常伴有其他症状或体征。伴随的症状或体征越多，越有利于诊断或鉴别诊断。常见的伴随症状或体征如下。

（一）全身状况：若高热伴血压降低，烦躁或精神萎靡，四肢湿冷，要警惕感染性休克或败血症。

（二）面容：呈醉酒貌，见于斑疹伤寒、流行性出血热等。面色苍白见于感染性休克、急性白血病、急性溶血、恶性组织细胞病。表情淡漠常见于伤寒、副伤寒。口周疱疹常见于大叶性肺炎、疟疾、流脑、流感等。

（三）皮肤：发热伴巩膜、皮肤黄染常提示肝胆系统疾病、钩端螺旋体病、急性溶血、某些毒物中毒（如鱼胆中毒、一些毒蕈中毒）。皮肤或软组织有化脓灶往往为发病的原因或败血症的来源。皮肤出血点往往与传染病、血液病、流脑、感染性心内膜炎有关。

（四）淋巴结大：见于局灶性化脓感染、白血病、淋巴瘤、传染性单核细胞增大症等。

（五）肝（脾）大：常见于结缔组织病、白血病、急性血吸虫病、病毒性肝炎等。

（六）昏迷：先发热后昏迷常见于中枢神经系统感染、中毒性菌痢、中暑等。先昏迷后发热常见于脑出血、巴比妥中毒等。

（七）关节肿痛：应考虑风湿病、败血症、关节局部感染。

（八）其他：如伴有心、肺、胸腔、腹腔等症状和体征，要先考虑该部位病变所致发热。

五、治疗原则

高热有明确病因的除对因治疗外，可积极退热。病因不明时，慎用退热剂、抗生素或肾上腺皮质激素，以免掩盖病情。若疑高热为感染所致，应在采集有关培养标本后，给予抗感染治疗。但当体温超过 40℃，高热伴惊厥或谵妄，或中暑时，应积极降温治疗。对于病情较重或有脱水者应适当补液，注意退热后大量出汗导致电解质紊乱或加重休克。

第二节　头痛

　　头痛是人类最常有的病症之一，根据英国统计数字显示，有 85% 的人口在一年之内最少会有一次头痛，亦有 38% 的成年人将会在两个星期之内遭受到头痛困扰。由此可见头痛这个病征是多么常见。幸好大多数头痛并非因为身体有什么严重疾病，亦并非头颅里的组织有病变所引起。

　　一、病因及病理机制

　　头痛来自于颅内外痛敏感结构的激活。颅内的痛敏感结构主是各级各类的血管，包括 Willis 动脉环及其分支，脑膜的动脉和静脉（包括静脉窦）、邻近脑膜的血管，而脑本身不具备疼痛感受器。颅外的痛敏感结构则包括血管（如颅外动脉及其分支）、骨膜、筋膜、肌肉、皮肤、神经及其末梢、黏膜等。颅内外的痛觉由三叉神经、面神经、舌咽神经、迷走神经及 C1 ～ C3 神经传递。

　　头痛发生的病理机制多且复杂，归纳起来主要有伤害性 (nociceptive) 疼痛和神经病变性 (neuropathic) 疼痛两类。前者是颅内外痛敏感性结构在受到炎症（和各种感染）、外伤、压迫和牵拉（占位、血肿、颅压异常、水肿）、肿瘤浸润、血管扩张或痉挛、化学刺激（血或药物刺激脑膜）等因素作用产生的保护性反应，P 物质、神经激肽、降钙素基因相关肽 (CGRP)、5—羟色胺、组胺、前列腺素等是参与疼痛的重要介质。后者主要是因躯体感觉神经系统的损害或病变（如疱疹后神经痛）引起周围或中枢神经系统发生神经重塑导致敏化 (sensitization) 的结果。另外，中枢神经系统的疼痛处理和感知过程异常（如抑郁焦虑障碍）可产生功能性头痛。

　　二、头痛的分类

　　国际头痛协会 (IHS) 最新的有关头痛的分类如下。

　　（一）原发性头痛

　　1. 偏头痛 (migraine)。

　　2. 紧张型头痛 (tention-type headache)。

　　3. 丛集性头痛和其他三叉自主神经头痛。

　　4. 其他原发性头痛。

　　（二）继发性头痛

　　1. 头颈部外伤引起的头痛。

　　2. 头颈部血管性病变引起的头痛。

　　3. 非血管性颅内疾病引起的头痛。

　　4. 某一物质或某一物质戒断引起的头痛。

　　5. 感染引起的头痛。

　　6. 内环境紊乱引起的头痛。

　　7. 头颅、眼、颈、耳、鼻、鼻窦、牙齿、口或其他面部结构病变引起的头痛或面痛。

（三）脑神经痛、中枢和原发性面痛和其他头痛。

三、头痛的诊断思路

全面详细地了解病史是诊断头痛的主要依据，其价值超过了辅助检查，所以对于一个主诉头痛的患者，我们的诊疗首要步骤是掌握头痛发生发展的过程及特点等病史资料，而并非无选择地进行 CT、MRI 等大型仪器检查。

（一）发病情况

急性起病伴发热者常为感染性疾病所致。急剧的头痛，持续不减，伴发意识障碍而无发热者，提示颅内血管性疾病，如蛛网膜下隙出血、动脉瘤破裂等，脑出血的头痛多在发病前有情绪激动或用力、头部震荡、外伤等情况。长期反复的发作性头痛或搏动性头痛，多为血管性头痛。慢性进展性头痛伴有颅内压增高（如呕吐、缓脉、视盘水肿的高颅压三联征，腰穿脑脊液压力超过 200 mmH_2O 需换算等情况），应警惕颅内占位性病变，且随颅内压增高而逐渐加重、持续时间延长，而后颅窝肿瘤患者的头痛状况则在清晨觉醒时明显。

（二）头痛部位

对于头痛患者要尽可能详细地了解疼痛部位是单侧还是双侧，前额还是枕部，局部还是弥散，颅内还是颅外。如偏头痛及丛集性头痛多在一侧。颅内病变的头痛常较深在且较弥散，颅内病变的头痛部位不一定与病变部位一致，但疼痛多向病灶同侧放射。高血压引起头痛多在额部或整个头部。全身性或颅内感染性疾病的头痛多为全头部痛。蛛网膜下隙出血或脑脊髓膜炎除头痛外尚有颈项部疼痛，或不适感。眼源性头痛多浅在，且局限于眼眶、前额或颞部，青光眼的头痛也可较为深在。鼻源性、牙源性头痛也多为浅在性疼痛。

（三）头痛的程度与性质

头痛的程度一般分为轻、中、重三种，但与病情的轻重并无平行关系。三叉神经痛、偏头痛及脑膜刺激的疼痛最为剧烈，多为搏动性或炸裂性疼痛。脑肿瘤头痛多为轻度或中度。临床常用疼痛简明自测量表来评估头痛程度，在 10 厘米的尺子上标记，0 代表无疼痛，10 代表难以忍受的剧痛，让患者自行在图表上将疼痛的程度标记出来，最常用于患者疼痛治疗前后的评估，而不同患者之间的评分则受个体经验、教育、心理、宗教信仰、语言等的影响而有很大差异。高血压、血管性及发热性疾病的头痛，往往带有搏动性。神经痛多为电击样或刺痛，肌肉收缩性头痛多为重压感、紧束感、钳夹样痛、钝痛。

（四）头痛的特点及伴随症状

某些头痛可发生在固定的时间，如颅内占位性病变往往在清晨加剧。各鼻旁窦炎症头痛多与头颅的位置及引流特点有关，如上颌窦炎患者的头痛晨起轻，午后或者久坐加重，卧床半小时后头痛减轻。额窦炎患者上午起床后开始，逐渐加重，中午最剧烈，午后渐减，夜间可完全消失，次日疼痛如故。筛窦炎患者晨起较重，午后减轻，呈周期性。丛集性头痛常在晚间发生，女性偏头痛常与月经周期有关，脑肿瘤患者的头痛多为持续性，可有长短不等的缓解期。偏头痛发作时，可伴随有恶心、呕吐、头晕或眩晕、畏光、不愿活动等表现；有先兆偏头痛的患者在先兆期有视觉、感觉、语言或脑干的一过性神经功能损害症状；三叉自主神经痛患者，则有副交感神经兴奋（结膜充血、流泪、鼻塞、流涕）和交感神经损害（眼睑下垂和瞳孔缩小）的表现。

（五）头痛加重或缓解因素

偏头痛会因环境（声光刺激）和日常活动而加重，睡眠则可以缓解；低颅压性头痛多在坐位或站立时明显，卧位时减轻；咳嗽、打喷嚏、摇头、俯身可使高颅压性头痛、血管性头痛、颅内感染性头痛及脑肿瘤性头痛加剧。在直立时，丛集性头痛可缓解。颈源性头痛可因头位变化而诱发或加重。

（六）辅助检查

除常规检查外，针对头痛病因的特殊检查有头颅 CT、MRI、腰穿等。头颅 CT 主要对颅骨的损伤、颅内外的出血等诊断有重要价值。MRI 近年来的发展则是突飞猛进，目前可以进行许多序列的检查，对于神经结构改变、软组织的损伤变化等，其敏感性和特异性均大大超过 CT，在临床上广为应用。磁敏感加权成像 (SWI) 利用不同组织间的磁敏感性差异提供图像对比增强，对于出血的敏感性超过了常规序列及 CT，能够清晰显示一些普通颅脑 CT 无法发现的微小出血灶。功能性磁共振成像 (fMRI) 则对于脑功能状况以及脑代谢情况评估具有重要的意义。腰穿是侵入性的检测手段，对于颅内病变病因的诊断价值是不可替代的，检测内容包括脑脊液压力、常规、生化、病原学、免疫学等方面。

在临床诊疗过程中，临床医师应充分了解病史，全面评估病情，权衡利弊，综合考虑患者精神心理状况、经济负担、痛苦指数等诸方面的情况，合理安排辅助检查，既要做到有的放矢，避免漏诊、误诊，又要避免过度医疗，造成资源浪费，加重患者负担。头颅 CT、MRI、腰穿等特殊检测手段，对于新发头痛，在常规治疗无效时是必要的，也是合理的；而对于持续数年的慢性头痛，往往这些检查对诊断的价值不大，相反过度检查会加重患者心理、经济、生活上的负担，因此不推荐作为常规检查。

在临床实践中，还应注意临床表现的个体差异对于病情的评估判断造成的偏差，如图 1-1 系 74 岁男性患者，主诉四肢无力 3 天，略有眩晕感，无头痛，无明确受伤史，既往有多年高血压病史，头颅 CT 平扫示亚急性期硬膜下积血，追问病史得知 3 天前头部在"床边磕了一下"。此病例有两个特点容易造成临床误判：其一，患者没有明确的受伤史，仔细追问才了解到只是"轻微磕了一下"，估计有动脉瘤、血管硬化、血管畸形或是其他易于出血的原因，所以对于老年患者要仔细询问相关病史；其二是患者没有明显的头痛症状，而实际却有较大量的颅内出血，推测其原因，高龄患者往往伴有较严重的脑萎缩，颅内的空间大，可以较好地容纳出血造成的病变容积，且老年患者对疼痛刺激反应迟钝，因而患者头痛症状反而不是太突出。又如图 1—2，50 岁男性患者，头部外伤后 1 小时入院，主诉"头不痛，感觉晕晕乎乎的，头部有些说不出的难受和不适"，既往无高血压病特殊病史，查体后发现颈部抵抗增强，经 CT 证实为蛛网膜下隙出血，头颈部 CT 血管造影 (CTA) 及脑血管造影 (DSA) 证实为左侧颈内动脉前壁的血泡样动脉瘤，经弹簧圈封堵后随访半年再未出血，此病例显示，患者虽系较严重的蛛网膜下隙出血，但无明显的头痛症状。

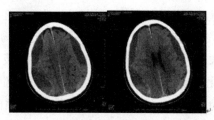

图 1—1

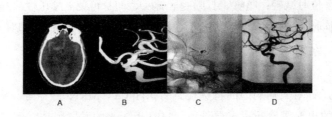

图1—2

A：脑沟、脑裂被高密度阴影充填，提示蛛网膜下隙出血；B：CTA提示颈内动脉前壁血泡样动脉瘤；C：颈内动脉内植入支架，用弹簧圈封堵动脉瘤；D：术后造影示动脉瘤已被成功栓塞。

四、偏头痛

临床就诊的慢性头痛患者以原发性头痛最为常见，其中偏头痛的发生率最高。偏头痛是一种常见的慢性神经血管性疾病，其病情特征为反复发作，一侧或双侧搏动性的剧烈头痛，可合并自主神经系统功能障碍，如恶心、呕吐、畏光、畏声等症状，约1/3的患者在发病前可出现神经系统先兆症状，我国偏头痛的患病率为9.3%，男女比例为3：1，多起病于儿童和青春期，中青年期达发病高峰，具有遗传易感性。2015年，《柳叶刀》杂志发表的WHO世界卫生组织2013年全球疾病负担调查的研究结果表明，偏头痛为人类第三大常见疾病，按失能所致生命年损失计算，偏头痛为第六大致残性疾病，偏头痛除疾病本身可造成损害外，还可以导致脑白质病变、认知功能下降、后循环无症状性脑梗死等。此外，偏头痛还可与多种诸如焦虑、抑郁等疾病共患。偏头痛是神经系统疾病中首位致残病因，占全部神经系统疾病负担一半以上。

（一）偏头痛的发病机制

目前关于偏头痛的发病机制尚不十分清楚，其中血管学说认为，偏头痛系原发性血管疾病，由血管舒缩功能障碍引起；神经学说认为偏头痛是原发性神经功能紊乱性疾病。近年来广泛关注的热点及研究有：

1. 大脑皮层的扩布性抑制 (CSD)

动物实验观察到大脑皮质受到伤害后，枕部电活动低落，同时这一现象向前扩展。CSD发生时，其相应脑区的小血管发生腊肠样收缩，细胞内钙离子浓度升高，神经元和胶质细胞的去极化，一段时期内神经电活动受到抑制，致使神经功能障碍。CSD与偏头痛先兆有关。

2. 三叉神经血管学说

三叉神经血管反射是一种轴索反射，当三叉神经受到刺激后，可引起轴浆内具有较强扩血管作用的神经肽如P物质、降钙素基因相关肽 (CGRP) 的释放增加，作用于脑桥小脑三角的三叉神经复合体部位的脑血管壁，引起血管扩张而致搏动性头痛，还可使血管通透性增加，血浆蛋白渗出，肥大细胞脱颗粒，造成无菌性的神经源性炎症，这些物质渗入组织间隙到达三叉神经末梢，再次刺激三叉神经末梢，再次导致神经源性炎症，如此反复，形成恶性循环。

还有诸多神经介质及生化因素都不同程度参与了偏头痛的发生，如5—羟色胺降低所诱发的神经源性炎症、血管舒缩功能异常；降钙素基因相关肽、P物质的明显增加；Mg^{2+}降低所诱导的血小板激活、CSD、疼痛阈的降低；一氧化氮增多诱发的血小板黏附聚集功能加强、内皮素介导的血管收缩、内源性镇痛物质 β—内啡肽的减少、氧化应激、基因遗传易感性等。

（二）偏头痛的临床表现

典型的偏头痛发作有前驱期、头痛期和恢复期过程，前驱期患者可有疲乏、注意力不集中、情绪不稳或反复哈欠等症状 / 表现，无先兆偏头痛是偏头痛最常见的类型，约占 80%。头痛期则出现具有特征性的头痛，多表现为单侧或双侧反复发作的额颞部疼痛，呈搏动性，疼痛持续时伴颈肌收缩可使症状复杂化，如颈背部胀痛、头面部反常疼痛、头晕或眩晕、腹泻、注意障碍等情况。常伴有恶心、呕吐、畏光、畏声、出汗、全身不适、头皮触痛等症状。有先兆偏头痛约占偏头痛患者的 10%，也称为典型的偏头痛，特征是在头痛前出现能完全恢复的局灶性神经功能损害症状。发作前数小时至数日可有倦怠、注意力不集中和打哈欠等前驱症状，在头痛之前或头痛发生时，常以可逆的局灶性神经系统症状为先兆，表现为视觉、感觉、言语和运动的缺损或刺激症状。最常见为视觉症状，如视物模糊、暗点、闪光、亮点亮线或视物变形，典型的表现为闪光性暗点，如注视点附近出现 "Z" 字形闪光，并逐渐向周边扩展，随后出现锯齿形暗点。有些则仅有暗点而无闪光。感觉先兆表现为以面部和上肢为主的针刺感、麻木感或蚁行感，并沿手指、前臂向近端移行。其次为感觉先兆，言语和运动先兆少见。

慢性偏头痛 (chronic migraine)、偏头痛持续状态 (status migrainosus)、无梗死的持续先兆、偏头痛性脑梗死、偏头痛诱发的痫样发作被称为是偏头痛的并发症。需要引起注意的是，许多患者还同时存在药物过度应用性头痛 (MOH)，参见表 1—1 至表 1—2。

表 1—1 无先兆偏头痛的诊断标准

A. 至少有 5 次符合下列条件的发作：

每次头痛持续 4 ～ 72 小时 (未经治疗或治疗失败)

B. 头痛具备至少下列 2 项特征：

单侧性

搏动性

中～重度

日常活动后加重

C. 头痛至少伴随下列 1 项表现：

恶心和 (或) 呕吐

畏光、畏声

D. 不归因于其他疾病

表1—2　有先兆偏头痛的诊断标准

A. 至少 2 次符合 B～D 特征的发作：

B. 先兆具有下列至少 1 项表现，无肢体无力：

1. 完全可逆的视觉症状，含阳性 (闪光、亮点、亮线) 及阴性 (视野缺损) 症状

2. 完全可逆的感觉症状，含阳性 (针刺) 及阴性 (麻木) 症状

3. 完全可逆的失语性言语障碍

C. 至少具有下列 2 项特征：

1. 同向视觉症状和 (或) 单侧感觉症状

2. 至少 1 个先兆的逐渐发生过程超过 5 分钟，和 (或) 不同先兆相继发生过程超过 5 分钟

3. 症状持续 5～60 分钟

D. 在先兆发生的同时或 1 小时内，有无发生偏头痛性头痛或非偏头痛性头痛或无痛？

E. 不归因于其他疾病

表1—3　慢性偏头痛的诊断标准

A. 连续 3 个月以上有每月超过 15 天的头痛

B. 之前有≥ 5 次的偏头痛发作

C. 每月≥ 8 天的头痛符合偏头痛特征：

1. 头痛具备至少下列 2 项特征：单侧性；搏动性；中～重度；活动后加重

2. 头痛至少伴随下列 1 项表现：恶心和 (或) 呕吐；畏光、畏声。经麦角类或曲坦类药物治疗后缓解

D. 不归因于其他疾病

E. 可再分为伴或不伴 MOH 两种亚型

表1—4　药物过度头痛的诊断标准

A. 每月头痛≥ 15 天

B. 连续 3 个月规则性使用 1 种以上急性期对症治疗药物

1. NSAID 咖啡因复合剂、曲坦类或麦角类、阿片类药物使用超过每月 10 天

2. 单纯 NSAID 或多种上述药物 (单药均未超过每月 10 天) 的使用超过每月 15 天

C. 药物过度应用期间头痛发生或原有症状恶化

D. 过度应用药物撤除后 2 个月，头痛缓解或恢复至用药前状态

表1—5　偏头痛与其他原发性头痛的鉴别

	偏头痛	紧张型头痛	丛集性头痛
人口学	女＞男	女＞男	男＞女
家族史	60%	无	无
周期性	无	无	明确
头痛持续时间	4～72 小时	30 分钟～7 天	30～180 分钟

(待续)

（续表）

	偏头痛	紧张型头痛	丛集性头痛
头痛部位	60% 单侧，不固定	双侧	固定单侧
头痛性质	搏动、跳痛、炸裂	胀、钝痛、束带	钻痛、难以忍受
头痛程度	中～重度	轻～中度	严重
伴随症状	恶心、呕吐、畏光、畏声、日常活动不耐受	可有轻度食欲缺乏、畏光或畏声	头痛侧结膜出血水肿、流泪、鼻塞、流涕、出汗、眼睑下垂、瞳孔缩小、躁动不安

* 注：以上偏头痛诊断标准内容摘自于吕传真、周良辅主编的《实用神经病学》(2014 年 1 月第 4 版)。

（三）偏头痛的危害

如前所述，偏头痛是一种常见的神经血管性疾病，严重困扰患者的健康，影响患者的生活质量。此外，偏头痛还可增加缺血性脑卒中和脑白质损害的风险。前者的相关机制包括偏头痛直接诱发的脑血管痉挛性缺血 (尤其是后循环缺血)；曲普坦、麦角胺等抗偏头痛药物诱发的缺血事件；偏头痛导致的颈动脉夹层的风险增加；偏头痛诱发的血管内皮功能障碍和血液高凝状态等。目前的研究资料统计显示，偏头痛患者的阳性家族史、有先兆偏头痛、头痛病程长 (尤其是病程超过 15 年的)、头痛发作的频率高 (尤其是每月发作 1 次以上的) 都会增加偏头痛患者的脑白质损伤风险，进而增加脑卒中、认知障碍和死亡的风险。

五、头痛的临床处理方法／手段

（一）继发性头痛的处理

主要以处理原发病变为主，例如控制感染，内外科的手段解决颅内压增高 (如药物脱水减轻脑水肿、手术清除引流颅内血肿、切除肿瘤、去颅瓣减压术等) 和创伤，控制高血压，控制体温，积极处理眼、耳、鼻、颈部原发性疾病等，对于一些严重的、诊断一时不能确定或是诊断明确而不能在短期内控制原发病变的头痛，采用阶梯性镇痛治疗也是合理的。

（二）偏头痛的处理

非处方药 (非特异性药物) 有 NSAID 类药，如阿司匹林、布洛芬、对乙酰氨基酚、双氯芬酸钠等；止呕药，如甲氧氯普胺、多潘立酮等；苯二氮䓬类、巴比妥类镇静催眠药及阿片类药物等因其成瘾性而不做常规推荐，一般用于其他药物治疗无效的严重患者。

处方药 (特异性药物) 包括，①麦角胺类药物：主要通过对血管平滑肌的直接收缩作用，使扩张的颅内外动脉收缩而使偏头痛的症状减轻，常规成人剂量 1～2 mg/ 次。因剧烈的血管收缩作用引发副作用，故禁用于多种心脑血管疾病、动脉粥样硬化、高血压、妊娠、哺乳、严重肝肾功能不全等多种情况。麦角胺类药物作用时间长、头痛复发率低的特点，故适用于发作时间长或经常复发的患者；②曲坦类药物：为 5—羟色胺 1 B/1 D 受体激动剂，系近年来迅速发展起来的较为新型的特异性抗偏头痛药物，能够较强地收缩已扩张的脑血管及脑膜血管，目前临床使用的主要有舒马曲普坦和佐米曲普坦，前者常规成人剂量 25～100 mg/ 次，后者为 2.5～5 mg/ 次，剂型有口服、鼻喷剂等可供选择。禁忌证主要为：未控制的高血压、冠心病、

Raynard病、妊娠、哺乳、严重肝肾功能不全、缺血性卒中史，需要注意的是，指定将18岁以下和65岁以上患者列为禁忌使用。目前曲坦类药物的安全性和疗效均优于麦角胺类，故麦角胺类仅作为二线用药选择。

特异性药物仅作为严重偏头痛患者的紧急用药，禁用于偏头痛先兆期和预防偏头痛发作，且需严格控制使用的剂量和频次，单纯NSAID制剂每月的使用不能超过15天，麦角胺类、曲坦类、复方NSAIDS制剂的使用每月不能超过10天，以避免药物过量性头痛。

选药原则包括 ①阶梯法 (传统上常采用)：每次头痛发作时均首先给予非特异性药物，如治疗失败再给予特异性药物治疗；②分层法 (现在多采用)：基于头痛程度、功能受损程度及之前对药物的反应选药，疼痛严重者采用特异性药物，否则采用非特异性药物。

预防偏头痛发作的药物包括①钙离子拮抗剂：循证医学证据最为充足的是氟桂利嗪，它可以抑制皮层下扩布性抑制，改善缺氧状态下线粒体功能，被国内外多个指南推荐为预防偏头痛发作的一线药物，常规成人剂量5～10 mg/d，根据病情一般最长使用疗程可达半年，而尼莫地平因证据不足而不推荐为预防用药；②β—受体阻滞剂：证据最为充足的是普萘洛尔和美托洛尔；③抗癫痫药：托吡酯和丙戊酸的证据最为充足；④抗抑郁药：唯一被证实有效的是阿米替林；⑤中成药：马娟等报道取方于立愈汤的头痛宁胶囊，可熄风涤痰、滋阴养血、逐瘀通络止痛，可降低血浆CGRP浓度、升高5-HT浓度而明显缓解偏头痛，其疗效与氟桂利嗪相当，而两者联合效果更明显，且副作用明显少于单用氟桂利嗪，值得在临床推广应用。

偏头痛的防治原则还包括：①积极开展健康教育，如帮助患者确立科学和理性的防治观念与目标；教育患者保持健康的生活方式，学会寻找并注意避免各种诱发因素；鼓励患者记头痛日记，对帮助诊断和评估预防治疗效果有重要意义。②非药物干预手段，包括按摩、理疗、生物反馈治疗、认知行为治疗、针灸等，以及近年来广泛兴起的小针刀疗法。

六、中医辨治思路

中医中头为"清阳之府""诸阳之会"，头痛的病机主要分为外感头痛和内伤头痛，临床上常见的慢性头痛多属内伤头痛，对于其病机的阐述主要集中在风、痰、瘀方面。《丹溪心法》根据头痛部位与经脉循行的关系进行归经辨证，并佐以引经药治疗，对于头痛的临床诊治极有帮助，如太阳头痛在枕部，下连于项，引经药羌活、川芎；阳明头痛在前额部及眉棱骨等处，引经药白芷、葛根；少阳头痛在头之两侧，并连及于耳，引经药柴胡、蔓荆子；厥阴头痛则在巅顶部位，或连于目系，引经药吴茱萸、藁本。

(一)外感头痛

一般起病较急，病程较短，有风、寒、湿、热之不同。

风寒头痛：头痛连及项背，可伴拘急收紧感，恶风畏寒，遇风寒加剧，喜温、喜裹头，苔薄白，脉浮紧。方选川芎茶调散以疏风散寒止痛，根据病情可酌加选麻桂、附子、细辛、吴茱萸、藁本等以加强祛风散寒止痛之功。

风热头痛：头痛而胀，甚或如裂，发热或恶风，面红目赤，口渴喜饮，便秘、尿赤，舌尖红，苔薄黄，脉浮数。方选桑叶、菊花、薄荷、蔓荆子等为主的桑菊饮为主方以疏风散热，通窍止痛，若热甚入里，则酌选石膏、知母、天花粉、黄芩、栀子等清热生津之品；若热毒炽盛，伴肿痛疮疡之者，选用三黄、金银花、大青叶、板蓝根等以清热解毒；若是鼻渊之流浊脓涕者加用苍耳子、辛夷、白芷、鱼腥草等以宣通鼻窍。

风湿头痛：夏秋季常见，头痛如裹，肢体困重，胸闷纳呆，大便溏，舌苔白腻，脉濡。方选羌活胜湿汤以祛风胜湿通窍，内湿盛而腹胀、脘痞、便溏者加陈皮、茯苓、苍术燥湿，外寒内湿者以藿香正气散最为适宜。

（二）内伤头痛

一般起病较缓，病程较长，有气血虚衰、阴虚阳亢、血瘀痰凝之不同。

肝阳头痛：头胀而痛，两侧为重，心烦易怒，口苦面红，舌红或边尖红，苔薄或黄，脉弦或略数。以天麻钩藤饮为代表方平肝熄风潜阳，若肝火盛而目赤口苦便秘者酌加夏枯草、龙胆草以清肝泻火，若肝肾亏虚而头晕目涩、腰膝酸软者，加用生熟地、何首乌、枸杞、白芍等以滋水涵木。

痰浊头痛：头痛昏蒙，沉重如裹，胸脘满闷，纳呆，舌胖，苔厚腻，脉滑或弦滑。方选半夏白术天麻汤以燥湿化痰熄风止痛，酌加菖蒲、远志、南星等以祛顽痰，醒神窍。

瘀血头痛：头痛经久不愈，痛处固定不移，如锥如刺，日轻夜重，或有头部外伤史，舌紫黯，或伴瘀斑、斑点，苔薄或黑，脉细涩。选王清任方通窍活血汤，药用桃红赤芍之品，加辛芷、葱等开窍。中医讲"久痛入络"，患者头痛日久者多伴有瘀血阻滞，在辨证基础加用活血通络之品每有良效。

气血虚弱：头痛隐隐，或伴头晕、失眠，遇劳则甚，面色不华，神疲乏力，气短懒言，舌质淡，苔薄，脉细弱。选方宜归脾汤气血双补，升清荣养清窍。酌加菊花、川芎、蔓荆子、薄荷等轻清宣窍之品，血虚甚者加熟地、何首乌补血。

头痛日久，会有多种病机杂合参与，治疗当不拘一格，选方用药宜灵活加减，临床常用于治疗头痛的药物有天麻、川芎、当归、细辛、蔓荆子、白芷、羌活等，现代医学研究证据最多的是天麻，并有多种中成药（如头痛宁胶囊、正天丸等）在临床广泛应用，效果确切，服用方便。

第三节 眩晕

眩晕是一种自身或外界的运动性幻觉，是自觉的平衡感觉障碍或为空间位向感觉的自我体会错误。常见眩晕的病因包括①耳源性眩晕：如内耳眩晕症、急性迷路炎或损伤、运动病、耳硬化症、咽鼓管阻塞等；②第Ⅷ对脑神经性眩晕：如听神经瘤、脑桥小脑三角蛛网膜炎或脑桥小脑三角肿瘤等；③前庭神经核和脑干疾病性眩晕：脑干肿瘤、炎症、变性病、多发性硬化、椎—基底动脉供血障碍等；④小脑性眩晕：小脑出血、肿瘤、炎症、脓肿等；⑤大脑性眩晕：颞叶肿瘤、癫痫等；⑥药源性眩晕：链霉素、卡那霉素等毒性反应；⑦眼源性眩晕：可为眼肌麻痹、屈光不正等所致；⑧全身疾病引起的眩晕：心血管病、贫血、胃肠道疾病、尿毒症、低血糖等；⑨功能性眩晕：神经症。

一、诊断要点

(一) 真性眩晕 (前庭性眩晕)

病变部位包括耳前庭感受器、前庭神经、前庭神经核及其联系纤维、内侧纵束、小脑及大脑前庭中枢。表现为自身或外物旋转的感觉，伴眼球震颤及自主神经症状 (恶心、呕吐、出汗、心悸等)。前庭性眩晕又分三种，即①中枢性眩晕：前庭神经颅内段、前庭神经核及其核上联系纤维、内侧纵束、小脑和大脑皮质前庭代表区病变，如颈性眩晕；②周围性眩晕：内耳前庭至前庭神经颅外段之间的病变引起的眩晕，如梅尼埃病；③位置性眩晕：既可表现为中枢性眩晕，也可表现为周围性眩晕，是头处于一定的位置时，便出现眩晕及眼球震颤的一种综合征，如耳石病 (属周围性，又称良性阵发性位置性眩晕)，第四脑室肿瘤 (属中枢性，又称恶性位置性眩晕)。

(二) 假性眩晕 (非前庭性眩晕)

病变部位是前庭系统以外的全身性疾病所致。仅有头晕或站立不稳感觉，但不向一侧偏斜，也不伴眼球震颤等。如贫血、高血压、低血压、低血糖、神经官能症、感染、代谢病、疲劳综合征等。

二、鉴别诊断

(一) 内耳眩晕病 (梅尼埃病)

突然发作，有自身旋转或四周景物旋转的感觉，伴有恶心、呕吐、眼球震颤 (水平式旋转)、面色苍白、出冷汗、血压下降、耳鸣、耳聋及听力下降。当迷路功能丧失时，眩晕逐渐停止。多次发作，历时数小时至数天，很少超过两周，神经系统检查无异常。

(二) 前庭神经元炎

发病年龄多在20～50岁，多数患者有上呼吸道感染史。临床表现为急性起病的眩晕、恶心、呕吐、眼球震颤及平衡障碍，一般无耳鸣及耳聋。双侧前庭功能试验示迷路功能减退，神经系统检查无异常。数日可见好转，但不稳感尚可持续4～6个月，预后良好，且很少复发。

(三) 耳石病 (阵发性位置性眩晕)

指患者头部处于一定位置时出现眩晕及眼球震颤的一种综合征，多不伴耳鸣及听力减退，每次历时数秒至数十秒。重复该头位时，眩晕可再度出现，症状在几天或几个月中周期性复发。试验方法：患者取坐位，头向后倾斜30°，并向一侧转动30°，经3～6秒患者出现眩晕、眼球震颤 (水平或旋转性)，持续约15秒，连续试验3～4次，可逐渐适应，而不出现眩晕及眼球震颤。休息一段时间后再做上述试验，又出现原来症状，即为内耳耳石病。本病应通过神经系统检查和长期观察与颅后凹肿瘤鉴别。

(四) 小脑脑桥角综合征

小脑脑桥角病变时，出现病侧三叉神经、面神经、外展神经、听神经损害的症状及小脑性共济失调，若波及脑干，可伴病侧舌咽、迷走神经瘫痪和对侧偏瘫及感觉减退等。该区常见病变包括：①听神经瘤：多见于青壮年，通常缓慢起病，最常见的首发症状是单侧听力逐渐减退伴渐进性眩晕 (不太剧烈)、耳鸣。听神经瘤发病过程的规律为：耳鸣、耳聋、前庭功能障碍→症状性三叉神经痛→头痛，外展神经、面神经受累—颅内压增高→小脑性构音障碍、吞咽困难→长束征 (锥体束和脊髓丘脑束) →小脑性发作 (去大脑强直性发作) →呼吸困难→小脑扁桃体疝形成，如出现一侧听力障碍，观察两年仍无三叉神经症状，可除外听神经瘤。若脑脊液蛋白明显增高，头颅 X 线片有病侧内听道扩大或同时有骨质破坏，可基本上确立诊断；②脑桥小脑三角蛛网膜炎：起病前常有耳部感染或头部外伤史。表现为眩晕、耳鸣、耳聋、步态不稳、面部感觉减退和轻度面瘫等。X 线检查内听道不扩大，可与听神经瘤鉴别，以上疾病通过CT 或 MRI 可确定诊断。

（五）椎—基底动脉供血不足

凡 50 岁以上反复发作眩晕的患者应首先考虑本病，其特点为旋转浮动性眩晕，可伴一过性下肢无力、视觉障碍、复视、头痛、运动、感觉与定向障碍、恶心、呕吐，一般不伴耳鸣，前庭功能检查一般无异常。发作超过 24 小时，即为椎—基底动脉血栓形成，表现为眩晕、垂直或旋转性眼球震颤、眼睑下垂、复视、发音不清、吞咽困难、共济失调、交叉性瘫痪、视力障碍，进一步发展即出现意识障碍、双侧瞳孔缩小、四肢瘫痪、延髓麻痹等，其死亡率高。

（六）延髓背外侧综合征 (小脑后下动脉血栓形成)

中老年发病，急性起病眩晕伴呕吐、说话含糊不清、饮水呛咳。检查可见眼球震颤，软腭及声带麻痹，有交叉性感觉障碍，病侧有霍纳 (Horner) 征，一般无耳鸣及耳聋。前庭功能试验多正常。

（七）药物中毒性眩晕

其表现具有周围性眩晕的特点，多为渐进性及持续性，一般不剧烈，常伴有平衡障碍、耳鸣、听力减退等症状。药物引起的眩晕持续时间长短不一，一般为数周或数月，长可达数年。链霉素急性中毒少见，慢性中毒多在用药后 2 ～ 4 周逐渐发生眩晕，并在一段时间内逐渐加重，主要为平衡失调，眼球震颤少见。此外，常在眩晕出现前后有口周及四肢麻木，前庭功能检查有异常。所有氨基糖苷类抗生素 (新霉素、卡那霉素等) 均可引起较轻的眩晕；奎宁、水杨酸盐引起耳蜗损害较重，前庭症状轻，停药后可消失；依他尼酸、呋塞米、苯妥英钠、口服避孕药及长期应用巴比妥类药物亦可引起眩晕。

（八）眼源性眩晕

由各种眼疾所致的眩晕称之为眼源性眩晕。

临床特点：①眩晕症状轻；②视力障碍；③复视；④眼球震颤以水平性为其特征，振幅大，如钟摆样，无快慢相；⑤遮盖试验可使眩晕缓解；⑥闭目难立征阳性；⑦眼部检查可发现异常病症。

（九）眩晕性癫痫

发作特点：①少年以前起病；②眩晕为其唯一或主要的症状；③发作短暂 (数秒或稍长)；④发作表现为视物旋转、平衡障碍或视物跳跃，起病与消失均突然；⑤神经系统检查正常；⑥伴或不伴癫痫大发作；⑦脑电图有棘波或阵发性慢波等异常改变；⑧抗癫痫药治疗有效。

三、治疗

（一）一般处理

急性发作时，应静卧休息，让患者自选头颈体位，避免头颈部的搬动及声和光的刺激，明显呕吐者，应酌情静脉输液，维持水电解质平衡。要安慰患者，解除恐惧心理，增强信心，做好心理治疗。在缓解期，尤其是情绪不稳定者，应鼓励患者早日下床活动，逐渐参加活动锻炼，以提高前庭的适应性。

（二）控制眩晕

当胆碱能神经的兴奋性明显高于肾上腺素能神经时，就会发生眩晕、呕吐等，故应当选用抗胆碱能药物、拟交感药物或抗组织胺类药物。

1. 抗胆碱能药物

常用东莨菪碱 0.3 mg，阿托品 0.5～1 mg，山莨菪碱 5～10 mg，均为肌内注射，每隔 4～6 小时重复一次，好转后减少次数或停用。

2. 拟交感药物

苯丙胺 5～10 mg/次，2～3 次/天。

3. 抗组织胺药物

常用苯海拉明 25～50 mg，茶苯海明 50～100 mg，异丙嗪 25 mg，氯苯那敏 4 mg，敏达 25 mg，均为口服，3 次/天。亦可应用异丙嗪和赛庚啶等。

4. 氟桂利嗪（钙离子拮抗剂）

它预防过量的钙离子进入细胞而并不干扰正常钙的体内环境平衡，具有良好的抗眩晕作用。5～10 mg/次，1～2 次/天口服。

以上四种药物选择两类以上联合用药效果更佳。

（三）镇静止吐

除能抑制前庭系统反应外尚有镇静作用，并可减轻眩晕及伴发症状。常选用地西泮 2.5～5 mg、苯巴比妥 30 mg、氯氮 10 mg、氯丙嗪 25 mg、地芬尼多 25 mg 等口服或肌内注射，1～3 次/天。老年患者慎用氯丙嗪。

（四）血管扩张剂及抗凝治疗

椎—基底动脉供血不足引起发作性眩晕者，要及时应用 5% 碳酸氢钠 125 mL，2 次/天，盐酸倍他啶 500 mL 每天静脉滴注 1 次，并应用抗凝剂及罂粟碱、烟酸等药物。以防止椎—基底动脉血栓形成。一旦出现脑干梗死症状，及时应用溶栓剂，见"脑血栓形成"的治疗。

（五）病因治疗

在前庭系统尚未发生不可逆性损害之前，去除病因就可恢复正常的前庭功能，故应尽早采取有效的病因治疗，这也是消除眩晕的根本措施。如药物中毒所致者，应及时停药并给予神经营养药，脑肿瘤及脑脓肿等患者应及早手术。耳部炎症引起的迷路周围炎、局限性迷路炎，应给予抗生素治疗等。

第四节 昏厥

昏厥也是一个涉及心脏内科、内分泌科、神经精神科、儿科、急诊科等多学科的常见临床症状，占急诊科患者的 0.9% ～ 1.7%，住院患者的 1% ～ 3%，约 40% 的人一生至少发生过一次昏厥，女性比男性更容易发生昏厥，女性昏厥多发生于 30 岁以前，男性则多在 50 岁之前。

临床对于昏厥概念的认识也是逐步加深、不断完善的过程。长久以来，人们常常将一过性意识丧失笼统地归结为昏厥，确切地讲，一过性意识丧失与昏厥是有差别的，昏厥仅是引起一过性意识丧失众多原因中的一种。2014 年发表的《中国昏厥诊断与治疗专家共识》中将其完整定义为：一过性全脑低灌注导致的短暂意识丧失 (T—LOC)，特点为发生迅速、一过性、自限性，并能够完全恢复。概念中包含的内容有昏厥的发生机制即，全脑供血减少；主要表现为意识丧失；发作的特点为发生迅速 (突发性、发作性)、持续时间短暂 (一过性，一般文献资料描述都是持续几秒钟至几分钟，一般不超过两分钟)、可自行完全恢复 (自限性)。定义中没有提到原来人们所描述的肌张力、姿势张力丧失而体位不能维持等。

在昏厥的概念中本身含有一过性、发作性这样的含义，在临床就诊的患者必定都是意识清醒的，或是昏厥后的意识模糊混乱状态 (否则主诉应当为昏迷或意识丧失)，自述或他述曾发生过昏厥，且就诊时间长短不一，因此在病历资料的记录中推荐的表述形式仍然是用 "一过性""发作性""复发性""反复发作性"这样修饰性的界定状语 + 昏厥或意识丧失 + 时间，如 "一过性昏厥或意识丧失两周"。

一、病因及分类

2006 年《中国昏厥诊断与治疗专家共识》将昏厥分为神经介导性昏厥、直立性低血压性昏厥、心律失常性昏厥、器质性心脏病或心肺疾患所致昏厥、脑血管性昏厥。2011 年《协和急诊医学》将其分为脑血循环量不足、脑源性昏厥、抽搐、情绪障碍、血液内容改变等。而在 2009 年欧洲心脏病学会发表的《晕厥诊断和管理指南》中将脑血管性昏厥从昏厥的判断流程中剔除，原因是神经系统疾病很少引起真正意义上的昏厥。参照该指南，2014 年《中国昏厥诊断与治疗专家共识》将其分为神经介导的反射性昏厥、体位性低血压及直立不耐受综合征、心源性昏厥三类。学界对于昏厥诊治不断深化、规范化、精准化的研究和认识由此非同一般。

临床可引起昏厥的原因很多，各种引发昏厥原因的病理机制也不尽相同，总的机制多数是收缩压的下降，其他有一过性周围氧张力的减少。昏厥常发生在直立位，人体由坐卧位变为直立位时，500 ～ 1000 mL 血液由胸腔转移至膈肌以下的可扩张的静脉系统，非常迅速地流向下肢，中央血容量减少，动脉血压很快下降，正常人通过动脉压力感受器调节交感神经张力，迅速调整血液进行重新分布而维持正常姿势，如果这种机制和能力受损或是反应迟钝，没有在短期内完成代偿，就会出现昏厥。

(一) 神经介导的反射性昏厥

根据涉及的传出路径而分为交感性或迷走性。当直立位血管收缩反应导致的低血压为主要机制时，即为血管抑制型，当心动过缓或心脏收缩力减弱为主要机制时，即为心脏抑制型。

1. 血管迷走性昏厥

是昏厥最常见的原因，压力感受器反射、交感神经活性、基因多态性 (血管迷走性昏厥的遗传率在 19% ～ 90% 之间) 及腺苷、一氧化氮、5—羟色胺等血管活性物质参与了血管迷走性昏厥的发生，常由恐惧、疼痛、手术、恐血症等情绪引起或直立体位引起。年轻人的血管迷走性昏厥多为典型、单纯的血管迷走性昏厥，老年人则常伴有心血管或神经系统异常，多是病理性的，表现为直立位或餐后低血压。

2. 情境性昏厥

咳嗽、打喷嚏、胃肠道刺激（吞咽、排便、腹痛）、排尿、运动后或餐后或其他情境（如大笑、手术、举重）。

3. 颈动脉窦性昏厥

4. 不典型昏厥

没有明显诱发因素和（或）表现不典型。

（二）体位性低血压性昏厥

多见于老年人，40 岁以下的人群少见。

1. 原发性自主神经功能衰竭

单纯自主神经功能衰竭、多系统萎缩，无自主神经异常的帕金森病、路易体痴呆。

2. 继发性自主神经功能衰竭

糖尿病、淀粉样变性、尿毒症、脊髓损伤等。

3. 药物引起的体位性低血压

乙醇、血管扩张剂、利尿剂、吩噻嗪类、抗抑郁药等。

4. 血容量不足

出血、腹泻、呕吐等。

5. 直立不耐受

是指直立位时血液循环异常导致的症状和体征，昏厥是其中的一种症状，其他症状包括：头晕，先兆昏厥；虚弱、疲劳、心悸、出汗；视觉异常（模糊、光感、视野缩小）；听力异常（听力受损、耳鸣）；颈部疼痛（枕部或颈部周围和肩部区域）、后背痛或心前区疼痛。

（三）心源性昏厥

为昏厥原因的第二位，也是危险性最高、预后较差的一类。

1. 心律失常性昏厥

心动过缓，如窦房结功能异常（包括快—慢综合征）、房室交界区功能异常、植入设备功能障碍等；心动过速，如室上性（阵发性室上速、心房颤动伴预激综合征）、室性（特发性、继发性器质性心脏病等）；药物引起的心动过缓和心动过速等；遗传性心律失常综合征（如长 QT 综合征、Brugada 综合征、短 QT 综合征、儿茶酚胺敏感性室速等）。

2. 器质性心血管疾病性昏厥

心脏瓣膜病、急性心肌梗死急性心肌缺血、梗阻型心肌病、心脏肿物（心房黏液瘤等）、心包疾病/心脏压塞、先天性冠状动脉异常、人工瓣膜异常等。其他如肺栓塞、急性主动脉夹层、肺动脉高压、发绀性先天性心脏病等。

二、临床特点

（一）典型昏厥的临床特点

昏厥发作的临床表现及程度不尽相同，这主要取决于发病机制及发作时的背景情况，昏厥一般具有突然发病、持续短暂、自发且不需任何特殊治疗即可完全恢复的特点。典型昏厥可分为三期。

1. 发作前期

可出现短暂而明显的自主神经症状和脑功能低下症状，如头晕、眩晕、面色苍白、出汗、恶心、神志恍惚、视物模糊、耳鸣、全身无力、打哈欠、上腹部不适等。此先兆持续数秒至数十秒。此时如患者取头低位躺卧姿势可防止发作。

2. 发作期

患者感觉眼前发黑、站立不稳，出现短暂的意识丧失而倒地。意识丧失约数秒至数十秒，超过 20 秒可发生阵挛动作，而后迅速恢复。发作时可伴有血压下降、脉缓而细弱、瞳孔散大、肌张力减低等，可有流涎、尿失禁等，但神经系统检查无阳性体征。此期一般持续 1～2 分钟。

3. 恢复期

患者意识转清，可仍有面色苍白、恶心、出汗、周身无力等，甚至头痛、呕吐及尿失禁等。此期持续时间取决于昏厥发作的程度，轻者仅延续数秒钟，重者可长达数十分钟。昏厥发作后不遗留任何后遗症。

(二) 常见昏厥的临床表现

1. 血管迷走性昏厥

是各类昏厥中最常见的类型，较多见于年轻体弱的女性。常有明显的诱因，如情绪紧张、恐惧、疼痛、晕血、闷热、疲劳、站立过久等。可有长短不一的前驱症状，继之出现意识丧失、跌倒，血压迅速下降，脉弱缓，患者很快恢复意识，如在 10～30 分钟内试图让患者坐起或站立，可导致昏厥再次发生。

2. 心源性昏厥

此类昏厥是由于心脏停搏、严重心律失常、心肌缺血、心脏排血受阻等原因引起血流动力学紊乱，导致一过性脑血供减少。患者多无前驱症状，发生特别迅速，与直立体位无关，有相应的心脏疾病症状和体征。

(三) 昏厥与痫性发作的鉴别

昏厥与痫性发作的临床表现存在一定的相似之处，有时容易混淆，但两者有着完全不同的病因及发病机制，相应的治疗差别很大，因此对它们的鉴别尤为重要。昏厥与痫性发作的鉴别要点见表 1—6。

表 1—6 昏厥与痫性发作临床特点比较

临床特征	昏厥	痫性发作
先兆症状	较长，数十秒	较短，数秒
发作与体位关系	多站立时发作	无关
发作时间	白天较多	白天黑夜均可，睡眠时较多
发作时皮肤颜色	苍白	青紫或正常
抽搐	少见	常见
尿失禁	少见	常见
舌咬伤	几乎无	常见
发作后意识模糊	少见	常见，历时较长
发作后头痛	无	常见
神经系统定位体征	无	可有

(待续)

（续表）

临床特征	昏厥	痫性发作
心血管异常	常有	无
发作间期脑电图异常	罕见	常有

三、诊断

（一）反射性昏厥

1. 血管迷走性昏厥

昏厥由情绪紧张和长时间站立诱发，并有典型表现，如伴有出汗、面色苍白、恶心及呕吐等。一般无心脏病史。

2. 情境性昏厥

昏厥发生于特定触发因素之后，如咳嗽、喷嚏、排尿排便等。

3. 颈动脉窦性昏厥

昏厥伴随转头动作、颈动脉窦受压（如局部肿瘤、剃须、衣领过紧）。

（二）体位性低血压性昏厥

1. 发生在起立动作后。

2. 昏厥时记录到血压降低。

3. 发生在开始应用或调整引起血压降低的药物剂量之后。

4. 存在自主神经疾病或帕金森病。

5. 出血（肠道出血、宫外孕）。

（三）心源性昏厥

1. 心律失常性昏厥

心电图有如下表现之一：①清醒状态下持续性窦性心动过缓＜40次/分，或反复性窦房传导阻滞或窦性停搏≥3秒；②莫氏Ⅱ度Ⅱ型或Ⅲ度房室传导阻滞；③交替性左束支和右束支传导阻滞；④室性心动过速或快速型阵发性室上性心动过速；⑤非持续性多形性室性心动过速、长QT或短QT间期综合征、Brugada综合征等。

2. 器质性心血管疾病性昏厥

昏厥发生在伴有心房黏液瘤、重度主动脉狭窄、肺动脉高压、肺栓塞或急性主动脉夹层、急性心肌缺血或心肌梗死时。

四、诊断步骤

接诊昏厥为主诉的患者，首先最重要的是病史的采集和体格检查（要注意头颈部的血管杂音），病史要尽可能详细，情景再现的描述非常重要，如果患者有反复多次的类似情况发生，最好能掌握每一次发作的特点和状态，了解可能的诱因，周围的环境及状况，对于急诊就诊的患者，除了简要的病史、有重点的体格检查，要尽快完成血压、随机血糖、普通12导心电图的检测，这些操作简便易行，价格低廉，对于发病原因及危险程度的初步判定是非常重要的。通过这些初步筛查首先应当明确是否为昏厥：是否完全意识丧失？是否有肌紧张消失？是否发作时间较快且时间短暂？是否完全自行恢复且无后遗症？如果该4项均具备，则昏厥可能性极大；如果≥1项不具备，应先排除其他原因引起的意识丧失。其次，能否确定昏厥的原因？第三，是否为高危患者？

接下来的特殊检测包括：颈动脉窦的按摩、直立位评价（包括卧立位试验和直立位试验）、腺苷试验、运动试验（发生在运动过程中的昏厥可能是心源性的，而运动之后发生的昏厥几乎都是由反射机制所致）等。针对心源性昏厥的特殊检查有心电监测：主要针对心律失常性昏厥，包括院内心电监测、动态心电图监测、体外或植入式循环记录仪和远程心电监测等，对于无创方法检测不能明确原因的心律失常的高危险性昏厥患者可进行心脏电生理检查，而对于射血分数左心室严重降低的患者应植入心脏复律除颤器(ICD)而不必考虑昏厥的机制，不建议进行心脏电生理检查。超声心动图是排查结构性心脏病的非常重要的手段。怀疑主动脉、心包、胸腔内血管、肺栓塞等疾病者可酌情选用食管超声心动图、胸部CT及MRI等。

神经科相关检查包括脑电图、CT、MRI及神经血管检查。对于怀疑癫痫的患者进行脑电图检查非常重要，而对于非癫痫的意识丧失不建议进行脑电图。对于简单的昏厥，应避免CT和MRI，影像学的检查要在神经系统评估的基础上进行。没有研究表明，颈部多普勒超声检查对典型的昏厥有诊断价值。

药物诱发的体位性低血压在临床也很常见，引起体位性低血压的常见药物包括抗高血压药、利尿剂、三环类抗抑郁药、吩噻类药物和乙醇。

精神心理评价也是诊断昏厥的重要一环。各种抗精神病药物可导致体位性低血压和延长QT间期而引起昏厥，而扰乱精神疾病治疗药物的服药规律会产生严重精神后果。类似于昏厥的心理机制造成的功能性发作在临床也经常可以见到，有类似于癫痫发作的"假性癫痫"，也有类似于昏厥发作的"假性昏厥"，对这些患者要进行心理评估，详细了解发作时的状况，动态记录脑电图等方法以识别。

下面对排查昏厥原因常用的几种特殊检查方法做了简单介绍。

(一)颈动脉窦按摩

整个过程要持续心率和血压监测。检查时分别在卧位和站立位顺次按摩右侧和左侧颈动脉窦，导致心脏停搏时间>3秒和(或)收缩压下降>50 mmHg(1 mmHg=0.133 kPa)时，诊断为颈动脉窦高敏感，即检查阳性；出现昏厥时，则诊断为颈动脉窦性昏厥。颈动脉有斑块者不能做此检查，以免发生脑梗死。

(二)卧立位试验

简单易行，可初步判定有无直立性低血压。卧位时和站立3分钟后用常规血压计分别测量上肢血压，若出现症状性血压下降，与基线值相比，收缩压下降≥20 mmHg，或舒张压下降≥10 mmHg则为阳性。若出现症状性血压下降≥20 mmHg，或舒张压下降≥10 mmHg，或收缩压降至90 mmHg以下则为可疑阳性。与基线值相比，收缩压下降诊断不同类型的直立不耐受综合征。

(三)腺苷试验

心电监护下一次性快速（<2秒）注射10~20 mg ATP(或6~12 mg腺苷)，若诱发的房室传导阻滞伴室性停搏时间>6秒，或可诱发的房室传导阻滞持续>10秒为异常，表明阵发性房室传导阻滞可能是一些不明原因的昏厥的病因。该试验不建议作为常规检查手段。

(四)直立倾斜试验

用于初步评估排除心源性、反复发作的不明原因的昏厥。是一项相对安全的检查，但应持续监测心电图及无创血压。临床历来对其执行方法的规范和标准颇不一致，2016 年专家推荐意见做了统一要求：空腹 4 小时，建立静脉通路，倾斜开始前至少平卧 10 分钟，倾斜角度 70°，基础倾斜持续时间随阳性反应出现随时停止，若无阳性反应，最长持续时间为 45 分钟。舌下含服硝酸甘油固定剂量为 300 ～ 400 μg，最长持续时间 20 分钟；给予异丙肾上腺素时，从 1 μg/min 开始，每 5 分钟增加 1 μg/min 至 3 μg/min，使平均心率超过基线水平的 20% ～ 25%，最快心率不得超过 150 bpm，最长持续时间 20 分钟。阳性反应分为 1 型混合型；2 A 型心脏抑制但无心脏停搏；2 B 型伴有心脏停搏的心脏抑制型；3 型血管抑制型；4 型体位性心动过速综合征反应阳性。参照试验结果的诊断：无结构性心脏病患者出现反射性低血压或心动过缓伴有昏厥或进行性直立性低血压(伴或不伴有症状)分别诊断为反射性昏厥和直立性低血压；无结构性心脏病患者出现反射性低血压或心动过缓，未诱发昏厥者为可疑反射性昏厥；出现意识丧失或疑似意识丧失时不伴有低血压和(或)心动过缓可考虑心理性假性昏厥。禁忌证包括严重的冠状动脉狭窄、重度主动脉瓣狭窄、严重的左心室流出道梗阻、重度二尖瓣狭窄、严重的脑血管狭窄、妊娠；使用异丙肾上腺素激发时，除上述禁忌证外还包括未控制的高血压、已知有严重心律失常的患者；使用硝酸甘油激发时，还包括青光眼、低血压。

五、鉴别诊断

脑源性昏厥曾被列为昏厥的一大类，随着对昏厥认识的逐步进展，人们发现，一些具有发作性特点的神经系统疾病并非真正意义上的昏厥，因此昏厥的鉴别主要是与神经系统相关疾病的鉴别，如癫痫、偏头痛、短暂性脑缺血发作 (TIA)、锁骨下动脉盗血综合征等。

(一)癫痫 (epilepsy)

是多种原因导致的脑部神经元高度同步化异常放电所致的临床综合征，具有发作性、短暂性、重复性、刻板性的特点，临床上每次发作或每种发作的过程称为痫性发作。癫痫与昏厥均有发作性的特点，均可有意识丧失，两者必须做出正确的鉴别，以免延误诊治。总体来说，昏厥是大脑缺血所致的抑制性疾病，而癫痫则是神经元异常放电引发的兴奋性疾病。癫痫引发的 T—LOC 一般在强直、阵挛发作的同时出现无反应、摔倒、遗忘。脑电图的检测很重要，昏厥者脑电图多正常，癫痫则可在异常放电部位出现特异性的脑电波，但在发作间歇期脑电图也可正常，因此要根据临床综合分析，长程的动态脑电图的监测很重要。症状的鉴别如表 1—7。

表 1—7　癫痫和昏厥的鉴别诊断

	癫痫	昏厥
发作前症状	先兆症状，如异味等	恶心、呕吐、腹部不适、出冷汗、头晕、视物模糊
意识丧失时的表现	阵挛抽搐时间较长，意识丧失同时出现单侧阵挛，不自主运动如咀嚼或咂嘴唇，咬舌，面部青紫等	强直阵挛持续时间较短(＜15 秒)，在意识丧失后出现

(待续)

（续表）

	癫痫	昏厥
发作后症状	意识混乱时间较长， 肌肉疼痛	意识混乱时间较短， 恶心、呕吐、面色苍白

（二）TIA

具有一过性和自限的特点，与昏厥较为相似，但 TIA 导致意识丧失的时间远远超过昏厥发作的时间，可达数分钟到数小时，而且伴随的神经系统功能障碍非常显著。如颈动脉 TIA 通常以神经系统功能障碍，如偏身麻痹或失语为主，只有累及广泛的大脑皮层时才能出现意识丧失，并且不常导致完全性意识丧失。椎—基底动脉 TIA 引起的昏厥发作，但意识丧失少见，常有构音障碍、共济失调、眩晕以及眼震等表现可提示诊断。总之，TIA 常表现为不伴意识丧失的神经功能障碍，而昏厥则表现为不伴有神经功能障碍的意识丧失。TIA 多伴有动脉粥样硬化等血管性病变的高危因素。

（三）锁骨下动脉盗血综合征

是椎—基底动脉 TIA 的一个特殊类型，是锁骨下动脉起始端或无名动脉近心端由于动脉粥样硬化等原因发生狭窄或闭塞，上肢剧烈运动时，由于向上肢分流的血液增加，椎—基底动脉供血相对减少而出现的综合征。诊断依据主要有眩晕、复视、视物模糊、昏厥和猝倒的症状，且与一侧上肢活动有关，双侧上肢平均动脉压相差 20 mmHg 以上，或上肢测不到血压，患侧颈部可闻及血管杂音等。如果 TIA 的发作不伴有局灶性神经损伤的体征，则锁骨下动脉盗血的可能性极小，存在盗血也并不意味着一定会出现意识丧失，超声探测的统计资料显示，64% 的盗血是无症状的，因此不能简单地用盗血现象解释昏厥发作。2014 年《中国昏厥诊断与治疗专家共识》也指出，目前尚无可信的有关锁骨下窃血时发生孤立性意识丧失而不伴有神经系统定位症状和体征的报道。

（四）偏头痛

在以往的一些文献资料中偶可见到偏头痛与昏厥可能有一定的相关性的报道，认为意识丧失是椎—基底动脉性偏头痛一个较为罕见的症状，但通常时间较长，可达 10～30 分钟，严重者甚至可持续数天，并伴随其他神经系统表现，一般也认为与真正的昏厥有别，而在 2014 年的共识中并未提到昏厥与偏头痛的相关性。

六、危险分层与评估

昏厥患者评估的主要任务是排查高危患者及时处理以挽救生命，剔除低危患者，避免医疗资源的过度浪费。共识中指出，初步评估无法明确昏厥原因时，应立即对患者的主要心血管事件及心源性猝死的风险进行评估。共识所采用的加拿大心血管病学会 2011 发表的昏厥诊断的标准方案中列出了短期危险因素，如表 1—8。主要危险因素是指多个研究报道比较一致的独立危险因素，次要危险因素是指单个研究报道的危险因素。具备一个主要危险因素者应行紧急心脏评估（两周内），具备一个或多个次要危险因素者也可考虑紧急心脏评估。

表 1—8　昏厥的短期危险因素

危险因素	表现
主要因素：心电图异常	心动过缓、心动过速或传导系统疾病，新发生的心肌缺血或陈旧性心肌梗死
心脏疾病史	心肌缺血、心律失常、心肌梗死、瓣膜性疾病
低血压	收缩压 < 90 mmHg
心力衰竭	既往史或目前发生
次要因素：年龄 > 60 岁	
呼吸困难	
贫血	红细胞比容 < 0.30
高血压	
脑血管疾病	
早发猝死家族史	猝死年龄 < 50 岁
特殊情境	卧位、运动或没有先兆症状的昏厥

七、昏厥的处理

（一）昏厥的急诊处理

大多数昏厥患者本身无致命的危险性，但可因意外跌倒等造成致命的损伤，所以针对昏厥患者的主要评估内容包括导致死亡或威胁生命的风险和昏厥复发及损伤的风险。门诊和急诊接诊的昏厥患者初步评估后主要的三个疏导方向是：

1. 评估患者短期内发生不良事件的可能性，主要是心血管事件或心源性猝死风险。对于短期内反复发作、一般情况较差、伴有严重外伤或死亡高危因素（如表 1—8 所列举）的患者应及时收入院。

2. 识别可得益于急诊治疗的患者及不需要进一步检查及治疗的患者。

3. 低危患者可离院，以后到相关专科门诊就诊。治疗目的是减少死亡、外伤和复发。

（二）昏厥的非药物治疗

主要内容有健康教育，包括病因学的解释，生活环境的改善，避免接触诱因（如拥挤闷热、紧张、恐怖的环境，过度地情绪刺激）等。也要避免长时间的独处，以防发生意外而不被人察觉。非心源性昏厥一般都要鼓励适当、额外的水盐摄入。避免引起血压降低的药物，包括 α 受体阻滞剂、利尿剂和乙醇等。心源性昏厥者应当注意避免加重和（或）诱发传导阻滞或心动过缓的药物，避免加重心力衰竭、降低心输出量、延长 QT 间期的药物。教育患者识别先驱症状，教会患者在紧急情况时采用物理抗压动作：双腿交叉、臀部收缩、双手紧握、上肢伸直绷紧做等长收缩，可增加心输出量、防止血压降低，减少昏厥的发生率。进行倾斜训练等。

（三）反射性昏厥的治疗

对于频繁发作、影响生活质量的昏厥应采用药物治疗，包括：

1. β—受体阻滞剂：研究表明，β—受体与心室压力感受器、低血压和心动过缓有关。β—受体阻滞剂能影响去甲肾上腺素的下游效应而用于治疗血管迷走性昏厥，但其治疗效果评价不一，一般认为年龄在 42 岁以上的患者应用可显著减少发作，而对 42 岁以下患者可增加发作频率而不建议使用。

2.氟氢可的松为醛固酮的代用品,虽有一定的糖皮质激素活性,但主要为盐皮质激素作用,常规剂量无明显糖皮质激素作用。可以减少肾脏的钠排泄,增加血容量,加强 α 受体的血管收缩作用,引起钠水潴留。副作用有卧位高血压、体液潴留、充血性心力衰竭和低血钾等,老年患者应尽量避免使用。

3. α_1—受体激动剂米多君收缩静脉而减少静脉血流,拮抗神经介导性昏厥引起的动脉扩张从而抑制昏厥的发生,短期小剂量疗效较好,长期疗效没有得到证明,高剂量时有卧位高血压、尿潴留、尿崩症、感觉异常等副作用。

4.选择性5—羟色胺再摄取抑制剂可下调中枢突触后5—羟色胺受体水平,减轻因中枢5—羟色胺突然变化的反应,使用较多的是帕罗西汀。此类药物的副作用主要是精神症状,严重时甚至会出现自杀意念,故不作为治疗神经介导性昏厥的一线治疗。

(四)体位性低血压和直立性不耐受综合征的治疗

应摄入足够的盐和水,每天需摄入 2～3 L 液体和 10 g 氯化钠。药物治疗包括米多君、氟氢可的松等。

(五)心源性昏厥的处理

对于窦房结、房室结等传导系统疾病所致的昏厥患者必须及时进行心脏电生理检查及人工心脏起搏。阵发性心动过速诱发的昏厥患者首选导管消融治疗,尖端扭转性室速及室速、室颤的患者应植入 ICD。器质性心血管疾病性昏厥患者应针对原发病因做相应处理,如主动脉瓣狭窄、心房黏液瘤的手术治疗;急性心肌梗死的药物及血管内介入的再灌注治疗;心脏压塞的心包穿刺等。

八、中医辨治思路

昏厥属中医厥证范畴,早在《黄帝内经》中即有相关论述,病机是由于阴阳失调,气机逆乱,特点是突然昏倒,主要表现为不省人事、四肢厥冷。经后世医家不断完善,提出了气厥、血厥、痰厥、食厥、蛔厥、暑厥、尸厥、酒厥等,其病因有情志内伤、久病体虚、亡血失津、饮食不节等。

(一)气厥

1.实证:多因情绪、精神刺激而发,突然昏仆,不知人事,或四肢厥冷,口噤拳握,脉伏或弦。治法宜顺气降逆开郁,方选沉香、乌药、枳实、槟榔等行气开郁之品。若肝阳偏亢,头晕目赤者,可加菊花、钩藤、石决明等。若痰热盛者,加用胆南星、贝母、竹沥。心悸睡眠欠佳者,加远志、菖蒲、龙牡等。

2.虚证:素体虚弱,因突遭恐惧、过度劳累等诱发,眩晕昏仆,面色苍白,呼吸微弱,汗出肢冷,舌淡,脉微细。治宜补气回阳救逆,方药以人参、附子、炮姜等回阳救逆。临床有参麦、生脉、参附注射液等以供急救使用,效果良好。

(二)血厥

1.实证:多因急躁暴怒而发,突然昏仆,不知人事,牙关紧闭,面赤唇紫,舌暗红,脉弦有力。治宜平肝熄风活血,方选羚角钩藤汤、桃红四物汤加减。

2.虚证:因失血、失液过多而发昏厥,面色苍白,口唇无华,四肢震颤,自汗肢冷,目陷口张,舌质淡,芤脉或细数无力。治宜补气养血,方药选独参汤、生脉散、人参养荣汤之类补益,收涩固脱。

痰厥：素有咳喘宿痰，多湿多痰，恼怒或剧咳后发昏厥，喉有痰声，或呕吐涎沫，舌苔白腻，脉沉滑。治宜行气豁痰，药选陈皮、半夏、胆南星、茯苓、苏子、白芥子、瓜蒌、菖蒲等。

（三）食厥：暴饮暴食后突然昏厥，脘腹胀满，呕呃酸腐，头晕，苔厚腻，脉滑。治宜和中消食导滞，方药选保和丸加藿香、苍术、厚朴、砂仁等。

（四）根据目前对于昏厥的确切定义，昏厥患者就诊时往往呈清醒状态，因此，在临床不能生搬硬套地概以厥证论治，急诊抢救可辨证使用生脉、参麦、参附、清开灵注射液等，门诊患者则须借助现代医学手段尽力查找病因，结合中医理论进行准确的辨证论治。

第五节　胸痛

胸痛是一种常见的临床症状，美国 2010 年统计的胸痛患者占急诊总量的 5.4%，我国北京地区的横断面研究显示，胸痛患者占急诊就诊患者的 4.7%，人群中有 20% ～ 40% 的个体一生中罹患过胸痛。在急性胸痛中有相当比例的高危胸痛患者，特别是急性冠状动脉综合征 (ACS)，在临床造成的高死亡率、高致残率，因而近年来临床对胸痛患者的诊治给予高度关注，相关的研究进展日新月异，指南更新很快，学界的讨论也是异常热烈。

胸痛在传统意义上是指各种原因的损伤，刺激肋间神经、膈神经、脊神经后根或迷走神经而引起胸廓下缘到颈部之间的疼痛。而在 2014 年《胸痛规范化评估与诊断中国专家共识》(以下简称 "2014 胸痛诊断共识") 中将胸痛定义为胸前区的不适感，包括闷痛、针刺痛、烧灼、紧缩、压榨感等，有时可放射至面颊及下颌部、咽颈部、肩部、后背部、上肢或上腹部，表现为酸胀、麻木或沉重感等。这样一来，意味着我们平常在临床工作中所接触的主诉为胸痛、胸闷、胸胀、胸部不适感等的患者都将参考或纳入到胸痛的范畴进行诊治，而且产生不适的范围也涵盖了从上腹部 (一般认为是脐以上) 到牙齿、面颊以下的广泛部位。

一、病因及分类

胸痛的病因包括心血管系统、呼吸系统、消化系统疾病，纵隔疾病，以及胸壁、肋骨、神经等系统疾病，病变性质有缺血性、肿瘤性、炎症性、外伤性等。胸痛的分类也有多种方法，比较常见的是根据与心脏疾病有无相关性而分为心源性胸痛和非心源性胸痛，其中心源性胸痛占了急诊胸痛的大多数，为 65.5%。2014 胸痛诊断共识根据胸痛的危险程度、急诊处理需要和临床实用角度，将胸痛分为致命性胸痛和非致命性胸痛，其中也明确列出了心源性胸痛和非心源性胸痛的子分类疾病，如表 1—9。而在 2015 年《急性非创伤性胸痛生物标志物联合检测专家共识》(以下简称 "2015 胸痛标志物共识") 在此基础上根据急诊救治需求分为三大类：①急性冠状动脉综合征 (ACS)；②致命性非心肌缺血性胸痛 (肺栓塞、主动脉夹层、急性张力性气胸等)；③非致命性非心肌缺血性胸痛 (包括胃食管反流、肋软骨炎、带状疱疹等)，并且强调接诊胸痛患者要有 "急诊思维"，而不能局限于 "心血管思维"。

表1—9 胸痛的分类与常见病因

分类	病因
致命性胸痛	
心源性	急性冠状动脉综合征、主动脉夹层、心脏压塞、心脏挤压伤 (冲击伤)
非心源性	急性肺栓塞、张力性气胸
非致命性胸痛	
心源性	稳定性心绞痛、急性心包炎、心肌炎、肥厚型梗阻性心肌病、应激性心肌病、主动脉瓣疾病、二尖瓣脱垂等
非心源性	
胸壁疾病	肋软骨炎、肋间神经炎、带状疱疹、急性皮炎、皮下蜂窝织炎、肌炎、肋骨骨折、血液系统疾病所致骨痛 (急性白血病、多发性骨髓瘤等)
呼吸系统疾病	肺动脉高压、胸膜炎、自发性气胸、肺炎、急性气管—支气管炎、胸膜肿瘤、肺癌等
纵隔疾病	纵隔肿瘤、纵隔脓肿、纵隔气肿等
消化系统疾病	胃食管反流病 (包括反流性食管炎)、食管痉挛、食管裂孔疝、食管癌、急性胰腺炎、胆囊炎、消化性溃疡和穿孔等
心理精神原因	抑郁症、焦虑症、惊恐障碍等
其他	过度通气综合征、痛风、颈椎病等

二、诊断思路

临床医师面对每一例主诉胸痛的急诊患者，首要任务是快速评估生命体征，其次要尽快确定是否为致命性胸痛。采集病史要简明扼要，体格检查要迅速准确而重点突出，2014 胸痛诊断共识要求在接诊胸痛患者后 10 分钟内完成首份心电图的采集，并对有无 ACS 做出初步判别，接下来的检查及评估在有胸痛中心的单位要按规范的流程操作，在没有胸痛中心的医疗机构要尽量避免和减少对患者的搬动，床旁快速检测 (POCT) 心肌损伤标志物及 D—二聚体、N 末端脑钠肽 (N-pro-BNP)、超声心动图等，必要急诊 CT 时患者要在担架上运行，并要有经验的医生或护士陪同。

对于生命体征异常的胸痛患者，包括神志模糊和 (或) 意识丧失、面色苍白、大汗及四肢厥冷、低血压 (血压 < 90/60 mmHg)、呼吸急促或困难、低氧血症 (SpO_2 < 90%)，提示为高危患者，需马上紧急处理。在抢救同时，积极明确病因。对于无上述高危特征的胸痛患者，需警惕潜在的危险性。对生命体征稳定的胸痛患者，详细的病史询问是病因诊断的基石。大多数情况下，结合临床病史、体格检查以及特定的辅助检查，可以准确判断患者胸痛原因。

(一) 病史特点

(1) 年龄：青年人胸痛多为气胸、心肌炎、胸膜炎、肺炎、肌源性疾病、神经症等。随着年龄的增长，中老年患者应考虑心肌梗死、心绞痛、主动脉夹层、肺栓塞等心血管疾病以及肿瘤性疾病如肺癌等。

(2) 性别：气胸、主动脉夹层、冠心病等疾病男性的发病率明显高于女性，一般妇女在绝经期前较少发生冠心病，肋软骨炎、神经症则多发生于女性，妊娠期女性及长期口服避孕药的育龄期女性发生肺栓塞的概率明显增加。

(3) 部位：冠心病、心绞痛、心肌梗死、心包炎的疼痛常位于心前区、胸骨后、剑突下，并向左肩部左上臂尺侧、后背放射，也可放射至左颈及面颊部。肝胆疾病疼痛多位于右侧胸部下部，并向右背部及右侧肩部放射。主动脉夹层的疼痛常位于胸背部并向腹部、腰部甚至下肢等部位放射。

(4) 性质：心绞痛常表现为绞榨样疼痛伴压迫感；心肌梗死则常更加剧烈并伴有大汗、濒死感；食管炎、膈疝常伴有烧灼感；胸膜炎常呈钝痛、刺痛、隐痛并与呼吸相关；主动脉夹层常呈撕裂样疼痛；气胸发作早期亦可表现为撕裂样疼痛；带状疱疹、肋间神经痛常为刀割样或电击样疼痛；肌痛常呈酸痛；肺部及纵隔的肿瘤性疾病常呈闷痛或隐痛。

(5) 持续时间：心绞痛、肌肉骨骼神经痛等血管缺血、平滑肌痉挛等所致疼痛常为阵发性，如功能性疼痛可表现为瞬间或几秒钟之内，心绞痛常为 30 分钟之内的胸痛，而原发性肺癌、胆囊炎、心肌梗死等肿瘤、炎症、梗死等所致的疼痛多为持续性，常大于 30 分钟。

(6) 诱因及加重或缓解方式：心绞痛常在劳累或精神紧张、气候寒冷所诱发，休息或含服硝酸酯类药物 3 ~ 5 分钟可缓解，心肌梗死则缓解不明显；胆囊疾病、食管疾病与进食相关，胆囊疾病多在进食油腻食物后加重；食管疾病多在进食时发作或加重，服用抑酸药物及促进胃肠动力药物可减轻或消失；胸膜炎、气胸、心包炎的疼痛常因为深呼吸或咳嗽加重，屏气可使之减轻；胸壁疾病所致的胸痛常于按压或胸廓运动后加重，功能性胸痛常于活动后、叹息样呼吸后好转；贲门撕裂、食管破裂常于剧烈呕吐后出现；有的胸痛伴有特定的缓解体位，例如心包炎可于坐位或前倾位缓解，二尖瓣脱垂可于平卧位缓解，食管裂孔疝可于站立位缓解。

(7) 伴随症状：伴咳嗽、咳痰者常见于气管、支气管、肺部疾病；伴咯血常见于肺结核、肺癌、肺栓塞；伴面色苍白、大汗淋漓、血压下降、休克表现多见于心肌梗死、主动脉夹层、大面积肺栓塞、主动脉窦瘤破裂；伴呼吸困难多见于肺炎、气胸、肺栓塞等；伴吞咽困难多见于食管和纵隔的疾病；伴焦虑、抑郁等症状时应考虑到心脏神经症等功能性疾病的可能。

(8) 既往病史采集包括有无高血压、动脉硬化、冠心病、糖尿病、高脂血症、慢性阻塞性肺疾病等病史，既往手术史、过敏史、吸烟史、药物服用情况以及既往心电图情况、是否长期卧床、是否长期久坐等，对诊断都有很大的帮助。

（二）体格检查

检查时应注意双侧上肢血压的差异，注意有无奇脉。检查有无呼吸窘迫、发绀、皮肤苍白、出汗、颈静脉怒张、气管移位等。应注意胸壁有无皮疹、局部压痛、水疱、红肿等，经过简单的视诊及触诊，胸壁的外伤、炎症性病变等就可以确诊。心肺的查体是重中之重，应注意心音强弱、有无杂音、奔马律、心包摩擦音，有无呼吸音的减弱或消失、胸膜摩擦音、皮下气肿、啰音等。出现新发意识障碍、呼吸衰竭 (SpO_2 < 90%)、血压严重异常 (收缩压 ≤ 90 mmHg 或 ≥ 220 mmHg)、心率明显异常 (心率 > 100 bpm 或 < 60 bpm)、面色苍白、大汗淋漓、对药物无反应等一个或多个体征时应考虑致命性胸痛，需建立绿色通路、立即吸氧、心电监护、转入监护抢救室、开放静脉通路，积极完成边抢救、边评估、边诊断。

(三) 辅助检查

1. 心电图

为胸痛患者首选必查项目，多个共识和指南要求在首次医疗接触 (FMC) 后 10 分钟内完成 18 导联的心电图检测。典型的心电图改变可直接对缺血性胸痛做出确诊，如坏死型 Q 波、相邻两个导联 ST 段弓背向上抬高 ≥ 0.1 mV(V2、V3 抬高女性 ≥ 0.15 mV，40 岁以上男性 ≥ 0.2 mV、40 岁以下抬高 ≥ 0.25 mV)、早期高耸随后倒置的 T 波、新发的左束支阻滞等均提示 ST 段抬高型心肌梗死，相邻两个导联 ST 段水平或下斜型下移 ≥ 01.mV 提示心绞痛。出现电轴右偏、典型的 S Ⅰ Q Ⅲ T Ⅲ，Ⅱ、Ⅲ、aVF、V1 ～ V4 导联的 T 波、ST 段改变等均提示急性肺栓塞的可能。急性心包炎可有除 aVR 及 V1 导联以外的 ST 段弓背向下的抬高和全导联低电压。

2. 实验室检查

根据 2015 胸痛标志物共识，目前以心肌肌钙蛋白 (cTn)、肌酸肌酶同工酶 (CK—MB)、脑钠肽 (BNP)、D—二聚体、C—反应蛋白 (CRP) 为代表的标志物检测已经在临床广泛应用，不仅用于 ACS 等疾病的快速诊断和鉴别，也在危险分层、预后判断与治疗决策中起到关键作用。而新的生物标志物如心型脂肪酸结合蛋白 (HFABP)、缺血修饰白蛋白 (IMA)、髓过氧化物酶 (MPO) 等在一定程度上反映了心肌缺血和斑块不稳定性等病理生理学过程，在 ACS 诊断和预后评价中的作用尚在探索阶段。

cTn 是目前诊断心肌坏死敏感和特异的首选心肌损伤标志物，是诊断急性心肌梗死 (AMI) 和对 ACS 危险分层的主要依据，当心肌损伤时，可迅速释放进入血液，在外周血中浓度迅速升高，4 小时内即可测得，但不是 AMI 的特有标志物，其升高而没有动态变化或缺少心肌缺血临床证据时，要考虑其他可能导致心肌损伤的原因。CK-MB 对判断心肌坏死也有较高的特异性，如果没有条件检测 cTn，CK—MB 可作为最佳替换指标，一般推荐连续两次测定其浓度以提高诊断准确性，其升高还可见于皮肌炎、肌肉劳损、肾功能不全等。肌红蛋白 (MyO) 广泛存在于骨骼肌、心肌和平滑肌组织，判断心肌损伤的特异性较差，阳性不能单独用于确诊心肌损害，但阴性预测值近 100%，因此，胸痛发作 2 ～ 12 小时内检测阴性可排除 AMI。心肌梗死时心肌损伤标志物的时相变化如表 1—10。

表 1—10 心肌梗死时心肌损伤标志物的时相变化

标志物	开始升高时间 (小时)	达峰时间 (小时)	持续时间 (小时)
CK—MB	6	18 ～ 24	3 ～ 4
cTnI	2 ～ 4	10 ～ 24	7 ～ 14
cTnT	2 ～ 4	10 ～ 24	7 ～ 21

注：CK-MB，肌酸肌酶同工酶；cTn，肌钙蛋白。

脑钠肽 (BNP) 和氨基末端脑钠肽前体(NT-pro-BNP)是目前最重要的心脏功能生物标志物，诊断心力衰竭敏感且特异，且与心衰严重程度呈正相关，NT—pro—BNP > 5000 pg/mL 提示心衰患者短期死亡风险较高；> 1000 pg/mL 提示心力衰竭患者长期死亡风险较高，动态监测

BNP 或 NT—proBNP 水平降幅≥ 30% 可作为心力衰竭治疗有效的标准，若心力衰竭患者住院期间 BNP 和 (或)NT—pro—BNP 水平显著升高或居高不降，或降幅＜ 30%，均预示再住院和死亡风险增加。BNP 或 NT—pro—BNP 水平升高见于多种心血管疾病，包括心肌病变、瓣膜病变、心包疾病等；以及急性呼吸窘迫综合征、睡眠呼吸暂停综合征等非心血管疾病。而在检测右室功能方面，BNP 较 NT—pro—BNP 敏感性和特异性更高。

D—二聚体是最简单的纤维蛋白降解产物，因此，D—二聚体的生成和水平增高反映了血浆中凝血系统和纤溶系统的激活，临床视其为体内高凝状态和纤溶亢进的分子标志物而被广泛应用。D—二聚体检测诊断肺栓塞 (PE) 的阴性预测值及敏感性极高，可作为 PE 诊断的首选过筛试验。D—二聚体＜ 600 μg/mL 作为排除深静脉血栓及 PE 的标准。多项临床研究证实，依据年龄调整 D—二聚体临界值的方法能可靠地排除 PE 以及深静脉血栓的患者，常用方法是大于 50 岁的患者临界值为年龄 ×10 μg/L。临界值＜ 500 μg/L 可作为排除主动脉夹层 (AAD) 的标准。在严重感染后出现休克、DIC 之前，血液即存在高凝状态及微血管内凝血，高敏感性的 D—二聚体检测有助于脓毒症的诊断、严重程度分级和预后评估。在糖尿病、急性重症胰腺炎、类风湿关节炎等疾病中也可见到其水平升高。2015 胸痛标志物共识建议，胸痛患者如果存在 ACS、PE 及 AAD 等高危胸痛的危险因素及发病特征，且出现以下三种情况之一者，即血流动力学不稳定、心电活动不稳定或提示心力衰竭时，应及时对症处理并尽早联合检测心肌损伤标志物 (主要为 cTn)、BNP/NT—pro—BNP 及 D—二聚体。

3. 超声心动图检测

作为一种无创检查能准确、快速地显示心脏形态、结构和功能信息，若出现室壁运动异常、消失或矛盾运动等则提示心肌缺血、AMI，若见到主动脉内径增宽腔内有撕裂的内膜片随心动周期飘动则提示主动脉夹层；若出现三尖瓣反流、肺动脉压力增高及肺动脉主干和分支扩张、右房右室扩大、室间隔左移呈"D"字形等右心负荷增大的表现时则提示肺栓塞。对于心包积液、胸腔积液等也有很重要的诊断价值。

4. 胸部 X 线片

适用于排查呼吸系统原性胸痛患者，可发现的疾病包括肺炎、纵隔与肺部肿瘤、肺脓肿、气胸、胸椎与肋骨骨折等。

5.CT

普通胸腹部 CT 扫描广泛应用于临床工作中，清晰成像对于大部分胸腹腔疾病可提供直观的诊断依据。注射对比剂 CT 血管成像已经成为主动脉夹层、急性肺栓塞等胸痛疾病的首选确诊检查，也成为筛查冠心病的重要手段。随着 CT 新技术、双源 CT 等高端 CT 机的不断问世，对于怀疑 ACS、肺栓塞、主动脉夹层的患者在较大规模的胸痛中心可进行胸部胸痛三联征以及胸腹联合胸痛三联征的一站式扫描，即注射一次造影剂、进行一次扫描即可无创的完成对冠状动脉、主动脉、肺动脉无创的评价，极大方便、快速地为临床评估诊断、及时抢救患者生命提供可靠依据。

三、致命性胸痛

胸痛患者诊治的首要任务是及时识别致命性的高危胸痛并进行处理以挽救患者生命，最大限度地降低死亡率。急性冠状动脉综合征 (ACS) 高居致命性胸痛的首位，肺栓塞、主动脉夹层临床发病率虽然较低，但容易误诊、漏诊而造成遗憾，与 ACS 并称为胸痛三联征或胸痛三急征。张力性气胸在临床偶可见到，一旦发生须及时识别、积极救治。

（一）急性冠状动脉综合征 (ACS)

包括急性 ST 段抬高型心肌梗死 (ST elevation myocardial infarction，STEMI) 和非 ST 段抬高型急性冠状动脉综合征 (non-ST-segment elevation acute coronary syndrome，NSTE—ACS)，我国自 2012 年单独发布了 NSTE—ACS 诊治指南，从此将 STEMI 和 NSTE—ACS 区分对待。NSTE—ACS 包括非 ST 段抬高型心肌梗死 (non—ST elevation myocardial infarction，NSTEMI) 和不稳定性心绞痛 (unstable agina，UA)，两者的区别主要是缺血是否严重到导致心肌损伤，由于现代 cTn 检测的敏感度提高，不稳定性心绞痛的诊断越来越少见。

ACS 的高危因素有老年、男性、吸烟、高血压、糖尿病、高脂血症等，诱因包括劳累、运动、寒冷、饱餐、情绪刺激等，典型症状是位于胸骨后的不适及 (或) 疼痛感，呈压榨性、紧缩感、憋闷感、烧灼感，可放射至颈部、下颌、上腹部、肩部或左前臂，一般心绞痛持续 2 ～ 10 分钟，休息或含服硝酸甘油后 3 ～ 5 分钟缓解；若疼痛较剧，持续超过 30 分钟，硝酸甘油无法缓解，或伴恶心、呕吐、大汗、呼吸困难等多考虑心肌梗死；初发、不规律，以及原来疼痛的性质、程度、持续时间及缓解方式发生变化或心肌梗死后发生的心绞痛一律归为不稳定型心绞痛 (UA)。

体格检查应密切注意生命体征，观察皮肤黏膜色泽变化、精神意识状态、注意肺部啰音、心脏杂音及奔马律等。心功能的评估通常采用 2015 年急性 ST 段抬高型心肌梗死诊断和治疗指南 (以下简称 2015 STEMI 指南) 建议的 Killip 分级法，如表 1—11。

表 1—11　Killip 心功能分级法

分级	症状与体征
Ⅰ级	无明显的心力衰竭
Ⅱ级	有左心衰竭，肺部啰音 < 50% 肺野，奔马律，窦性心动过速或其他心律失常，静脉压升高，有肺瘀血的 X 线表现
Ⅲ级	肺部啰音 > 50% 肺野，可出现急性肺水肿
Ⅳ级	心源性休克，有不同阶段和程度的血流动力学障碍

心电图为诊断必须条件，ACS 患者心电图特征主要是动态变化，强调所有患者在接诊 10 分钟内完成首份标准的 18 导心电图，心电图提示不明确的建议在 5 ～ 10 分钟内复查。心肌损伤标志物应在接诊后第一时间采集检测，积极推荐院前采集标本以便及时送检，首次检测阴性而不能确诊者，根据发病时间及损伤标志物排放时间规律，须在 2 ～ 6 小时后复查。

ACS 患者简易判断方式：

典型症状 + 心电图 ST 段抬高 + 心肌损伤标志物升高 =STEMI；

典型症状 + 心电图无 ST 段抬高 + 心肌损伤标志物升高 =NSTEMI；

典型症状 + 心电图缺血改变 + 心肌损伤标志物阴性 = 心绞痛 (UA)。

但在老年、女性、糖尿病等患者症状表现可不典型，如图 1—3 为 68 岁女性患者，高血压 5 年，间歇性胸痛 3 年，表现为胸部疼痛不适，胸骨后明显，呈烧灼样刺痛，严重时活动及翻身后均可加重，疼痛牵扯到颈以下、脐以上的广泛部位，可有明显压痛，每次持续 10 ～ 30 分钟，口服消炎止痛药可缓解，就诊于当地卫生院等多家医院。心电图 V1-V3 异常 Q 波，冠状动脉造影提示三支病变，经支架植入术后疼痛彻底缓解，前间壁异常 Q 波消失。

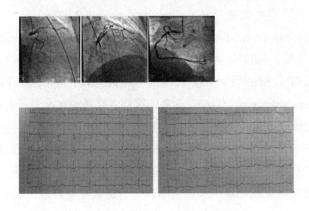

图 1-3

a、b：患者左旋支及前降支明显狭窄；c：右冠中段明显狭窄；d：术前心电图，

V1—V3 异常 Q 波；e：术后心电图，V1—V3 异常 Q 波消失。

此病例启示有二，其一为基层医师对高危胸痛的认识和警惕性不足；其二是患者症状表现的极不典型，如痛甚时的压痛以及口服止痛药会缓解，当然也可能有精神心理方面的因素。

在 ACS 的相关指南中都强调了危险分层评估的重要性。

2015 STEMI 指南中提出的 STEMI 危险分层的相关因素：高龄、女性、Killip 分级 Ⅱ～Ⅳ级、既往心肌梗死史、心房颤动、前壁心肌梗死、肺部啰音、收缩压 < 100 mmHg、心率 > 100 bpm、糖尿病、cTn 明显升高等是死亡风险增加的独立危险因素。溶栓治疗失败、伴有右室心肌梗死和血流动力学异常的下壁 STEMI 患者病死率高，合并机械性并发症的 STEMI 患者死亡风险增大。

《非 ST 段抬高型急性冠状动脉综合征诊断和治疗指南》(2016)(以下简称"2016 NSTE-ACS 指南") 中提出的 NSTE-ACS 危险分层，除了临床常见的高龄、糖尿病、肾功能不全等危险因素，与体力活动诱发的胸痛相比，静息性胸痛患者的预后更差；患者的胸痛症状频繁发作，就诊时心动过速、低血压、心力衰竭和新出现的二尖瓣反流等提示预后不良；发病初 ST 段下移的导联数和幅度与心肌缺血范围相关，缺血范围越大其风险越高，ST 段压低伴短暂抬高，则风险更高；指南强调了 hs—cTn、B 型钠尿肽及 C 反应蛋白对死亡风险的预测价值。

NSTE—ACS 缺血风险评估依据，有 GRACE 风险评分、TIMI 风险评分、心律失常的发生等。GRACE 风险评分对患者入院和出院提供了最准确的风险评估，计算的参数有年龄、收缩压、脉率、血清肌酐、就诊时的 Killip 分级、入院时心搏骤停、心脏生物标志物升高和 ST 段变化等。TIMI 风险评分包括年龄 ≥ 65 岁、≥ 3 个冠心病危险因素 (高血压、糖尿病、冠心病家族史、高脂血症、吸烟)、已知冠心病 (冠状动脉狭窄 ≥ 50%)、过去 7 天内服用阿司匹林、严重心绞痛 (24 小时内发作 ≥ 2 次)、ST 段偏移 ≥ 0.5 mm 和心肌损伤标志物升高等 7 项内容。恶性心律失常是导致 NSTE—ACS 患者早期死亡的重要因素，中至高危的情况包括血流动力学不稳定、严重心律失常、左心室射血分数＜ 40%、再灌注治疗失败以及合并介入治疗并发症等。

（二）肺栓塞 (PE)

85% 属肺血栓栓塞 (PTE)，病死率高达 18.6% ～ 35.4%，急性大面积肺梗死可能会导致患者突然死亡，研究显示只有 30% ～ 50% 的患者被正确诊断。PE 虽然临床发病率较低，但因其较高的死亡率和较低的诊断率，近几年在临床上被高度关注。

PE 的易患危险因素有手术、创伤、长期卧床、妊娠、口服避孕药、激素替代治疗、高龄、恶性肿瘤、3 个月内发生过心肌梗死、心力衰竭、房颤、房扑等，近年来研究发现的易患因素还有吸烟、肥胖、高脂血症、高血压、糖尿病等。

经典的肺梗死三联征，即咯血、胸痛和呼吸困难的出现少见，据多数临床资料统计不到 1/3。绝大多数患者的临床表现都是非特异性的，而且差异性很大，严重者可出现循环衰竭或心脏骤停，轻者可能没有任何表现。呼吸困难和气促是最常见的症状 (80% ～ 90%)；其次为胸痛 (40% ～ 70%)，包括胸膜炎性胸痛和心绞痛样疼痛；昏厥 (11% ～ 20%) 可为肺栓塞的唯一或首发症状；咯血约占 11% ～ 30%，常为少量咯血，大量咯血少见。

呼吸频率增快是最常见的体征，可伴有口唇发绀，循环系统的体征主要为急性肺动脉高压、右心功能不全及左心室心搏量的急剧减少。常见心动过速、肺动脉瓣第二心音 (P2) 亢进或分裂、颈静脉充盈或异常搏动、三尖瓣反流产生的心脏杂音、右心奔马律、肝大、肝颈静脉回流征、下肢水肿、心包摩擦音等。血压下降、休克提示大面积梗死。患者下肢肿胀、双侧周径不对称、腓肠肌压痛提示深静脉血栓。

实验室检查有血氧饱和度下降、氧分压＜ 80 mmHg 伴 $PaCO_2$ 下降。D—二聚体＜ 600 μg/L 可排除 PE，升高可提示但并不能确诊，不同的检测方法其参考价值差异较大，由酶联免疫吸附或脂质体免疫试验这两项技术测定者，具有高敏感性及中等特异性，新的共识及指南肯定了阴性结果的排除意义，根据年龄校正的临界值为＞ 50 岁的患者，年龄 ×10 μg/L。伴随右心功能不全的心肌肌钙蛋白升高的患者风险增高，一项研究显示 cTnT ≥ 0.03 μg/L 是院内死亡的独立因素，cTnT ≥ 0.1 μg/L 是长期死亡的独立预后因素。NT-pro-BNP 与右心功能不全相关，入院时升高者预示着肺栓塞患者较高的死亡风险，一项研究显示以 600 pg/mL 为临界值对肺栓塞的预测价值最佳，灵敏度为 86%，特异度为 50%。

心电图经典的 S I Q Ⅲ T Ⅲ 少见，临床需警惕右束支阻滞、肺型 P 波、电轴右偏、右室导联的 R 波增高或 ST—T 改变等异常情况。

CT 平扫可有肺动脉内高密度影，动脉分支变细稀疏，胸膜为底、尖端指向肺门的楔形或不规则形毛玻璃影或实变影，胸腔积液，周围血管稀少、肺门动脉及肺动脉扩张的肺动脉高压等的表现。CTA 可显示血管腔内的不同形态的缺损、管壁增厚、管腔狭窄等直接确诊的特异性征象，轨道征被认为是急性肺栓塞的可靠证据，附壁血栓提示慢性肺栓塞。在传统上认为肺动脉造影是诊断 PE 的金标准。随着多排、高分辨率高端 CT 机的不断问世，动脉血管 CT、造影技术突飞猛进，多层螺旋 CT 血管成像作为一项无创技术，已经成为诊断 PE 的首选和一线方法，对中央型肺动脉栓塞诊断的敏感性、特异性均为 100%，对累及肺段者敏感性平均为 98%，特异性平均为 97%，有逐渐代替肺动脉造影成为最终诊断 PE 的方法。近年来投入使用的双源 CT 胸痛三联征扫描可通过一次注入造影、一次扫描同时完成冠状动脉、肺动脉、主动脉的评估，快速完成急性胸痛高危患者的排查。刘家祎等报道的胸腹联合胸痛三联征血管造影因扫描时间短、放射剂量低、检查范围大，而更具优势。临床需注意造影剂的过敏反应及肾损害。

急性肺栓塞可能性的评估方法常用的有 Wells 评分量表 (表 1—12) 和修正的 Geneva 评分量表 (表 1—13)，2014 胸痛诊断共识推荐的是后者，但是近两年来学者们的观点趋势是 Wells 评分的特异度和敏感度均高于修正的 Geneva 评分，更加简单便捷，有利于早期筛查和早期治疗，降低漏诊率和误诊率，更能降低 PE 患者死亡率，当然，两者的价值差异仍在进一步探索之中。

表 1—12 Wells 肺栓塞评分量表

项目	原始版	简化版
深静脉血栓的临床症状和体征 (下肢肿胀和深静脉触痛)	3	1
肺栓塞的可能性大于其他疾病	3	1
HR > 100 次 / 分	1.5	1
最近 4 周内有手术史或制动史	1.5	1
既往有深静脉血栓史或肺栓塞史	1.5	1
咯血	1	1
恶性肿瘤史 (正在治疗或近 6 个月内治疗过或姑息治疗)	1	1
总分		

原始版：三分类临床可能性，0 ~ 1 分为低度；2 ~ 6 分为中度；> 6 分为高度。

两分类：< 4 分，不大可能；> 4 分，很可能。

简化版：< 2 分，不大可能；≥ 2 分，很可能。

表 1—13 急性肺栓塞筛查量表 (修正的 Geneva 量表)

项目	评分
危险因素	
年龄 ≥ 65 岁	1
下肢静脉血栓或肺栓塞病史	3
1 个月内手术或骨折史	2
肿瘤	2
症状	
单侧下肢疼痛	3
咯血	2
体征	
心率 75 ~ 94 bpm	3

(待续)

（续表）

项目	评分
≥ 95 bpm	5
单侧下肢肿胀	4

注：0 ～ 3 分为低度可疑；4 ～ 10 分为中度可疑；≥ 11 分为高度可疑。

　　肺栓塞诊治的首要任务在于危险分层，多个指南都强调死亡风险评分的意义，高危患者具有血流动力学不稳定的临床特点，预后不良，虽经积极治疗，病死率仍达 30% ～ 50%，急性大面积肺栓塞可能导致猝死，可表现为无休克表现的低血压，或低血压、少尿、意识模糊、大汗淋漓等心源性休克，或是右心功能不全。然而，PE 的解剖学评估与临床病情并不完全匹配，与 PE 早期死亡相关的危险指标在临床表现方面包括休克、低血压 (收缩压 ≤ 90 mmHg，或收缩压下降 ≥ 40 mmHg 持续 15 分钟以上，排除新发的心律失常、低血容量或败血症所致的上述情况)；右心功能不全的指标，包括超声心动图显示右室扩大、运动减弱或压力负荷过重、螺旋 CT 示右室扩大、脑钠肽或 N 末端脑利钠肽 (NT—pro—BNP) 升高、右心导管检查右心压力增高等；心肌损伤标志物如肌钙蛋白 T 或 I 阳性等。目前肺栓塞危险程度的评估多采用 2014 年欧洲心脏病学会指南的肺栓塞严重指数评分 (PESI) 或简化的 PESI 指数评分 (simplified PESI, sPESI) 标准，如表 1—14。该指南推荐首先根据患者是否存在休克或持续性低血压将 PE 患者分为高危和非高危，对于非高危者根据 PESI 或 sPESI 评分，进一步分为中危及低危。指南强调肌钙蛋白升高者风险增高。近年来的研究更倾向于症状、体征、生物学标志物，以及包括超声在内的影像学与心电图等的多参数联合评估。

表 1—14 肺栓塞严重指数 (PESI) 及其简化版 (sPESI)

指标	原始版	简化版
年龄	以年龄为分数	1(年龄 > 80 岁)
男性	10	-
肿瘤	30	1
慢性心力衰竭	10	1
慢性肺部疾病	10	-
脉搏 ≥ 110 bpm	20	1
收缩压 < 100 mmHg	30	1
呼吸频率 > 30 次 / 分	20	-
体温 < 36℃	20	-
精神状态改变	60	-

（待续）

指标	原始版	简化版
动脉血氧饱和度＜90%	20	1
总分		

注：PESI 分级方法，≤ 6 分为 I 级，66 ～ 85 分为 II 级，86 ～ 105 分为 III 级，106 ～ 125 分为 IV 级，＞ 125 分为 V 级。

sPESI 分级方法：＜ 1 分，低危 相当于 PESI 分级 I ～ II 级；≥ 1 分，中危 相当于 PESI 分级 III ～ IV 级。

（三）主动脉夹层

主动脉夹层（AD）是一种极为危险的心血管病症，国际上大注册中心数据显示，AD 的年发病率为 0.00003 ～ 0.00006 或 0.003% ～ 0.006% 万，男性多发，占 2/3，中国人发病年龄较轻，平均为 52 岁左右，国外平均为 63 岁。

约半数的 AD 由高血压引起，特别是急进型及恶性高血压，或者长期未控制及难以控制的顽固性高血压。其他有遗传性血管病变（发育畸形）、结缔组织病、心血管手术（包括介入）、主动脉粥样硬化、女性妊娠晚期等，如马方综合征、主动脉瓣二瓣化畸形、梅毒、白塞病、动脉炎等。

典型的表现为突发的剧烈胸背部撕裂样、刀割样、针刺样持续性疼痛，可伴烦躁、面色苍白、大汗淋漓、四肢厥冷等休克表现。诱因有剧烈运动，使用一些特殊药物如可卡因、安非他命、西地那非等。胸痛部位与夹层的起源部位密切相关，随着血肿的扩展，疼痛可随之蔓延。

累及主动脉根部可导致主动脉瓣关闭不全，查及主动脉瓣的杂音；夹层破入心包可致心脏压塞，出现贝克三联征（颈静脉怒张、脉压缩小、心动过速）；累及无名动脉或颈总动脉，可致脑血流障碍，出现头晕、嗜睡、定向障碍、肢体瘫痪等；血肿压迫锁骨下动脉可造成脉搏短绌、双侧收缩压和（或）脉搏不对称的表现。累及腹主动脉或肠系膜动脉可有反复的腹痛、恶心、呕吐、黑便症状；累及肾动脉可引起腰痛、少尿、无尿、血尿，甚至急性肾衰竭，其他症状有慢性疼痛、咯血、昏厥等。

床旁心脏及血管超声便捷、快速、无创，有条件、有必要者可进一步行食管超声，可提供重要价值的诊断线索。CT 平扫可发现主动脉管腔扩张，钙化内膜向腔内移位＞ 5 mm 有诊断意义，怀疑主动脉夹层者血管 CT 成像（CTA）应作为首选的检查方法，具有确诊价值，对于急性胸痛患者可行胸痛三联扫描，一次性排查冠状动脉、肺动脉及主动脉情况。MRI 诊断 AD 的特异性和敏感性均为 98%，且在国外多个指南中均做了推荐，但因其扫描速度慢，耗时较长，不宜作为首选的急诊筛查手段，但在治疗评估及随访复查中推荐使用，D—二聚体凝胶法阴性（＜ 0.5 mg/L）可排除 AD，敏感性达 100%，特异性为 67%。在 2014 年欧洲心脏病学会指南中也做了推荐：D—二聚体增加提示主动脉夹层风险增加。

2014 胸痛诊断共识中提到对于可疑患者采用主动脉夹层筛查量表（如表 1—15）进行初筛，对中高度可疑者行影像学确诊。

表 1—15 主动脉夹层筛查量表

病史及体征	评分
病史满足以下任 1 项：马方综合征，主动脉疾病家族史，主动脉瓣疾病，近期主动脉手术，胸主动脉瘤	1
胸痛特点满足以下任 1 项：骤然出现，剧烈疼痛，撕裂样疼痛	1
体征满足以下任 1 项：灌注不足表现（脉搏短绌、双侧收缩压不对称、局灶神经功能缺损），新发主动脉瓣关闭不全杂音，低血压或休克状态	1

注：0 分为低度可疑，1 分为中度可疑，2～3 分为高度可疑。

主动脉夹层的分类方法有多种，Stanford 分型简单明了，有助于临床实践中迅速做出诊疗决策，分为 Stanford A 型，即夹层累及升主动脉，不论破口位置；夹层未累及升主动脉则为 Stanford B 型，包括累及主动脉弓部而未累及升主动脉者。

（四）张力性气胸

是自发性气胸的一种，常见的原发因素有肺气肿、肺大疱，其他因素有肺炎、肺结核、肺癌等，诱因有剧烈咳嗽、剧烈运动等，以突发针刺样或刀割样胸痛、呼吸困难和刺激性咳嗽为多见，还可有焦虑、烦躁、发绀、冷汗、脉速，严重者可因肺组织受压、纵隔摆动而引发严重的循环障碍、呼吸衰竭，出现严重缺氧、休克、意识丧失等。体征有胸廓隆起、语颤减弱、叩诊鼓音、呼吸音消失及气管纵隔移位等。普通胸 X 线及胸部 CT 即可确诊。

四、临床处理

对于急诊胸痛患者的处理一般分为三个类型：

①对于血流动力学不稳定的胸痛患者要立即给予吸氧、心电监护、建立静脉通道，低血压或休克者积极补液、酌情使用多巴胺、多巴酚丁胺或去甲肾上腺素等血管活性药物，急性心功能不全者快速判别左心或右心的问题并进行积极处理，一定要做到边抢救边评估；

②对于血流动力学稳定的高危患者，或一时不能确诊的胸痛患者，要告知患者相关风险，必须住院观察，给予吸氧、心电、血压和血氧饱和度的监测，尽快查找原因并做相应处理；

③对于能确诊的低危胸痛患者，可酌情做相应门诊处理并进行随访，或向相关科室分流。下面重点介绍致命性胸痛的治疗。

（一）急性 ST 段抬高型心肌梗死的处理

2015 STEMI 指南给出的急救建议内容包括通过健康教育及媒体宣传，促进公众认识 ACS 的危害性及早期症状，发病时能够及时求助以缩短自发病至首次医疗接触（FMC）的时间，缩短自 FMC 至开通梗死相关动脉的时间，强调建立区域协同救治网络和规范化胸痛中心是缩短 FMC 至开通梗死相关动脉时间的有效手段。确诊后迅速分诊，优先将发病 12 小时内的 STEMI 患者送至可行直接 PCI 的医院（特别是 FMC 后 90 分钟内能实施直接 PCI 者），并尽可能绕过急诊室和冠心病监护病房或普通心脏病房直接将患者送入心导管室行直接行 PCI。对已经到达无直接 PCI 条件医院的患者，若能在 FMC 后 120 分钟内完成转运 PCI，则应将患者转运至可行 PCI 的医院实施直接 PCI。入院后均应立即吸氧和心电、血压和血氧饱和度的监测，及时发现和处理心律失常、血流动力学异常和低氧血症。合并左心衰竭者应面罩吸氧，疼痛剧烈者可用吗啡等镇痛。

基础治疗措施有心肌再灌注治疗，包括溶栓和介入治疗；抗血小板治疗；抗凝治疗；β-受体阻滞剂、ACEI 制剂、他汀制剂的运用等。

指南对于适宜溶栓的情况做了详细推荐，在不具备 PCI 条件的医院或因各种原因使 FMC 至 PCI 时间明显延迟时，对有适应证的 STMEI 患者推荐 30 分钟内开始静脉溶栓，且强调院前溶栓及救护车溶栓的必要性和可行性。溶栓的适应证包括发病 12 小时以内预期 FMC 至 PCI 时间延迟大于 120 分钟，无溶栓禁忌证；发病 12 ~ 24 小时仍有进行性缺血性胸痛和至少两个胸前导联或肢体导联 ST 段抬高 > 0.1 mV 或血流动力学不稳定的患者，若无直接 PCI 条件，溶栓治疗是合理的。而对于计划进行直接 PCI 者、ST 段压低者 (除正后壁心肌梗死或合并 aVR 导联 ST 段抬高)、STEMI 发病超过 12 小时，症状已缓解或消失的患者不推荐溶栓治疗。溶栓剂优先推荐特异性纤溶酶原激活剂，如重组组织型纤溶酶原激活剂阿替普酶、替奈普酶等，其他还有尿激酶等。

该指南对 PCI 介入治疗做了详细推荐：I 类推荐包括发病 12 小时内 (包括正后壁心肌梗死) 或伴有新出现左束支传导阻滞的患者；伴心源性休克或心力衰竭时，即使发病超过 12 小时者；常规支架置入；一般患者优先选择经桡动脉入路，重症患者可考虑经股动脉入路。对 II 类、III 类推荐都做了详细规定。

抗血小板治疗：阿司匹林，所有无禁忌证的 STEMI 患者均应立即口服水溶性阿司匹林或嚼服肠溶阿司匹林 300 mg 负荷量后继以 75 ~ 100 mg/ 天，长期维持。氯吡格雷：直接 PCI 者 600 mg 负荷量后继以 75 mg/ 天，维持 12 个月；静脉溶栓者，如年龄 ≤ 75 岁者，给予 300 mg 负荷量，以后 75 mg/ 天维持 12 个月；如年龄 > 75 岁者，则氯吡格雷 75 mg/ 天维持 12 个月。

抗凝治疗：直接 PCI 者静脉推注普通肝素 70 ~ 100 U/kg，维持活化凝血时间 (activated clotting time，ACT)250 ~ 300 秒。维持至术后 3 ~ 4 小时，以降低急性支架血栓形成的风险。静脉溶栓者，应至少接受 48 小时抗凝治疗 (最多 8 天或至血运重建)。可选用普通肝素或低分子肝素。

β—受体阻滞剂：有利于缩小心肌梗死面积，减少复发性心肌缺血、再梗死、心室颤动及其他恶性心律失常，对降低急性期病死率有肯定疗效，无禁忌证的 STEMI 患者应在发病后 24 小时内常规口服 β—受体阻滞剂，建议服美托洛尔，从小剂量开始，逐渐加量，耐受良好者 2 ~ 3 天后换用长效制剂长期口服。硝酸酯类药物静脉用药用于缺血性胸痛，控制高血压或减轻肺水肿，可以早期静脉用药后过渡到口服药物维持。

血管紧张素转换酶抑制剂 (ACEI)：主要通过影响心肌重构、减轻心室过度扩张而减少慢性心力衰竭的发生，降低死亡率。所有无禁忌证的 STEMI 患者均应早期运用 ACEI，获益更大。不耐受者可选血管紧张素 II 受体拮抗剂 (ARB)，但不推荐两者联合使用。

醛固酮受体拮抗剂：对 STEMI 后 LVEF < 40%、有心功能不全或糖尿病，无明显肾功能不全 (血肌酐男性 ≤ 221 μmol/L，女性 ≤ 177 μmol/L，血钾 < 5.0 mmol/L) 的患者，在应用 ACEI 的基础上给予醛固酮受体拮抗剂治疗。

他汀类药物：除调脂作用外，他汀类药物还具有抗炎、改善内皮功能、抑制血小板聚集的多效性，所有无禁忌证的 STEMI 患者入院后应尽早开始他汀类药物治疗，且无须考虑胆固醇水平。

并发心力衰竭者抢救措施有机械通气、利尿剂、硝酸酯类或硝普钠等；合并低血压或心源性休克者，适当扩容、多巴胺或多巴酚丁胺等血管活性药物的运用；并发左室游离壁破裂、室间隔穿孔或乳头肌断裂等机械并发症时积极外科手术干预；并发室颤、多形性室速或尖端扭转型室速时积极电复律，若反复发作时合用胺碘酮及 β—受体阻滞剂；并发房颤者应尽快控制室率或复窦，禁用 I C 类抗心律失常药物，并重视抗凝治疗；并发房室传导阻滞者，临时或永久性心脏起搏替代治疗。

（二）非 ST 段抬高型急性冠状动脉综合征的处理

2016 NSTE—ACS 指南推荐的基础的药物治疗包括：硝酸酯类舌下含服或静脉用药缓解心绞痛；β—受体阻滞剂，有禁忌证时使用非二氢吡啶类钙通道阻滞剂；ACEI 制剂，不能耐受时使用 ARB；抗血小板治疗，阿司匹林（负荷剂量 150 ～ 300 mg，75 ～ 100 mg/ 天维持）、氯吡格雷（负荷剂量 300 ～ 600 mg，75 mg/ 天维持 12 个月）；肝素或低分子肝素抗凝，不主张两者交替使用，也可根据病情需要口服抗凝血治疗，而对于需要抗凝、抗血小板治疗的患者，可选择双联治疗（华法林与氯吡格雷）与三联治疗（华法林、阿司匹林、氯吡格雷），Danish 注册研究表明三联治疗较双联治疗增加了出血风险，而缺血风险无差异，后者降低了严重出血、心肌梗死或冠状动脉相关死亡的风险；尽早启动强化他汀治疗，并长期维持。

血运重建的治疗应根据危险分层的评估结果进行，如表 1—16。

指南建议对具有至少 1 条极高危标准的患者选择紧急侵入治疗策略（2 小时以内）；至少 1 条高危标准的患者选择早期侵入治疗策略（24 小时以内）；至少 1 条中危标准（或无创检查提示症状或缺血反复发作）的患者选择侵入治疗策略（72 小时以内）；无任何 1 条危险标准和症状反复发作的患者，建议先行以影像学为主的无创检查以寻找缺血证据，再行决定是否需要有创评估。

对于左主干或三支血管病变且左心室功能减低的患者，冠状动脉旁路移植术（CABG）优于 PCI。急诊血运重建应首先考虑 PCI，CABG 由于血管开通时间的延迟、体外循环及心脏停搏后的副作用等在需要急诊时不优先考虑，只有在 PCI 不成功或不适宜时选择。

表 1—16 ASTE—ACS 患者有创治疗策略风险标准

危险分层	症状及临床表现
极高危	血流动力学不稳定或心源性休克；药物治疗无效的反复发作或持续性胸痛；致命性心律失常或心搏骤停；心肌梗死合并机械并发症；急性心力衰竭；反复的 ST-T 动态改变，尤其是伴随间歇性 ST 段抬高
高危	心肌梗死相关的肌钙蛋白上升或下降；ST—T 动态改变（有或无症状）；GRACE 评分 > 140 分
中危	糖尿病；肾功能不全 [eGFR < 60 mL/(min·1.73m^2)]；LVEF < 40% 或慢性心力衰竭；早期心肌梗死后心绞痛；PCI 史；CABG 史；109 分 < GRACE 评分 < 140 分

（待续）

（续表）

危险分层	症状及临床表现
低危	无任何上述提及的特征

注：eGFR 为估算的肾小球滤过率，LVEF 为左心室射血分数

（三）急性肺栓塞的处理

急性 PE 的治疗包括一般治疗、再灌注治疗、抗凝治疗。

国内外多个指南都强调根据危险程度进行分层处理、分层治疗。2015 欧洲指南提示如患者血流动力学不稳定，出现休克或低血压，应视为高危患者，一旦确诊应立即启动再灌注治疗；对于不伴休克或低血压的非高危患者，根据 PESI 或 sPESI 区分为中高危或中低危患者，对于前者应严密监测，一旦出现血流动力学失代偿，应立即启动补救性再灌注治疗，而对于中低危患者则建议住院抗凝血治疗。低危患者可考虑早日出院或门诊治疗。

一般处理包括血流动力学和呼吸的监测和支持。具体措施有适度的液体支持，去甲肾上腺素、多巴胺、多巴酚丁胺、肾上腺素等血管活性药物的应用，吸氧、机械通气纠正低氧血症和低碳酸血症等。

再灌注治疗包括溶栓治疗和肺动脉切开取栓术，理想的适应证包括有溶栓禁忌的大面积肺栓塞患者及溶栓失败的患者；前两者禁忌、失败或无法进行时，可考虑导管内的碎栓、溶栓、血栓抽吸以及旋转抽吸等，需要在具有丰富经验的医学中心才可进行。对于 PE 的高危患者应立即进行溶栓治疗，禁忌证包括出血性卒中、6 个月内缺血性卒中、中枢神经系统损伤或肿瘤、近 3 周内重大外伤、手术或者头部损伤、1 个月内消化道出血、已知的出血高风险患者。而在 2008 欧洲指南中指出对于致命性急性肺栓塞的患者，即使存在相对甚至绝对禁忌证，也可行溶栓治疗。对于 PE 中高危患者，应首选抗凝治疗，在治疗过程中一旦发生血流动力学恶化，应考虑溶栓治疗。溶栓的药物包括重组组织型纤溶酶原激活剂如阿替普酶、替奈普酶，其他有链激酶、尿激酶等。

所有的患者均应尽早进行规范合理地抗凝治疗，注射剂有肝素、低分子肝素、磺达肝葵钠等，口服常用的维生素 K 拮抗剂华法林。药物选择可根据药物特性、副作用、个体差异、患者耐受程度等。常用方案是口服华法林与肝素注射剂可重叠使用 5～7 天，检测 INR 连续 2 天达 2.0 以上，以避免华法林早期应用的反射性凝血功能亢进后长期口服华法林，须经常监测 INR 值保持在 2.0～3.0 之间，不便之处包括监测 INR 的遵从性和不确定性及华法林与许多药物和食物相互作用所导致的 INR 值的多变性。新型的抗凝血药物有直接凝血酶抑制剂达比加群酯和直接 Xa 因子抑制剂利伐沙班、阿哌沙班等，适用于 INR 值变化较大及 INR 值不便于监测的患者，优点是不需要监测 INR，缺点是昂贵、短效，错过单次剂量可能较华法林更大的血栓形成风险，对于中度肾功能不全及接受人工心脏瓣膜的患者仍应使用华法林。

（四）主动脉夹层的处理

AD 患者初始的基础药物治疗主要是迅速降压和镇痛，降压首选 β—受体阻滞剂，可与钙离子拮抗剂等多药联用，目标是将收缩压控制在 100～120 mmHg，心率控制在 60～80 bpm，镇痛首选阿片类镇痛剂，两者合用可抑制交感神经的兴奋性，减少儿茶酚胺的

释放。

对于 Stanford A 型患者尽快行胸外科手术治疗，对于 Stanford B 型患者可予药物保守治疗及 (或) 胸主动脉腔内修复术。

(五) 张力性气胸的处理

张力性气胸一般在临床较容易做出诊断，急诊处理包括镇静、吸氧、监测、维护生命体征的稳定、胸腔穿刺抽气、胸腔闭式引流等，对于反复破裂出现自发性气胸的肺大疱患者可考虑手术切除。

五、胸痛中心的建设

胸痛中心 (CPC) 是为降低急性心肌梗死发病率和死亡率提出的概念。近年来随着对疾病认识的不断进展，以人为本的核心价值观的转变，患者诉求的不断提高，对于医疗救治水平和能力的要求也越来越严格，胸痛中心的运行模式也不断进行更优化、精细化、科学化的持续改进，其概念也逐渐衍变成了多学科 (包括急救医疗系统、急诊科、心血管内外科、影像、胸外、消化、呼吸等相关科室) 合作的医疗救治体系，旨在对患者从发病到救治、到首次医疗接触、到患者的转运、到院内救治等一系列过程进行科学有效地管理，简化和规范诊治流程，避免烦琐的手续和无谓的延搁，缩短诊治时间，依据快速准确的诊断、危险评估，对胸痛患者进行正确地危险分层和有效的分类治疗，不仅提高早期诊断和治疗 ACS 的能力和诊治效率，降低急性心肌梗死发生危险或者避免心肌梗死的发生，准确识别肺栓塞、主动脉夹层以及张力性气胸等高危患者并施行及时有效的救治，挽救患者生命，降低死亡率，而且能够准确筛查出低危患者，杜绝医疗资源的浪费，避免过度医疗。

(一) 胸痛中心建设的现状

全球第一家胸痛中心于 1981 年在美国巴尔的摩 St.Angle 医院建立，至今美国的胸痛中心已发展到 5000 多家，德、英、法等发达国家在多家医院均已建立了胸痛中心。我国胸痛中心建设起步较晚，而 ACS 的发病率和死亡率在我国逐年增加，且呈年轻化趋势，成为我国居民致死、致残，导致劳动力丧失的重要原因。据各项统计资料显示，我国 ACS 救治存在患者求治时间过长、诊治流程欠规范 (包括治疗过度和治疗不足共存)、再灌注治疗时间远未达标、早期再灌注治疗比例过低等治疗方面的延误、ACS 患者临床预后差、缺乏相应系统管理、二级预防措施不到位等诸多问题，因此建立规范的胸痛中心，强化区域协同救治及院内多学科的协作，制订规范的胸痛救治流程，及时救治以 ACS 为核心的急性高危胸痛患者的生命等已是迫在眉睫。10 年前国内就有专为救治 ACS 患者设立的 "胸痛绿色通道"，属于胸痛中心的 "萌芽"。2011 年发表了《 "胸痛中心" 建设中国专家共识 》(以下简称 "2011 胸痛中心共识")，积极有效推动了我国胸痛中心的建设。2011 年 3 月在广州军区广州总医院成立了国内首家以区域协同救治体系为核心理念的胸痛中心。2013 年在国家卫生计生委的支持下，中华医学会心血管病学分会先后成立了中国胸痛中心认证指导委员会、中国胸痛中心认证工作委员会、中国胸痛中心认证监督委员会等胸痛中心认证组织机构，负责组织实施我国胸痛中心的自主认证工作，同年在广州军区广州总医院设立中国胸痛中心认证办公室，承担全国胸痛中心建设和认证的组织工作。2016 年 7 月，中国胸痛中心总部在苏州成立，提出要在三年内组织建设和认证 1000 家胸痛中心的目标。截至 2017 年年底，共有 409 家胸痛中心通过认证，我国胸痛中心的建设已经呈现出迅猛发展、遍地开花的良好势头。

（二）建设标准与要求

2011 胸痛中心共识明确要求胸痛中心的组织架构应包括：急救医疗系统 (EMS)、急诊科、心血管内科、心外科、胸外科、影像学科 (包括超声心动图、放射医学科、核医学科) 和检验科，还可以外延至呼吸科、消化内科、精神科等学科。

人员配备可根据医院具体情况设立 3 ~ 4 组人员。每一组成员包括：经过培训的急诊科医生 1 名、护士 1 名及分诊护士 1 名，心内科医生 1 名，心内科介入医生 1 名，放射医学、超声医学和核医学的医生各 1 名或经过影像培训具有阅片能力的心内科医生 1 名。所有人员进入胸痛中心工作前须接受培训，充分了解胸痛中心的意义、目标和工作流程。

设备应有 12 导同步心电图机、除颤仪、心电监护仪、超声心动图、胸部 X 线机，床旁快速检测项目应包括心肌标志物、心钠素 (BNP 或 NT—pro—BNP)、凝血功能等。医院应具备运动平板机、单光子发射型计算机断层显像 (SPECT) 及冠状动脉 CT。信息技术的应用包括：①院内信息系统的利用；②院前、院内系统信息系统的资源整合和利用，如救护车和急诊室同时配备 12 导联无线心电传输仪；③建立胸痛中心数据库。胸痛中心推荐 24 小时工作制，或夜间由经过专业培训的急诊护士或医生接管。

2016 年 8 月，由中国胸痛中心认证工作委员会发布了中国胸痛中心建设标准，分为针对具备急诊冠状动脉介入治疗 (PCI) 条件且能够全天候开展此项技术而设置的标准版和不具备上述条件的基层版。标准版侧重于评估医院的直接经皮冠状动脉内介入治疗 (PPCI) 能力及网络建设，包括基本条件与资质、院前急救系统与院内绿色通道整合、对急性冠状动脉综合征患者的评估与救治、持续改进及培训教育五大要素。基层版则侧重于胸痛的快速诊断、溶栓治疗及转诊能力，也包含基本条件与资质、对急性胸痛患者的评估与救治、院前急救系统与院内绿色通道的整合、培训与教育以及持续改进五大要素。

具体的建设条件两者相同的部分包括医院领导层的理解并全力支持，包括财力、人力、物力等；成立胸痛中心的组织机构；制订并执行数据库管理、联合例会、质量分析、典型病例讨论、培训等相关制度。对于急诊科的要求也是一样的，包括：①急诊科主任愿意承担胸痛中心建设任务；②设置了胸痛中心的功能分区，包括分诊台、急性胸痛诊室、抢救室、急性胸痛观察室等区域；③建立了指导急性胸痛快速分诊、快速诊疗以及急性冠状动脉综合征规范诊疗的流程图，并已经开始执行上述流程图；④对于急性胸痛患者，能够在首次医疗接触后 10 分钟内完成首份心电图；⑤开展了床旁快速检测肌钙蛋白。而对于心内科专业水平则提出了具体的有差别的要求，标准版要求：①心血管内科在区域内为优势学科，能为本地区其他医疗机构提供心血管急危重症抢救、复杂疑难病例诊治以及继续教育等服务和支持；②配备有不少于 6 张床的冠心病监护室 (CCU)；③具备急诊 PCI 能力，导管室基本设备能满足急诊 PCI 的需要，并常备急诊 PCI 所需的各类耗材；导管室 365 天 24 小时全天候开放能力；④导管室过去 1 年 PCI 手术量不少于 200 台，急诊 PCI(包括直接 PCI 及补救性 PCI) 不低于 50 例。基层版则要求：①至少有 2 名取得中级职称资格且从事心血管内科临床工作 3 年以上的心血管内科专业医师；②设有开放床位，不少于 20 张的心脏专科病房或心脏病患者专用床位；③应配有不少于 2 张的心脏重症监护室 (CCU、ICU 或 EICU) 或心脏重症专用床位；④每年接诊或转诊的急性心肌梗死患者不少于 30 例。

(三) 胸痛中心的职责与相关指标要求

胸痛中心的职责包括: ①救治患者, 制订规范的急性胸痛救治流程, 加强区域协作与院内多学科合作, 建立规范快速、便捷高效、绿色通畅无延搁的急性胸痛救治通道以及合理高效的转诊、联诊制度; ②联合相关学科对 EMS 人员 (培训内容包括心电图阅读、无线心电传输技术、标准的转运流程、STEMI 救治医院的选择)、急诊室医护人员 (培训内容包括心电图阅读、急性胸痛的处理流程)、社区医生 (培训内容包括急性胸痛的处理流程和社区针对胸痛处理的应急预案) 和社区居民 (培训内容包括症状识别及治疗方法) 进行 STEMI 相关知识的培训; ③开展临床研究获得中国流行病学数据, 取得政府和医保的支持, 院前急救与转运工作是目前胸痛中心建设的难点, 区域协作和急救医疗资源的合理配置使用要依靠政府和主管部门的大力支持; ④对于中心建设的科学优化管理和持续改进在胸痛中心建设的要求和运行经验中都占有重要的位置。

缩短求治时间: 通过公共卫生健康教育、媒体宣传等使公众了解 ACS 的早期症状, 及时就医, 避免延误。

心电图: 首次医疗接触 (FMC) 后 10 分钟内完成首份心电图。

溶栓: 入院至溶栓开始的时间 (Door—to—Needle) < 30 分钟, 2015 STEMI 诊治指南积极推荐院前溶栓和救护车内溶栓。

介入治疗: 入院至到球囊扩张的时间 (Door—to—Balloon) < 90 分钟。

STEMI 患者优先转送至在 FMC 后 90 分钟内能实施直接 PCI 的医院, 并尽可能地越 / 跳过急诊和普通心脏病房而直接送入导管室, PCI 医院依据网络平台信息提前启动导管室。

对已到达无直接 PCI 条件医院的患者, 若能在 FMC 后 120 分钟内完成转运 PCI, 则应将患者转运至可行 PCI 的医院直接实施 PCI。预计 FMC 后 120 分钟内无法完成转运 PCI 者, 30 分钟内开始溶栓, 溶栓后尽早将患者转运到有 PCI 条件的医院。溶栓成功者于 3 ~ 24 小时内进行冠状动脉造影和血运重建治疗, 溶栓失败者尽早实施挽救性 PCI; 溶栓治疗后无心肌缺血症状或血流动力学稳定者不推荐紧急 PCI。

(四) 胸痛中心建设的未来展望

根据中国胸痛中心总部对中国胸痛中心建设的具体规划和指导, 对胸痛中心运行质量严格而科学的管理和持续改进的要求, 根据医疗发展和民众的需求, 未来中国胸痛中心的建设在质和量的方面都必将在更高层次上呈现出欣欣向荣的可喜局面。胸痛中心是医疗急救模式的整合创新, 以此为枢纽加强信息化平台建设, 构建政府、社会、院前急救、各级医院 "四位一体" 的区域医疗救治网络体系, 有利于整合医疗资源, 缩小区域内各级医院医疗技术水平和公众接受救治机会的差异, 提高医疗救治效率, 强化培训各级医院及医师, 加强职能衔接与业务合作, 也为进一步组建更多规范的学科救治中心体系提供更多的经验借鉴。

六、中医辨治思路

胸痛在中医可参照心悸、胸痹、真心痛等进行辨证论治, 以血脉瘀滞为核心的辨证, 以活血化瘀法为主的诊治方略已经得到了现代科学研究证实, 以丹参为主的丹红、血塞通、冠心苏合香丸、速效救心丸、地奥心血康等多种中成药在临床广泛应用, 其确切疗效也被普遍认可。需要注意的是中医工作者在胸痛患者的临床诊治中应当首先按照危险分层原则, 识别高危胸痛及时进行救治, 救治过程中中医药的运用应以辨证论治为前提, 治疗宜选用快速起效、方便使用的中成药注射剂，避免对高危患者造成诊治方面的延误，而对于低危、病情平稳的患者方可在中医辨证后给予中药汤剂口服等的治疗。临床治疗选方以张仲景瓜蒌薤白半夏汤、枳实薤白桂枝汤及王清任血府逐瘀汤居多，经常使用的药物有瓜蒌、薤白、桂枝、附子、细辛、胆南星、半夏、郁金、菖蒲、丹参、桃红、檀香等。

心血瘀阻：心悸，胸闷，心痛，痛如针刺，固定不移，甚则心痛彻背，背痛彻心，舌质紫黯或有瘀斑，脉弦涩或有结代。治疗以王清任血府逐瘀汤为主方，行气有柴胡、郁金、枳壳、香附、青皮、沉香、檀香等；胸闷如窒，苔腻的痰浊证，可酌加瓜蒌、薤白、半夏等；血虚者加何首乌、熟地、枸杞子。

痰浊壅滞：胸闷痞满或憋闷如窒，痰多气短，形体肥胖，心悸眩晕，渴不欲饮，恶心欲吐，流涎，舌淡胖，苔白滑或腻，脉弦滑或沉细。治疗以张仲景瓜蒌薤白半夏汤、苓桂术甘汤为主以通阳泄浊，豁痰逐饮，酌加陈皮、前胡、桔梗等行气宣肺，葶苈子、五加皮泻肺逐水，胆南星、郁金、石菖蒲等化痰开窍，痰挟热者可予竹沥、胆南星、全瓜蒌等化痰泄热。

寒凝血脉：多因气候寒冷或感寒受凉而发心痛如绞，心痛彻背，喘不得卧，心悸，形寒肢冷，面色苍白，苔薄白，脉沉紧或沉细。治疗以枳实薤白桂枝汤、当归四逆汤、参附汤等加减。用药以桂枝、附子、细辛、人参、薤白、半夏、枳实等为主温通阳气，逐寒止痛。

气阴两虚：心胸隐痛，时作时休，心悸气短，动则益甚，倦怠乏力，心烦口干，易汗出，舌质淡红，苔薄白，脉虚细或有结代。治疗以炙甘草汤为主补气滋阴，瘀血刺痛者，可予丹参、桃红、赤芍之品，虚火旺者酌加地骨皮、玄参、生地、栀子等，失眠烦闷者，酌加远志、菖蒲、茯神、朱砂、龙牡之品。

心血不足：心悸胸闷气短，胸痛隐隐，头晕目眩，失眠健忘，面色不华，倦怠乏力，纳呆食少，舌淡红，脉细弱。方选归脾汤随症加减。

第六节 咯血

咯血是临床常见症状之一，是指喉部及喉部以下的呼吸道任何部位（气管、支气管、肺组织）出血，血液从口腔咯出。

咯血量在临床有很大的差别，有痰中带血、小量咯血、中量咯血、大量咯血等的不同，临床上一般将痰中带血归为小量咯血范畴，每24小时咯血量<100 mL为小量咯血，100～500 mL为中等量咯血，>500 mL或单次咯血量>100 mL为大量咯血。值得注意的是由于出血可在肺内及气管内淤积，所以咯血量并不定代表出血量。如果发生大量咯血，导致失血性循环休克者少见，主要的危害在于阻塞气道，窒息而导致死亡，属临床急危重症之一。因此咯血急症诊治中第一位的目标是积极止血，控制出血，畅通气道，防止窒息而挽救生命，其次才是原发病的治疗。

一、病因与发生机制

肺的血供为双重供应：①是来自压力较高的支气管动脉，属体循环，大约90%的咯血来源于支气管动脉，70%的支气管动脉从降主动脉发出，少数发自乳内动脉、肋间动脉、膈下动脉和锁骨下动脉;②是来自压力相对较低的肺动脉,属肺循环,大约5%的咯血来自于肺循环。剩余5%为其他来源,如非支气管动脉的体循环、肺静脉、支气管静脉和毛细血管等。

咯血的病因种类复杂繁多,据近年来的统计资料显示,可引起咯血的疾病有近100种,除了支气管、肺部本身的疾病以外,还有多种全身系统性疾病。根据专家的资料,结核仍是发展中国家常见的咯血原因,其次为支气管炎症和肺癌,与传统的观点基本一致。

(一)病因

1. 感染性疾病

是咯血最常见的原因,非特异性感染,如细菌、病毒感染引起的肺炎、支气管炎、支气管扩张等;特异性感染,如结核,抗生素、激素的大量使用,免疫系统受损者易于并发真菌感染等。最容易引起咯血的肺部真菌感染是肺曲霉菌病,发生率为50%～90%,且多引起大量咯血。

2. 肿瘤性疾病

引起咯血的肿瘤主要有原发性支气管肺癌、支气管内转移癌(最常见的是黑色素瘤或乳腺、结肠、肾癌转移)和支气管类癌。支气管类癌是一种血管相当丰富的肿瘤,目前认为发病与吸烟无关,年轻或中年非吸烟而反复发生咯血的患者,要考虑到支气管类癌。艾滋病者易于罹患的卡波西肉瘤也是咯血的重要原因之一。

3. 循环系统疾病

常见的有肺动静脉瘘、二尖瓣狭窄、高血压性心脏病、肺动脉高压、主动脉瘤、肺栓塞等。

4. 自身免疫性疾病

常见原因为肺毛细血管炎性改变,包括肺出血—肾炎综合征(Goodpasture syndrome)、肉芽肿性多血管炎(Wegener 肉芽肿)、系统性红斑狼疮、特发性肺含铁血黄素沉着症及显微镜下多血管炎等。

5. 凝血系统疾病

常见疾病有白血病、血友病、再生障碍性贫血、肺出血型钩端螺旋体病、流行性出血热、肺型鼠疫、血小板减少性紫癜、弥散性血管内凝血和肝肾衰竭等。白血病化疗或已接受骨髓移植的患者可能突发危及生命的肺部大出血,常称为骨髓移植后的特发性肺炎综合征,病因尚不清楚,尸检病理学研究提示此类患者咯血是由弥散性肺损伤引起,推测是因真菌或病毒感染、药物、辐射和(或)血小板减少所致,患者还可能发生弥散性肺泡出血和呼吸衰竭,也可表现为少量咯血。

其次还需要注意血栓性微血管病,显著的血小板减少及微血管病性溶血性贫血(红细胞破碎)是血栓性微血管病的特征表现,此类疾病主要包括血栓栓塞性血小板减少性紫癜、溶血性尿毒症综合征及 HELLP 综合征三大疾病,此外,还有一种罕见的出血性疾病——输血后紫癜,是因受血者的特异性血小板同种抗体与献血者的血小板发生反应,破坏受血者血循环中的血小板,主要受累者为妊娠期间已致敏的经产妇。近来肝素相关血小板减少症也认为是血栓性微血管病。

6. 医源性咯血

包括各种医学行为所致的创伤或凝血功能改变,例如:①气管镜检查,特别是在支气管黏膜活检、经支气管肺活检后;②经胸壁针刺活检,经 B 超、CT 引导经胸壁针刺活检时损伤肺血管；③肺动脉导管球囊扩张损伤，肺动脉导管检查可造成局部梗死或破裂；④药物，如抗凝血药（华法林、肝素）、溶栓药、抗血小板药物等。

7. 其他原因

如创伤、气管异物、子宫内膜异位症（替代性月经）、肺淀粉样变，二氧化氮中毒等，肺型氧中毒也可出现咯血，表现类似支气管炎，最初为类似上呼吸道感染引起的气管刺激症状，如胸骨后不适（刺激或烧灼感）伴轻度干咳，并缓慢加重；然后出现胸骨后疼痛，且疼痛沿支气管树向整个胸部蔓延，吸气时为甚；疼痛逐渐加剧，出现不可控制的咳嗽，休息时也伴有呼吸困难。约有 6% 的长期吸食可卡因者会出现咯血，表现为弥散性肺泡出血，发生机制可能为肺血管收缩合并肺泡上皮细胞、血管内皮细胞缺氧性损伤，以及毒物对肺泡上皮细胞产生的直接毒性。

（二）咯血的机制

可归纳为：①血管通透性增高，如肺部感染、中毒或血管栓塞等；②血管壁侵蚀和破裂，如肺部感染、肿瘤、结核等；③血管瘤破裂，如支气管扩张、结核空洞等；④肺瘀血，如二尖瓣狭窄、肺动脉高压、高血压性心脏病等；⑤凝血因子缺陷或凝血过程障碍，如血小板减少性紫癜、血友病等；⑥其他，如创伤、肺出血—肾炎综合征、替代性月经等。

二、辅助检查

一般的辅助检查包括普通胸片，因其快速、价廉、普及度高而在绝大多数共识均作为首先推荐，在气管支气管肺部炎症病变、结核、肿瘤、肺源性心脏病的初步评估中发挥着不可替代的作用，2012 年颁布的《成人支气管扩张症诊治专家共识》（以下简称"2012 支扩共识"）中要求在支气管扩张的诊治中所有患者均应有基线胸部 X 线片，但因其特异性和敏感度不高，在咯血病因的精准诊断方面仍有局限；常规心电图简便易行，对于排查心源性疾病及对基本病情的评估极为重要；血细胞（尤其是血小板）计数及形态学、凝血功能等，可为血液系统疾病的诊断提供积极的线索；抗体、炎性因子、免疫学方面的检测依据病情选择，对免疫性疾病的诊断有很大帮助；痰检也是重要的检查手段，对于结核、肿瘤等具有确诊价值；所有患者均应进行肝肾功能、血氧饱和度、血气分析等方面的常规检测以理清诊断思路、评估病情；超声心动图对多种心源性疾病及肺栓塞等的诊断提供帮助，对于有必要的患者可选择进行。针对咯血的特殊检测包括胸部 CT 及 CTA、支气管镜、数字减影血管造影 (DSA) 等。

（一）CT/CTA

CT 具有安全、迅速、无创的特点，已经逐渐普及到基层医院，对于咯血的病因诊断、出血部位的判断、咯血量的评估等方面的价值得到了临床的一致肯定，近年来高分辨率多排螺旋 CT 机问世后，诊断的准确率更是大大加强，专家推荐为首选、必行的检查。常规扫描可发现肺实质和气管病变，如肿瘤、肺部炎症、肺结核和慢性真菌感染等，对于部分支气管扩张症可直接确诊。CT 增强血管造影 (CTA) 可清晰显示肺部血管的形态、走行及管腔内的情况，可以详细地评价纵隔和肺实质，提供高分辨率的胸部及上腹部血管的影像资料，支气管动脉 CTA 能发现支气管动脉扩张、扭曲、支气管动脉瘤，能发现支气管动脉开口变异、肺外体循环动脉等，肺动脉、支气管动脉双期 CTA 的运用能发现肺动脉源性出血的病变，肺动静脉畸形、肺动脉栓塞、体—肺动脉分流等，CTA 不仅能够进行检查诊断确认责任血管，在进行肺动脉栓塞和支气管动脉栓塞时能够清晰地显示栓塞的位置和情况，在诊断方面与 DSA 有很高的吻合度，因而在咯血的栓塞治疗和手术治疗中起到重要的指导作用，可减少手术时间、减少患者受辐射的剂量，降低术后复发率，降低医疗费用，有逐渐取代 DSA 的趋势。

（二）支气管镜

属于侵入性检查，可以直视气管内情况，在明确出血部位、判断出血原因方面具有重要价值，可以摘取病变组织、抽取气管内分泌物及肺泡灌洗液等，进行组织病理学、免疫学、微生物学检测，对于相关疾病具有确诊价值，且可以同时通过止血药物的气管内喷洒、灌洗、气囊压迫等方式进行止血，故在咯血的诊治中运用十分广泛。原则上对于无创检查不能明确原因的咯血患者应尽早进行支气管镜检查，孟庆义建议对于具有肿瘤或慢性支气管炎危险因素（尤其是吸烟）的患者作为首选。因高分辨 CT 的高度特异性和敏感性在支气管扩张症患者中的确诊价值，在 2012 支扩共识中不将支气管镜检查作为支气管扩张症患者的常规检查。在大量咯血患者的使用中尚有争议，一方面认为可以迅速判定出血的部位，清除呼吸道淤积的血液而保持呼吸道的畅通，进行电凝、压迫等止血的措施，另一方面大量出血会影响视野，也可刺激支气管黏膜而发生再咯血，且 CT 在明确病因方面比支气管镜更有效，而在明确出血部位的作用方面两者相当，因此在使用前应进行充分评估其必要性。

（三）数字减影血管造影 (DSA)

是一种有创检查方法，也是一种治疗手段，一直以来被视为是肺部血管性疾病诊断的金标准。但是随着高端 CT 机的问世、普及，以及 CT 技术的不断进步，而 DSA 的费用昂贵，技术条件等要求较高，已经逐渐被 CT/CTA 代替，多数专家学者不推荐将其作为咯血的常规检查手段。目前主要针对已经明确病因，经常规内科治疗无效需要进行支气管动脉栓塞术的咯血患者，以及不明原因的长期大量反复咯血患者。

针对咯血病因的检查还有 MRI、PET—CT、经皮肺穿刺术等更进一步的手段。

三、临床诊断思路

（一）初步检查

首先需要仔细观察及鼻咽镜的初步检查，以排除口腔、鼻、咽、喉的出血。其次是与呕血（上消化道出血）的鉴别，一般来说，咯血患者常有肺结核、支气管扩张、肺癌、心脏病等疾病史，前驱症状有咳嗽、喉部发痒、胸闷感，咯血出血液为鲜红色，混有泡沫、痰液、脓液，pH 值为碱性是出血源于呼吸道的重要特征，一般无柏油样便；而呕血患者常有消化性溃疡、肝硬化等病史，前驱症状有恶心、呕吐等，呕出血液为棕黑色或暗红色，也可是鲜红色，混有带食物残渣的胃液，多伴有柏油样便，当然大量呕血可反流入气管而有咳嗽、咯血的表现，咯血也可流入胃里而伴柏油样便，临床中当仔细甄别。

（二）病史特点

肺结核、支气管扩张症、风湿性心脏病（如二尖瓣狭窄）多见于中青年患者；成年女性月经期呈周期性咯血，考虑气道子宫内膜异位症或代替性月经可能；40 岁以上男性吸烟患者，警惕支气管肺癌；年轻或中年非吸烟反复咯血者，要考虑到支气管类癌的可能；既往有心脏病史、血液病史、慢性咳嗽咳痰史，均可能是咯血的原因；幼年有麻疹、百日咳史，可能为支气管扩张；有流行病学史的，要考虑流行性出血热或钩端螺旋体病；有进食蝲蛄、生食蟹史，应考虑肺吸虫病；职业病史中有从事有害粉尘作业者，提示肺尘埃沉着病可能；西北牧区工作生活居住者，有肺包虫病可能。

（三）咯血特点

大量咯血常见于支气管扩张、空洞型肺结核、肺脓肿等，一般为鲜红色血液；持续痰中带血结合病史考虑肺癌；慢支患者咯血很少见；左心衰肺水肿时咳浆液性粉红色泡沫样痰；肺炎链球菌肺炎或肺吸虫病为铁锈色痰；肺炎克雷伯氏菌肺炎可见砖红色胶冻样痰；绿痰提示绿脓杆菌、铜绿假单胞菌感染。

（四）伴随症状和体征

①发热：见于肺结核、肺脓肿、肺炎、流行性出血热等；②胸痛：见于肺炎、支气管肺癌、肺梗死等；③呛咳：见于支气管肺癌、支原体肺炎等；④脓痰：见于肺脓肿、支气管扩张、空洞型肺结核伴感染等；⑤皮肤黏膜出血：多见于血液病（如血小板减少性紫癜、白血病、血友病等），流行性出血热、肺出血性钩端螺旋体病、风湿性疾病等；⑥黄疸：见于中毒性肺炎、肺出血性钩端螺旋体病、肺梗死等；⑦皮肤黏膜发绀多见于先天性心脏病，杵状指（趾）多见于支气管扩张、慢性肺脓肿、支气管肺癌、发绀性先天性心脏病等，二尖瓣面容、心脏杂音、心律不齐等心脏体征有助于明确心血管疾病；⑧肺部啰音：局限性啰音见于肺部感染、肺结核、支气管扩张、支气管肺癌等，肺部满布水泡音见于急性左心衰竭；⑨颈部及其他部位淋巴结肿大：多见于淋巴结结核、转移性肿瘤、淋巴瘤等。

（五）病变性质特点

①发热伴咳嗽多痰，外周血白细胞和（或）中性粒细胞增高，见于感染性疾病；②低热、盗汗、结核菌素试验阳性，痰涂片抗酸杆菌阳性或痰培养示结核杆菌，胸片肺部浸润、空洞、结节等影像均提示结核；③慢性病程、乏力消瘦、胸部 X 线片肺部阴影等提示恶性肿瘤；④急性发热伴流行病学史，多见于传染病，如流行性出血热、肺出血性钩端螺旋体病等；⑤伴有肺外症状或其他脏器能损害，见于结缔组织病、免疫性疾病或血液病。

四、大量咯血

（一）大量咯血的概念

大量咯血是临床上常见的急危重症，可发生窒息、血氧不足、失血性休克等，单纯药物治疗死亡率高达 50% ～ 100%，患者可于瞬间死亡。临床对于大量咯血的标准认识不太一致，一般认为一次咯血量超过 100 mL 或 24 小时咯血量超过 500 mL 即为大量咯血。有的医学中心将单次咯血量超过 50 mL 界定为大量咯血，也有的认为 24 小时咯血量超过 300 mL 即为大量咯血。而张黎明等认为大量咯血比较科学的概念应为具有潜在窒息死亡危险的咯血，由于患者基础心肺功能不同，其每日咯血量可在 200 ～ 600 mL 不等，心肺功能很差的老年患者每日 200 mL 的咯血即可导致窒息死亡，而心肺功能基本正常的年轻患者每日咯血 1000 mL 也不至于引起窒息死亡。这种认识的差别不但反映了患病机体的个体差异，也反映了临床医学中心对于咯血救治的重视。只是咯血量的临床估算一般都是通过肉眼观察或是患者叙述而得到的一个概数，在临床上对于首次咯血、急诊咯血、较大量咯血（例如，不是痰中带血，而是新鲜血液的直接咳出）、伴随症状较重的咯血（如胸闷、气促、意识状态发生变化或生命体征不稳定）患者应当高度警惕，密切观察病情变化，或直接按照大量咯血诊治思路进行积极救治。

（二）大量咯血的病因及诊治思路

大量咯血主要来源于支气管动脉，血管病变是大量咯血的发病基础，常见病因有支气管扩张症、结核病、支气管肺癌、各种肺部感染及肺部血管畸形等，产生的原因主要是局部迂曲、畸形、扩张的动脉或动脉瘤的破裂，以及感染、肿瘤等侵及较大支气管动脉。多排螺旋 CT/CTA 方便、快速、准确，通过胸腔及上腹部的薄层或超薄层、冠状位、矢状位、斜位的扫描可清晰显示出血部位及病变责任血管，便于快速评估病情而推荐为诊断措施的首选。

五、不明原因咯血

文献报道中有隐源性咯血、隐匿性咯血、特发性咯血等不同叫法 / 说法，是指穷尽目前各种检查方法，仍有部分咯血患者无法明确其病因。我院 2018 有 293 例咯血患者中有 89 例无法确诊明确病因，占比达 30.4%，推测病因可能是呼吸道或肺组织血管本身的异常，或者说是肺血管病变，如血管畸形、变异等。孟庆义的资料中咯血发病率为 5% ~ 15%，可能病因有气管、支气管非特异性溃疡，静脉曲张，早期腺瘤，支气管小结石及轻微支气管扩张等病变。车晶晶的资料中为 5% ~ 10%。田锦林等认为，一些 HRCT 或增强 CT 不能发现的微小肺动脉瘤、微小血管等亦可能是隐源性咯血的原因，文章引用的国外文献中不明原因咯血的发生率为 7% ~ 25%，且认为大部分为吸烟者，推测可能为导致咯血的一个危险因素。

六、临床处理

咯血的处理包括一般基础内科治疗、介入治疗 (包括支气管镜介入治疗和支气管动脉栓塞治疗)、手术治疗等。

(一) 一般处理

包括绝对卧床休息、保持安静，避免不必要的搬动和移动，过于烦躁或精神紧张者酌情使用镇静剂；患侧卧位以利于健侧呼吸道通畅；剧烈咳嗽者适当使用镇咳剂；吸氧，心电、呼吸、血压的监测；适当扩容，使用抗生素、抗结核药、抗真菌药等针对基础病的治疗。

发生大量咯血者，病情凶险，可发生窒息及 (或) 休克，死亡率极高，临床需要高度重视，立即抢救，首要措施是积极的气道管理措施以保持呼吸道的通畅，头低脚高俯卧位，轻拍健侧背部，用吸引器立即清除气道内血块，情况紧急或无条件时可直接用手抠出；林艳荣建议出血患侧肺胸部冰敷以使局部血管收缩或痉挛，减少血流以达到止血的目的；气管插管或气管切开，高流量吸氧；人工机械通气可使血块压入小支气管，易发生肺不张而作为大量咯血的相对禁忌，但正确而又及时地运用机械通气对大量咯血窒息患者进行呼吸支持使肺复苏是提高抢救成功率的一种重要手段；呼吸衰竭者使用呼吸中枢兴奋剂，呼吸、心跳停止者积极心肺复苏。

(二) 药物治疗

①垂体后叶素是强烈的收缩血管活性药物，起效迅速，可直接收缩血管平滑肌，使肺小动脉急剧收缩，肺内血流量锐减而起到止血作用，效果确实，一般临床均作为大量咯血患者无相应禁忌证的首选，因同时收缩全身小动脉使血压上升，故特别适用于合并休克者。用法：5 ~ 10 U 溶于 20 ~ 40 mL 葡萄糖注射液中静脉推注，10 ~ 15 分钟，后以 10 ~ 20 U 加入 500 mL 葡萄糖中以每小时以 0.1 U/kg，或直接按 2 U/ 小时的剂量维持缓慢泵入，每日剂量控制在 30 ~ 50 U。高血压、冠心病、肺心病、心力衰竭以及孕妇均为禁忌，老年患者慎用，使用过程中密切注意过敏、呕吐、腹痛等副作用。应注意持续使用，避免间断使用造成血管反复

舒缩，咯血停止后在静脉滴注 24 小时后逐渐减量，2～3 天后停药。②酚妥拉明和普鲁卡因作为血管扩张药物，可降低肺动脉压力，减少肺循环血量而止血，在垂体后叶素有禁忌时选择使用。酚妥拉明：10～20 mg 加入 5% 葡萄糖注射液静脉滴注，连用 5～7 天，注意监测血压；普鲁卡因：皮试阴性后使用，40～60 mg 溶于 20～40 mL 葡萄糖注射液静脉推注，每日两次，或 300～500 mg 溶于 500 mL 葡萄糖注射液中静滴，每日两次，呼吸衰竭、严重肝肾功能不全、房室传导阻滞以及室内阻滞者禁用。国内外学者在药物的使用方法上也有一些创新，如对于使用垂体后叶素无效或有冠心病、肺心病、高血压及妊娠患者使用酚妥拉明、普鲁卡因、巴曲亭等药物，或与垂体后叶素联合使用，也有用垂体后叶素、氨甲环酸雾化吸入止血的报道。专家也报道了一例蛇毒巴曲酶雾化吸入治疗咯血的病例。③其他止血药物如云南白药、巴曲酶、酚磺乙胺、氨甲环酸、卡巴克洛、维生素 C、维生素 K 等均可根据病情选择使用。

（三）支气管镜介入治疗

大量咯血不止者，可选择支气管镜检查以明确出血部位，并可用肾上腺素冰盐水或凝血酶等药物局部滴注灌洗、电凝、激光、球囊导管以压迫、填塞等方法止血，在早期的资料中对支气管镜在大量咯血的治疗中的重要性和必要性做了积极推荐，但目前临床上认为操作风险较大，有效性不明确，疗效逊于支气管动脉栓塞治疗，且大量咯血使用支气管镜视野容易受影响，支气管黏膜刺激可能发生再咯血等危险，因此对于该项措施的使用在临床有争议。

（四）支气管动脉栓塞治疗

随着血管介入技术在三级医院的普及，栓塞技术和栓塞材料的不断改进，支气管动脉栓塞(BAE) 已经成为大量咯血及反复咯血的主要治疗方法，对于咯血患者经内科保守治疗无效或是紧急情况下选择，许多临床资料对其有效性和安全性做了肯定的评价，对其临床应用价值做了积极推荐。身体其他部位的异位栓塞是支气管栓塞的常见并发症，其中脊髓梗死是最严重的并发症，临床应注意规避。

（五）手术治疗

对于上述治疗无效的大量咯血排除禁忌证后可考虑手术治疗，主要适用于胸部损伤、医源性肺动脉破裂和经其他治疗无效的曲霉菌。目前认为大量咯血经手术治疗效果满意，并发症和死亡率在可接受范围。择期手术效果更好，急诊手术适用于经综合治疗仍存在危及生命的大量咯血患者。手术禁忌证为双肺广泛弥散性病变、出血部位不明确、全身情况或心肺功能差不能耐受手术、凝血功能障碍者。

七、中医辨治思路

咯血属中医血证范畴，总体病因主要有火热熏灼，迫血妄行；气虚不能摄血，血液不循常道；瘀血停留，阻滞血液运行，血溢脉外等。导致咯血的病机主要是虚实火热灼伤肺络，迫血妄行。血证的治疗除了止血以及病因治疗外，中医认为专注于止血，会导致血液瘀滞而成为瘀血，既可导致再出血，又可变生他病，故提倡止血不留瘀，注重活血药的应用。清·唐容川的《血证论》是首部论述血证的专书，提出了止血、消瘀、宁血、补血的治血四法。中药三七味甘、微苦，性微温，功能止血又兼活血，制成多种成药，与云南白药等在临床广泛应用，疗效也得到广泛认同。

燥热伤肺：喉痒咳嗽，痰中带血，口干鼻燥，或有身热，舌质红，少津，苔薄黄，脉数。

治宜清热润燥，宁络止血，方选桑杏汤为主，随证酌加金银花、连翘、牛蒡子以清热利咽；玄参、麦冬、天花粉滋阴润肺；桑白皮、黄芩、贝母、知母等清热化痰，白茅根、大小蓟、茜草、三七等凉血止血。

肝火犯肺：多由情志过激或忧思郁怒等引发，咳嗽阵作，反复发作的痰中带血，烦躁易怒，胸胁满闷或胀痛，口苦目眩，舌质红，苔薄黄，脉弦数。治宜清肝泻肺，凉血止血，方选泻白散、黛蛤散、丹栀逍遥散等。

阴虚肺热：咳嗽痰少，痰中带血，或反复咯血，血色鲜红，口干咽燥，颧红，身体瘦削，潮热盗汗，舌红脉细数。治宜滋阴润肺，宁络止血，方选百合固金汤。止血可合用三七粉、十灰散，虚火盛者酌选青蒿、地骨皮、白薇等，盗汗者加五味子、煅龙牡等收敛固涩。临床结核病患者多按此型辨证施治，可在规范抗结核治疗的基础上配合中药以清虚热，滋肺阴，润燥止血。

第七节 呼吸困难

呼吸困难是一种常见的临床症状，其病因涉及呼吸、循环、消化、神经、血液、精神等多学科领域，在临床特别是急诊情况下常有误诊的情况发生，是心肺疾病死亡的重要原因之一。

2014年《呼吸困难诊断、评估与处理的专家共识》（以下简称为"2014呼吸困难共识"）中将呼吸困难定义为，患者的某种不同强度、不同性质的空气不足、呼吸不畅、呼吸费力及窒息等呼吸不适感的主观体验，伴或不伴呼吸费力表现，如张口呼吸、鼻翼翕动、呼吸肌辅助参与呼吸运动等，也可伴有呼吸频率、深度与节律的改变，患者的精神状况、生活环境、文化水平、心理因素及疾病性质等对其呼吸困难的描述具有一定的影响。该定义涵盖了患者呼吸不适感的主观感受、呼吸费力的客观体征、患者主观因素及疾病客观因素对其情境的描述会产生差异这样三方面的内容。并且该共识中还提到对呼吸困难常见的描述词语有"胸闷""喘息""气短""气促""气急""憋气""气不够用""胸部紧缩感""呼吸费力""呼吸压迫感""窒息感"等，因此应根据具体临床、患者主诉及疾病状况将上述症状归入呼吸困难。

需要注意的是在2014年《胸痛规范化评估与诊断中国专家共识》中对胸痛定义是：胸前区的不适感，包括闷痛、针刺痛、烧灼、紧缩、压榨感等，有时可放射至面颊及下颌部、咽颈部、肩部、后背部、上肢或上腹部，表现为酸胀、麻木或沉重感等。两者定义中的胸闷、紧缩感、窒息感、憋气等有相似的地方，在疾病方面也有互相重叠的地方，如急性冠状动脉综合征、心力衰竭等，故在临床要谨慎对待、仔细甄别，以避免贻误诊治。

也有专家指出，2014呼吸困难共识中的定义中对呼吸困难可能出现的体征进行了较为详细的罗列，其优点在于可以帮助大家通过观察患者可能出现的体征对呼吸困难进行识别，进而为诊断和鉴别诊断提供依据，但问题是呼吸困难的相关体征较多，所罗列的表现对呼吸困难特征的指向性不强，从而使大家对呼吸困难的判断标准产生疑惑。由此可见，学界对于呼吸困难概念的不同认识和积极探索的态度。

呼吸困难的感觉与胸腔结构特别是肌肉组织及化学感受器包括中枢、周围和局部感受器传入刺激的强度有关。呼吸困难程度从稍有呼吸费力、气短到感觉呼吸窘迫，范围广泛，不同疾病及不同个体感觉也有差异。

一、病因及分类

呼吸困难最常见于心血管、呼吸和神经肌肉疾病。目前临床上根据发病原因将呼吸困难分为五种：肺源性呼吸困难、心源性呼吸困难、中毒性呼吸困难、血源性呼吸困难及神经精神性呼吸困难。根据病程分为急性（病程在3周以内的呼吸困难）、慢性（病程超过3周的呼吸困难）、发作性呼吸困难。

（一）肺源性呼吸困难

主要是呼吸系统疾病引起的通气、换气功能障碍导致缺氧和（或）二氧化碳潴留，可分为吸气性呼吸困难、呼气性呼吸困难、混合性呼吸困难。

1. 吸气性呼吸困难

主要表现为吸气费力，严重者吸气时可见"三凹征"，表现为胸骨上窝、锁骨上窝和肋间隙明显凹陷，是呼吸肌极度用力，胸腔负压增加所致，亦可伴有干咳及高调吸气性喉鸣。常见于喉部、气管、大支气管的狭窄与阻塞。

2. 呼气性呼吸困难

主要特点为呼气费力、呼气缓慢、呼吸时间显著延长，常伴有呼气期哮鸣音。主要由于肺泡弹性减弱和（或）小支气管的痉挛或炎症所致。常见于慢性支气管炎（喘息型）、慢性阻塞性肺气肿、支气管哮喘、弥散性泛细支气管炎等。

3. 混合性呼吸困难

主要特点表现为吸气期及呼气期均感费力、呼吸频率增快、深度变浅，可伴有呼吸音异常或病理性呼吸音。主要是肺或胸膜腔病变使肺呼吸面积减少导致换气功能障碍所致。常见于重症肺炎、重症肺结核、大面积肺栓塞（梗死）、弥散性肺间质疾病、大量胸腔积液、气胸、广泛性胸膜增厚等。

（二）心源性呼吸困难

主要是由于左心和（或）右心衰竭引起，尤其是左心衰竭时呼吸困难更为严重，还有心脏压塞、肺栓塞和原发性肺动脉高压等。

急性左心衰时常可出现夜间阵发性呼吸困难，表现为夜间睡眠中突感胸闷气急，被迫坐起，惶恐不安。轻者数分钟至数十分钟后症状逐渐减轻、消失；重者可见端坐呼吸、面色发绀、大汗淋漓、有哮鸣音，咳浆液性粉红色泡沫痰，双肺底有较多湿啰音，心率加快或有奔马律，称之为心源性呼吸困难。

右心衰竭严重时也可引起呼吸困难，但程度较左心衰竭轻，其主要原因为体循环瘀血。临床上主要见于慢性肺源性心脏病、某些先天性心脏病或由左心衰竭发展而来。另外，也可见于各种原因所致的急性或慢性心包积液。

（三）中毒性呼吸困难

代谢性酸中毒可导致血中代谢产物增多、刺激颈动脉体、主动脉体化学受体或直接兴奋刺激呼吸中枢引起呼吸困难。其主要表现为：①有引起代谢性酸中毒的基础病因，如尿毒症、糖尿病酮症等；②出现深长而规则的呼吸，可伴有鼾音，称为酸中毒大呼吸（Kussmaul 呼吸）。

某些药物如巴比妥类、吗啡类等中枢抑制药和有机磷农药中毒时，可抑制呼吸中枢引起呼吸困难。主要特点为：①有药物或化学物质中毒史；②呼吸缓慢、变浅伴有呼吸节律异常的改变，如潮式呼吸或间停呼吸。

化学毒物中毒可导致机体缺氧而产生呼吸困难，常见于一氧化碳中毒、亚硝酸盐和苯胺类中毒、氢化物中毒。发生机制为：一氧化碳中毒时，吸入的一氧化碳与血红蛋白结合形成碳氧血红蛋白，失去携带氧的能力导致缺氧，而产生呼吸困难；亚硝酸盐和苯胺类中毒时，使血红蛋白变为高铁血红蛋白，失去携带氧的能力而导致缺氧；氢化物中毒时，氢离子抑制细胞色素氧化酶的活性，影响细胞呼吸作用，导致组织缺氧引起呼吸困难，严重时引起脑水肿抑制呼吸中枢。

（四）血源性呼吸困难

多由红细胞携氧量减少，血氧含量降低所致。表现为呼吸浅、心率快。临床常见于重度贫血、高铁血红蛋白血症、硫化血红蛋白血症等血液病。此外，大出血或休克时，因缺氧和血压下降，刺激呼吸中枢，也可使呼吸加快。

（五）神经精神性呼吸困难

神经性呼吸困难主要是由于呼吸中枢受增高的颅内压和供血减少的刺激，使呼吸变得慢而深，并常伴有呼吸节律的改变，如双吸气（抽泣样呼吸）、呼吸遏制（吸气突然停止）等。如脑出血、脑外伤、脑肿瘤、脑炎、脑膜炎、脑脓肿等颅脑疾病所致的呼吸中枢功能障碍。脊髓灰质炎病变累及颈髓、急性多发性神经根神经炎和重症肌无力累及呼吸肌，药物导致呼吸肌麻痹等神经肌肉疾病。

精神性呼吸困难主要表现为呼吸频率浅快，伴有叹息样呼吸或出现手足搐搦，如焦虑症、癔症等。发生机制为过度通气而发生呼吸性碱中毒，严重时也可出现意识障碍。

二、诊断、鉴别诊断思路与评估

呼吸困难的临床诊断应遵循"系统、有序、快捷、准确"的原则进行。

（一）病史特点

无特殊病史而突然出现的呼吸困难多见于气胸、肺栓塞、冠心病、心肌梗死、高通气综合征和气道异物等。有一定诱因，较短时间内（数小时内）呼吸困难逐渐加重，常见于哮喘、慢性肺疾病急性恶化、过敏性肺炎、心源性肺水肿和消化道出血伴有严重贫血等。夜间突然憋气、呼吸困难，坐起可缓解考虑为左心功能不全；夜间和（或）清晨发作、加剧，多数患者可自行缓解或经治疗缓解常见于哮喘。发作性呼吸困难伴原发病史，多考虑为支气管哮喘、心源性哮喘。若患者发病缓慢，多由肺气肿、慢性支气管炎等慢性呼吸系统疾病引起。

（二）伴发症状

呼吸困难合并发热，多与感染有关；伴胸痛者，多见于大叶性肺炎、胸膜炎、肺栓塞、自发性气胸、急性心肌梗死、支气管肺癌等；伴大量泡沫痰，可见于有机磷农药中毒；伴粉红色泡沫痰见于急性左心衰竭；伴意识障碍者见于脑出血、脑膜炎、糖尿病酮症酸中毒、尿毒症、肺性脑病、急性中毒、休克型肺炎等。

（三）查体

视诊需要看胸壁有无不对称、畸形、矛盾呼吸；触诊胸壁，有无压痛、肿物、握雪感。叩诊鼓音提示气胸，浊音提示胸腔积液、肺部病变；听诊需要关注干、湿啰音和支气管呼吸音，当患者出现单侧呼吸音降低时，提示气胸、肺不张、胸腔积液、肺炎；哮鸣音多继发于气道痉挛，如哮喘、COPD、细支气管炎、急性支气管炎等，有时也见于心力衰竭、异物、肺栓塞；湿啰音多提示心力衰竭、肺炎；支气管呼吸音提示肺炎；局限性啰音提示局限性肺、支气管感染、炎症，如肺炎、结核、肿瘤所致的阻塞性肺炎等。

端坐呼吸常见于左心功能障碍所致的心源性肺水肿、严重哮喘、肺气肿和双侧膈肌麻痹者；平卧呼吸常见于慢性阻塞性肺疾病、严重肺间质纤维化或肺切除术后患者，以及低血容量和肺内动静脉分流患者；正常成人安静状态下呼吸频率为 16～20 次/分，呼吸频率＞24 次/分称为呼吸过速，见于氧耗量增加、呼吸中枢受刺激或各种原因引起潮气量减少。呼吸频率＜12 次/分称为呼吸过缓，为呼吸中枢受抑制的表现，见于麻醉安眠药中毒、颅内压升高、尿毒症、肝昏迷等。糖尿病酮症酸中毒及尿毒症性酸中毒者呼吸加深，而肺水肿、呼吸肌麻痹和镇静剂过量等往往表现为呼吸变浅。

呼吸节律不规则多因呼吸中枢兴奋性降低，见于中枢神经系统疾病如脑部血液循环障碍性疾病，及药物中毒（如巴比妥）。呼吸节律变化可提示脑部病变部位，如间脑及中脑上部的脑组织发生病变时，呼吸中枢失去调控而出现潮式呼吸；中脑下部及脑桥上部受累时，出现中枢性呼吸，呼吸深、快而均匀，常伴有鼾音及吸气凹陷；脑桥上部损害时，出现间歇性呼吸。

（四）辅助检查

包括心电图、超声心动图、运动实验、胸部影像学检查（包括普通胸部 X 线、CT 及 CTA 等）、肺功能检测（包括通气、弥散功能，支气管舒张试验、支气管激发试验、6 分钟步行实验等）、心导管、肺活检、实验室检查（包括动脉血气分析、凝血功能、心肌损伤因子的检测、心功能 BNP 检测等）等。

胸部影像学可提供肺部、胸廓、气管支气管结构改变性疾病的依据，肺功能相关检测可提供肺功能状况及储备的相关信息，凝血功能检测及心肺血管 CTA 的检测为肺栓塞、冠状动脉性疾病寻找相关帮助。心电图、心肌损伤因子、BNP 等可为急性冠状动脉综合征、心功能不全做出诊断。动脉血气分析为机体状态及有无呼吸衰竭、酸碱代谢情况等提供直接可靠证据。

（五）急性呼吸困难

诊治急性呼吸困难患者，首要是识别随时可能出现呼吸停止、危及生命的情况。主要表现为精神极度萎靡、呼吸不稳定、严重发绀，需要尽快做出病因判断进行针对性处理。对于有危重症表现的患者（如明显的三凹征、大汗淋漓、语不成句、休克等情况）需要及时判断患者的情况。

引起急性呼吸困难的疾病可能在短时间内危及患者生命，需要进行快速的检查：①是否存在大气道阻塞，表现为典型的三凹征和响亮的吸气相喘鸣；②有无肺脏的通气功能严重受损，此类患者常常表现为胸廓外形、运动和呼吸音的异常，如胸壁病变，主要见于连枷胸（多根或多处肋骨骨折）、气胸尤其是张力性气胸、血胸，这类患者往往存在明显的胸廓外形异常以及大面积的肺部体征异常（如单侧呼吸音消失）；如弥散性气道病变，包括哮喘和 COPD 急性加重，体征常常为肺脏过度充气，呼气相显著延长，乃至"寂静肺"（支气管哮喘患者的一种危重征象，当患者支气管发生强烈痉挛或广泛黏液栓堵塞支气管时，不仅喘鸣音消失，且听诊哮鸣音、呼吸音明显减弱或消失；③有无肺脏的换气功能严重受损，常常表现为呼吸浅快和明显发绀，常见疾病包括心源性肺水肿（急性左心衰）、非心源性肺水肿（急性呼吸窘迫综合征）、其他原因所致大面积肺实变（如病毒性肺炎）、肺泡广泛填充（如弥散性肺泡出血）、肺血栓栓塞；④心包疾病。

急性呼吸困难给医生鉴别诊断的时间有限，首先需要考虑致命性的疾病。常见病因依次为：急性左心衰、急性肺栓塞、肺炎、支气管哮喘。老年人因呼吸困难前往急诊，就诊时有呼吸窘迫表现（RR $>$ 25 次 / 分，$SpO_2 <$ 93%），最常见的病因依次为心力衰竭、肺炎、COPD、肺栓塞和哮喘。

（六）病情判断与评估

呼吸困难常合并血压升高、心率增快，但如果呼吸困难和低血压同时出现时，要警惕肺栓塞、心脏疾病和张力性气胸；呼吸困难时，患者常通过增加呼吸频率改善通气和氧合，但呼吸频率正常并不意味着患者没有问题。当呼吸困难的患者其他体征没有改善，仅呼吸频率开始下降时，往往提示病情加重，是呼吸将停止的前兆，需要紧急处理；对于呼吸困难的患者，SpO_2 应当作为第 5 个生命体征加以监测。严重的呼吸困难的患者常采取坐位前倾的体位以保持呼吸道通畅；使用辅助呼吸机参与呼吸运动，如缩唇呼吸、点头、肋间隙凹陷，促进气体进入肺部；当患者还可以说整句话时，说明呼吸困难尚不严重，若说话不能成句，说明呼吸困难严重；焦虑、烦躁提示低氧，而嗜睡提示出现了高碳酸血症。当呼吸困难严重而胸片正常时，需要警惕肺栓塞。老年、糖尿病患者的心绞痛可能只表现为呼吸困难，需要常规心电图。呼吸困难无法解释，患者出现神志改变、酸中毒以及呼吸困难较严重时，需要进行血气分析检查，可检出低氧、高碳酸血症和酸碱失衡。

《2014 呼吸困难共识》提出的呼吸困难的评估包括临床感知情况评估、呼吸困难感受严重程度评估及呼吸困难症状的影响和负担三方面。对于呼吸困难的严重程度可采用英国医学研究协会的呼吸困难量表（mMRC）、Borg 量表等工具进行评估。该共识提出下述情况应视为患者症状紧急，应立即给予相应处理：心力衰竭患者静息或轻微活动时即有呼吸困难等；冠心病患者出现急性胸痛、多汗、心动过速或心动过缓、出现高血压或低血压及昏厥等；肺栓塞患者静息时即有呼吸困难、发热、低氧血症、心动过速及出现高血压等；肺炎患者出现氧饱和度降低、感觉虚弱气短、呼吸频率过快（$>$ 30 次 / 分）、心动过速、血压降低、中高度的肺炎严重程度评分等；慢性阻塞性肺疾病和支气管哮喘患者呼气峰流量（PEF）值占预计值百分比 $<$ 80%，出现三凹征、奇脉、寂静肺等；急性胰腺炎、严重创伤如胸腹外伤、截肢、巨大创面及骨折的呼吸困难患者，出现呼吸频率 $>$ 20 次 / 分、进行性发绀、烦躁不安等。

三、相关疾病

（一）支气管哮喘 (bronchial asthma)

简称哮喘，是由多种细胞包括气道的炎症细胞和结构细胞，如嗜酸性粒细胞、肥大细胞、T 淋巴细胞、中性粒细胞、平滑肌细胞、气道上皮细胞等，和细胞组分参与的气道慢性炎症性疾病。这种慢性炎症导致气道高反应性，夹杂各种诱因伴发广泛多变的气流受限，逐渐形成气道的重构，包括上皮脱落、网状基底膜增厚、黏液腺增生、平滑肌增生肥大和新生血管形成等。

诊断标准：①反复发作性的喘息、气急、胸闷或咳嗽，且多与接触变应原、冷空气、理化刺激、病毒性上呼吸道感染、运动有关；②发作时双肺可闻及散在或弥散性、以呼气相为主的哮鸣音，呼气相延长；③上述症状可经平喘药的治疗后缓解或自行缓解；④除外其他疾病引起的喘息、气急、胸闷、咳嗽；⑤临床表现不典型者应有下列三项中至少符合一项：支气管激发试验或运动试验阳性；支气管舒张试验阳性；昼夜 PEF 变异率≥20%。符合①～⑤即可诊断为哮喘。

支气管哮喘分为急性发作期和非急性发作期，急性发作期根据严重程度分为轻度、中度、重度和危重 4 级。

在 2018 年 1 月《支气管哮喘急性发作评估及处理中国专家共识》(以下简称 "2018 哮喘发作共识") 中，将哮喘急性发作定义为：喘息、气促、咳嗽、胸闷等症状突然发生，或原有症状急剧加重，伴有呼吸困难，以呼气流量降低为其特征，通常需要改变治疗药物，是急性炎症、慢性炎症和气道重塑综合作用的结果。每年的 3 月和 9 月为两个高峰期。其中所列出的发作的危险因素包括：未控制的哮喘症状；过量使用短效 β_2 受体激动剂 (SABA)；吸入糖皮质激素 (ICS) 用量不足，包括未应用 ICS、用药依从性差及吸入技术错误；第一秒用力呼气容积 (FEV_1) 低，特别是 FEV_1 占预计值百分比低于 60%；有未控制的精神心理问题；贫困、低收入人群；吸烟；并发症包括肥胖、过敏性鼻炎、食物过敏等；痰及血液中嗜酸性粒细胞高，呼出气一氧化氮升高；妊娠。

2018 哮喘发作共识中列出的哮喘急性发作的诱发因素包括：上呼吸道感染，包括多种病毒感染，急性上呼吸道感染是我国哮喘急性发作住院治疗最主要的诱发因素，占 42.3%；过敏原吸入或接触，包括室内过敏原，如尘螨、宠物皮毛及吸入等，室外过敏原如花粉、真菌等，其中尘螨是我国哮喘患者最主要的过敏原；吸烟；空气污染；天气变化；职业性因素，如动物饲料、塑料、纤维、油漆、橡胶等职业化学物质；运动，可诱发支气管痉挛；药物，如阿司匹林等非甾体消炎药，青霉素、磺胺类药物及 β—受体阻滞剂等；食物及食品添加剂，如鸡蛋、牛奶、鱼虾蟹等等；精神心理因素，焦虑及剧烈的情绪变化等因素也可诱发哮喘；内分泌因素，部分妇女月经期及妊娠期哮喘症状加重可能与体内雌激素水平变化有关。

(二) 慢性阻塞性肺疾病 (chronic obstructive pulmonary disease，COPD)

简称慢阻肺，是一种以持续气流受限为特征的可以预防和治疗的疾病，其气流受限多呈进行性发展，与气道和肺组织对烟草烟雾等有害气体或有害颗粒的慢性炎症反应增强有关。慢阻肺主要累及肺脏，但也可引起全身 (或称肺外) 的不良效应，可导致患者活动能力受限、劳动力丧失、焦虑抑郁等而严重影响患者生活质量，后期可因低氧血症和 (或) 高碳酸血症等而合并慢性肺源性心脏病和右心衰竭等较严重的全身疾病。我国 40 岁以上人群中慢阻肺的患病率高达 8.2%，专家预计在 2020 年慢阻肺将位居全球死亡原因的第三位，世界疾病经济负担的第五位，是一种严重危害人类健康的常见病、多发病。

其发病主要相关因素有：某些遗传因素，如 α—抗胰蛋白酶缺乏；环境因素，如吸烟；空气污染；职业粉尘与化学物质；生物燃料烟雾，如柴草、木头、秸秆、动物粪便等，农村的燃料烟雾可能是不吸烟妇女罹患慢阻肺的重要原因；感染，呼吸道感染是慢阻肺加重进展的重要原因，儿童期重度下呼吸道感染与成人期肺功能降低及呼吸系统症状有关；社会经济地位、营养状况、低体重指数等亦与之密切相关。

临床表现主要是慢性和进行性加重的呼吸困难、咳嗽和咳痰，早期可无明显体征，随病情逐渐进展，可出现低氧血症的皮肤和黏膜发绀，右心衰竭时下肢水肿和肝大，肺气肿征及肺部感染时干湿啰音等体征。

辅助检查主要有胸部 X 线、胸部 CT 等，可发现支气管纹理加重、肺部过度充气、小叶性肺气肿征、肺大疱以及心影悬垂狭长或右心增大、肺动脉圆锥膨隆、右下肺动脉增宽等右心负荷增加的表现。肺功能检测为必查项目，且学界专家一致推荐为慢阻肺诊断的金标准，吸入支气管扩张剂后 $FEV_1/FVC < 70\%$ 即为气流明显受限的指标。

(三) 支气管哮喘—慢性阻塞性肺疾病重叠综合征 (ACOS)

在传统上认为哮喘和慢阻肺是两种不同的疾病，各自有独立的特征，但是近年来的临床研究中人们发现，随着病情的进展和加重，哮喘会逐渐形成气道重塑而导致气流受限，而慢阻肺也会因各种诱发因素而反复发作咳痰、喘息，在临床上常常互相交织，难以完全区分，因此在2014 年慢阻肺全球防治倡议和全球哮喘防治倡议科学委员会上提出了"哮喘—慢性阻塞性肺疾病重叠综合征 (ACOS)"的概念，并将其描述为以持续气流受限为特征，既有部分哮喘特点，又有部分慢阻肺特点的临床综合征。发病机制可能与炎症—免疫、气道结构改变 (气道重塑)、遗传基因的表达等相关，危险因素与哮喘及慢阻肺的共同危险因素相关，如性别、年龄、吸烟、气道高反应性、过敏及环境污染等。

目前学界关于 ACOS 的讨论和研究异常热烈，诊断通常采用 2012 西班牙专家共识标准和Louie S 标准。

1.2012 西班牙 ACOS 诊断标准包括 3 个主要标准和 3 个次要标准

3 个主要标准：①支气管舒张试验强阳性，即吸入支气管扩张药之后，FEV_1 改善值 $\geqslant 400 \text{ mL}$，改善率 $\geqslant 15\%$；②痰嗜酸性粒细胞增多；③个人哮喘史 (40 岁之前)。

3 个次要标准：①血清总 IgE 升高；②有个人过敏史；③至少两次支气管舒张试验阳性，即吸入支气管扩张药之后，FEV_1 改善值 $\geqslant 200 \text{ mL}$，改善 $\geqslant 12\%$。

在确诊慢阻肺的基础上只要符合两条主要标准或者 1 条主要标准和两条次要标准则可诊断为哮喘—慢性阻塞性肺疾病重叠综合征。

2.Louie S 标准

主要标准：①患者被同时诊断为哮喘和慢阻肺；②有变态反应的证据或病史，如干草热或 IgE 升高；③年龄 $\geqslant 40$ 岁；④吸烟 > 10 包 / 年；⑤吸入支气管扩张剂后 $FEV_1 < 80\%$ 且$FEV_1/FVC < 70\%$；

次要标准：使用支气管扩张剂后 FEV_1 增加 $\geqslant 15\%$(或 12%)，且其绝对值增加$\geqslant 200 \text{ mL}$。

2014 年慢阻肺全球防治倡议和全球哮喘防治倡议科学委员会为基层医师和非呼吸科医师推荐了如下的步骤进行 ACOS 的诊断和试验性治疗。

第一步：甄别患者是否患有慢性气道疾病，识别具有慢性气道疾病风险或很有可能罹患慢性气道疾病的患者，并除外其他可能引起呼吸症状的原因。

第二步：成人哮喘、COPD 和 ACOS 的临床综合诊断。将支持哮喘或 COPD 诊断的特征性临床表现进行对比，如具有 3 项或 3 项以上的单一哮喘或COPD特征，而没有另一疾病特征时，可以确立相应诊断；如果哮喘和 COPD 诊断阳性项目数量相似，即同时具备两种疾病特征，则应考虑诊断为 ACOS。

第三步：肺功能测定。肺功能测定可明确存在慢性气流受限，但在区分固定气流阻塞的哮喘、COPD 和 ACOS 方面价值有限。

第四步：开始初始治疗。有哮喘特点的患者应联合应用长效 β_2 受体激动剂 (LABA) 和吸入糖皮质激素 (ICS)，不能只用 LABA 单药治疗；如果症状评估提示为 COPD，则应采用含有支气管舒张剂的对症治疗方案，但不能仅用 ICS 单药治疗；评估为 ACOS 的患者，建议小到中等剂量的 ICS 治疗，同时使用 LABA 和 (或) 长效胆碱能拮抗剂 (LAMA)。对于有慢性气流受限的所有患者，建议戒烟，参加肺康复锻炼，及时接种疫苗，并积极处理并发症。

第五步：必要时转诊进行专业检查。有意义的辅助检查包括胸部定量 CT、肺功能检查，以及髓过氧化物酶、血浆中表面蛋白 A、可溶性晚期糖基化终产物受体、中性粒细胞明胶酶相关脂质运载蛋白等生物学标记物的检测等。胸部定量 CT "肺气肿指数" (EI) 可定量评估肺气肿病变程度，有助于诊断 ACOS，肺气肿是慢阻肺的特征，通常不存在于典型哮喘患者中，因此哮喘患者存在肺气肿暗示着慢阻肺的存在。慢阻肺患者因肺气肿发生肺毛细血管破坏、通气血流比例失调、弥散面积减小等病理改变，可引起弥散功能下降，而哮喘没有上述病理改变，一般不引起肺弥散功能下降；同时，研究表明肺气肿与气道阻塞肺功能最大呼气流速容量曲线 (MEFV 曲线) 的形态改变有明显差异，气道阻塞的 MEFV 下降支接近倾斜性下降或略成凹陷性下降，而肺气肿的 MEFV 曲线下降支呈典型的凹陷性下降，呈现一个相对锐利的成角，称为气道塌陷角 (AC)，而 AC 则被认为是肺气肿存在的标志。

(四) 特发性肺纤维化 (idiopathic pulmonary fibrosis，IPF)

特发性肺纤维化 (IPF) 是特发性间质性肺炎中最重要的一个亚型，是一种慢性、进行性、纤维化性间质性肺炎，组织学和 (或) 胸部 CT 特征性表现为普通型间质性肺炎，病因不清，好发于老年人。

虽然近年来对该病认识、研究的进展和革新是巨大的，但 IPF 仍是一个正在被积极探索着的未完全知晓的领域。近年来研究的有证据的危险因素包括：遗传因素；吸烟，与 IPF 的发病呈正相关，尤其是吸烟 > 20 包 / 年者；环境暴露，如某些金属粉尘 (黄铜、铅及钢铁) 和木质粉尘 (松木) 等与患病风险显著相关；病毒感染，有资料显示，高达 97% 的 IPF 患者肺中可以检测到 EB 病毒、巨细胞病毒、丙型肝炎病毒和人类疱疹病毒中的一种或多种，推测慢性病毒感染作为一种免疫刺激剂，引起慢性增生性炎症或炎性环境，导致肺纤维化的发生；胃食管反流，动物实验和临床研究均发现长期反复的胃内容物吸入可导致肺纤维化的发生。

特发性肺纤维化预后较差，甚至比许多癌症都差，临床主要表现为呼吸困难和刺激性干咳，病程数月到数年不等，中位生存期为 2.8 ～ 4.2 年。在 2018 年的《中国特发性肺纤维化临床—影像—病理诊断规范》中对其临床、影像和病理特点都做了详细的描述。

1. 临床特点

①主要发生于 50 岁以上的中老年人；②不明原因的干咳、呼吸困难、活动后气促等；③吸气相爆裂音，以双肺底最为明显；④杵状指 (趾)；⑤中至重度限制性通气功能障碍和 (或) 弥散功能障碍；⑥血清自身免疫抗体和特殊病原体检查无异常发现；⑦对糖皮质激素

反应差，预后差。

2. 影像学 HRCT 特点

①病灶以双肺胸膜下、基底部为主；②网状阴影；③蜂窝影伴或不伴牵拉性支气管扩张；④不具备下面任何一项：病灶以中上肺为主；病灶以支气管周围为主；广泛的磨玻璃影，程度超过网状影；大量的小结节，两侧分布，上肺明显；不连续的囊腔，两侧多发，远离蜂窝肺区域；弥散性马赛克征或空气潴留，两侧分布，3 个或更多肺叶受累；支气管肺段肺叶实变。

3. 病理学特点

①病变呈斑片状分布，主要累及两肺胸膜下及肺实质，以双下肺为重；②不同时相的病变共存（新旧病变交杂分布），病变间可见正常肺组织；③间质不同程度的慢性炎症改变和纤维化（胶原沉积的瘢痕灶）；④成纤维细胞灶；⑤蜂窝变。

诊断需要了解详尽的病史，全面掌握病情，排除其他疾病及其他类型特发性间质性肺炎、非特发性间质性肺炎。

(五) 急性呼吸窘迫综合征 (ARDS)

是指由于各种肺内和肺外致病因素所导致的急性弥散性肺损伤和进而发展的急性呼吸衰竭。目前仍旧是重要的呼吸危急重症，具有较高的发病率和死亡率。对其概念的认识也经历了成人呼吸窘迫综合征、急性肺损伤等不断变迁的过程，至 2012 年柏林标准统一命名为"急性呼吸窘迫综合征" (ARDS)。

常见的危险因素有肺炎、非肺源性感染中毒症、胃内容物吸入、大面积创伤、肺挫伤、胰腺炎、吸入性肺损伤、重度烧伤、非心源性休克、药物过量、输血相关性急性肺损伤、肺血管炎、溺水，以及遗传背景等。

ARDS 是系统性炎症反应综合征的肺部表现，炎症细胞和炎症介质是启动早期炎症反应与维持炎症反应的主要因素，病理改变为弥散性肺泡损伤，表现为广泛性充血性水肿和肺泡腔内透明膜形成，呈现水肿、充血、出血、微血栓形成、肺泡腔内富含蛋白水肿液充填及炎细胞浸润等多发重叠病理改变，临床表现为呼吸窘迫、顽固性低氧血症和呼吸衰竭，肺部影像学表现为双肺渗出性病变，肺水肿时以肺门为主呈蝶形分布，为其特征性表现之一，动脉血气分析为诊断提供重要依据。

2012 年柏林定义的诊断标准须满足以下 4 条：

1. 明确诱因的情况下，1 周内出现的急性或进展性呼吸困难。

2. 胸部 X 线片或胸部 CT 显示双肺浸润影，不能完全用胸腔积液、肺叶或全肺不张和枝节影解释。

3. 呼吸衰竭不能完全用心力衰竭和液体负荷过重解释。如果临床没有危险因素，需要用客观检查（如超声心动图）来评价心源性肺水肿。

4. 低氧血症

依据 PaO_2/FiO_2（氧分压与吸入氧浓度之比）确立 ARDS 诊断，并分为轻度、中度和重度 3 种：

轻度：$200 \text{ mmHg} < PaO_2/FiO_2 \leqslant 300 \text{ mmHg}$；

中度：$100 \text{ mmHg} < PaO_2/FiO_2 \leqslant 200 \text{ mmHg}$；

重度：$PaO_2/FiO_2 \leqslant 100 \text{ mmHg}$。

（六）心源性哮喘

典型的心源性哮喘指的是急性左心衰竭，是急性心力衰竭的最常见类型。急性心力衰竭是指继发于心脏功能异常而迅速发生或恶化的症状并伴有血浆利钠肽水平的升高，既可以是急性起病，也可表现为慢性心力衰竭急性失代偿，后者更多见，占 70% ~ 80%。

临床表现主要是以肺循环瘀血、体循环瘀血以及组织器官低灌注为特征的各种症状体征。

1. 肺循环瘀血

端坐呼吸、夜间阵发性呼吸困难、咳嗽并咳泡沫痰（粉红色），肺部湿啰音伴或不伴哮鸣音，P2 亢进，S3 或（和）S4 奔马律。

2. 体循环瘀血

颈静脉充盈、外周水肿（双侧）、肝瘀血（肿大伴压痛）、肝颈静脉回流征、胃肠瘀血（腹胀、食欲缺乏）、腹腔积液。

3. 低灌注

低血压（收缩压＜ 90 mmHg）、四肢皮肤湿冷、少尿 [尿量＜ 0.5 mL/(kg·h)]、意识模糊、头晕。需注意，低灌注常伴有低血压，但不等同于低血压。

4. 心源性休克

没有低血容量存在的情况下，收缩压＜ 90 mmHg 持续 30 分钟及 30 分钟以上，或平均动脉压＜ 65 mmHg 持续 30 分钟及 30 分钟以上，或需要血管活性药物才能维持收缩压＞ 90 mmHg；心脏指数显著降低，存在肺瘀血或左室充盈压升高；组织器官低灌注表现之一或以上，如神志改变、皮肤湿冷、少尿、血乳酸升高。

5. 呼吸衰竭

是由于心力衰竭、肺瘀血或肺水肿所导致的严重呼吸功能障碍，引起动脉血氧分压降低，静息状态吸气时＜ 60 mmHg，伴或不伴有动脉血二氧化碳分压增高（＞ 50 mmHg) 而出现一系列生理紊乱的临床综合征。

辅助检查中血浆利钠肽可在床旁快速检测，操作便捷，在心功能不全的诊断中发挥着不可替代的、举足轻重的决定性作用，还有助于心力衰竭严重程度和预后的评估，心力衰竭程度越重，其水平越高，当血浆利钠肽 (BNP)＜ 100 pg/mL、N 末端钠尿肽前体 (NT—pro—BNP)＜ 300 pg/mL、中段心房利钠肽前体 (MR—pro—ANP)＜ 120 pg/mL 基本可排除急性心力衰竭。肌钙蛋白 I 和肌钙蛋白 T 对急性冠状动脉综合征的诊断有明确意义，也用于肺栓塞的危险分层，心电图、胸部 X 线 /CT、超声心动图及动脉血气分析可对诊断提供有意义的依据。

（七）功能性呼吸困难

是指患者有突出的呼吸困难症状，而经过系统检查找不出器质性病因，同时患者伴有明显的精神心理症状。其概念的演变经历了高通气综合征、特发性高通气综合征、医学难以解释的呼吸困难，以及行为性呼吸困难等。

彭敏等指出功能性呼吸困难虽然没有器质性病理基础，但与精神障碍（焦虑障碍、躯体化障碍、抑郁症）的共病率很高，尤其是其中的焦虑障碍，包括惊恐障碍、广场恐怖、特殊恐怖、社交恐怖、强迫症、创伤后应激障碍、急性应激障碍、广泛性焦虑障碍、未特别指明的焦虑障碍等。在诊断为典型高通气综合征的患者中，72% 的女性患者和 62% 的男性患者同时符合焦虑障碍的诊断标准，重叠性很高。

呼吸调节包括代谢的负反馈调节和高级中枢神经系统对呼吸的调节 (皮层调节)。代谢的负反馈调节是指动脉血气的异常，如 $PaCO_2$、PaO_2 和 pH 值的异常等通过中枢和外周的化学感受器反馈到脑干呼吸中枢，从而改变呼吸功能。而皮层调节是前反馈调节，即在负反馈调节之前，对将要发生的异常预见性地进行纠正，先行改变通气，前反馈调节的形成赋予呼吸调节系统良好的适应能力，若前反馈调节过度，导致一过性过度通气，可能是功能性呼吸困难发生的机制。

功能性呼吸困难的诊断工作主要是排除其他器质性病变。

病史和症状方面主要表现为呼吸渴求，如深吸气、气短等；胸部发紧或胸部压迫感；焦虑，紧张、烦躁不安、濒死感等；麻木，如双手、下肢、面部或头部麻木感。而一般没有喘息，如呼吸杂音、哮鸣音等；咳嗽和咳痰，以及心悸等指向心肺疾病所致的器质性呼吸困难。

查体以及心电图、胸部影像学、肺量测定、动脉血气分析均无阳性发现，当然动脉血气分析可因过度换气而呈呼吸性碱中毒状态。

四、临床处理

呼吸困难的诊治对临床医生具有很大挑战性，迄今为止还没有症状性治疗，这就要求接诊医生在尽可能短的时间内做出正确的病因诊断，针对病因治疗，抢救患者生命，解除患者痛苦。

急诊就诊的呼吸困难患者处理原则有：

稳定患者情绪，摆放合适体位，使患者能够配合治疗并便于操作；畅通呼吸道，清除口腔喉部或气管内异物等，喉头梗阻的患者及时进行气管插管、环甲黏膜穿刺、气管切开等；解痉平喘的药物有茶碱、沙丁氨醇、氨溴索，注意翻身、拍背、吸痰等；氧气吸入；呼吸兴奋剂使用；机械通气等。特殊的处理措施包括胸腔穿刺抽液排气、心包穿刺、环甲黏膜穿刺、气管切开，AMI 的抗心肌缺血、肺栓塞的溶栓抗凝等原发病的积极处理。急诊患者的救治应注意抢救治疗措施的积极果断。

一般性处理措施包括患者的健康教育、戒烟、避免过敏原、流感疫苗接种、肺的康复锻炼和伴随病的管理等。

支气管哮喘急性发作可供选择的治疗方案包括吸入短效 β_2 受体激动剂 (SABA)、经储雾器或经射流雾化装置给药，无效时静脉给药；抗胆碱能药物如溴化异丙托品的雾化吸入；茶碱制剂的缓慢静脉滴注；糖皮质激素的使用，包括布地奈德溶液的吸入，泼尼松或泼尼松龙口服，甲泼尼龙、氢化可的松的大剂量静脉滴注等；使用呼吸机等。密切关注水电解质、酸碱平衡，密切关注呼吸衰竭、心律失常、黏液栓阻塞和肺不张等并发症。

哮喘—慢性阻塞性肺疾病重叠综合征的治疗则以吸入型糖皮质激素 (ICS) 联合长效支气管扩张剂治疗为首选，以改善肺功能、呼吸道症状及减少急性加重次数；对于病情严重的患者，可采用 ICS+ 长效 β_2 受体激动剂 (LABA)+ 长效抗胆碱能受体拮抗剂 (LAMA) 的三联治疗；更严重的病例可加用茶碱或罗氟司特。

ARDS 的治疗主要是机械通气和氧疗，注意水电解质的平衡，蛋白营养的补充改善以及基础疾病的治疗，酌情使用糖皮质激素，体外膜肺氧合等。

急性心力衰竭治疗首选利尿剂，如呋塞米、布美他尼、托拉塞米等；血管扩张剂，如硝酸甘油、硝酸异山梨酯、硝普钠、重组人 BNP、乌拉地尔等；正性肌力药物，如多巴胺、多巴酚丁胺、磷酸二酯酶抑制剂 (米力农、依诺昔酮)、新型钙增敏剂 (左西孟旦) 等，在新的指南中指出，传统的洋地黄制剂已很少作为正性肌力药物用于 AHF 治疗；肝素制剂抗凝；抗心律失常、抗心肌缺血，如洋地黄、β—受体阻滞剂、胺碘酮等。

迄今为止，临床上缺乏对特发性肺纤维化的特效治疗，糖皮质激素及其与免疫抑制剂硫唑嘌呤 +N—乙酰半胱氨酸的联合方案、华法林、干扰素、西地那非等治疗先后被人们尝试后放弃，目前可能对其有益的治疗有 N—乙酰半胱氨酸、酪氨酸激酶抑制剂尼达尼布、吡非尼酮等单药或联合使用，当然，一切仍在继续探索当中。

功能性呼吸困难首选非药物治疗，如腹式呼吸训练等，对病情较重、有突出焦虑抑郁症状的患者建议精神心理专科指导治疗。

五、中医辨治思路

呼吸困难在中医临床应参照咳嗽、哮病、喘证、肺胀、痰饮等进行辨证治疗，中医讲肺为娇脏，主气司呼吸，主宣发肃降，为气之主，喜润恶燥，易于感受内外之邪侵袭而致病，导致肃降失常而出现气喘；肾主纳气，为气之根，若肾的纳气功能减退，摄纳无权，即见动则气喘，呼多吸少等症。辨证时应注意哮分寒热、喘分虚实之别。

1. 冷哮证

喉中哮鸣如水鸡声，呼吸急促，喘憋气逆，胸膈满闷如窒，可咳少量白色泡沫痰，口不渴或渴喜热饮，形寒怕冷，天冷或受寒易发，面色青晦，舌苔白滑，脉弦紧或浮紧。治且宣肺化痰，化痰平喘，方选射干麻黄汤、小青龙汤加减，常用药物有射干、麻黄、干姜、细辛、桂枝等温肺散寒，半夏、橘皮、白前、紫菀、款冬花等化痰利气平喘，白芍、五味子等收敛肺气。

2. 热哮症

喉中痰鸣如吼，喘而气粗息涌，胸高胁胀，咳痰色黄或白，黏浊稠厚，口苦，口渴喜饮，面赤身热，好发于夏季，舌苔黄腻，质红，脉滑数或弦滑。治宜清热宣肺，化痰定喘，方选定喘汤、越婢加半夏汤等加减，常用药物有麻黄、苏子降气平喘，黄芩、桑白皮、瓜蒌、枳实、知母、鱼腥草等泄热化痰利肺，葶苈子、地龙以泻肺平喘，半夏、款冬花以化痰降气。

3. 风寒壅肺证

喘息咳逆，呼吸急促，胸部发胀，痰多稀薄而带泡沫，色白质黏，可伴有头痛，恶寒，或发热，口不渴无汗等，舌苔薄白而滑，脉浮紧。选方宜麻黄汤、华盖散等宣肺散寒定喘，常用药物有麻桂、细辛、生姜等宣肺散寒定喘，前胡、厚朴、紫菀、橘红等化痰利气，肃肺平喘。若表寒肺热者，可以麻杏石甘汤等外散风寒，内清里热。

4. 痰热郁肺证

喘咳气涌，胸部胀痛，痰多质黏色黄或夹有血色，伴胸中烦闷，身热有汗，口渴喜冷饮，咽干面赤，小便赤涩，大便或秘，舌质红，舌苔薄黄或腻，脉滑数。治方多选桑白皮汤以清热化痰，宣肺定喘，常用药物有桑白皮、黄芩、石膏、知母、贝母、鱼腥草、冬瓜仁、地龙、葶苈子等清热泻肺逐痰。

5. 痰浊阻肺证

喘而胸满如窒，咳嗽，痰多黏腻色白，咳吐不利，兼有呕恶，食少，口黏不渴，舌苔白腻，脉滑或濡。治方宜选二陈汤合三子养亲汤以祛痰降逆，宣肺定喘。

6. 肺气郁痹证

每遇情志刺激而发，突然呼吸短促，息粗气憋，胸闷胸痛，咽中如窒，但喉中痰鸣不著，或无痰声，平常多忧思抑郁，失眠，心悸。舌苔薄，脉弦。本证多因肝气郁结，肝肺气郁，治方常选五磨饮子开郁降气平喘，选药有沉香、木香、陈皮、柴胡、枳壳、厚朴、苏子、代赭石、百合、合欢皮等。

7. 肺肾气虚证

病程日久，喘促短气，气怯声低，偏肺虚者则有自汗畏风，或颧红潮热，咽喉不利，舌淡苔少脉细弱；偏肾虚者则有呼多吸少，气不得续，形瘦神惫，汗出肢冷，脉微细或沉弱，或口咽干燥，颧红潮热，汗出如油，舌红少津，脉细数等。补肺宜生脉散、补肺汤等，用药有党参、黄芪、冬虫夏草、麦冬、五味子、紫菀、款冬花、百部等。补肾阳者宜金匮肾气丸，用药如桂附、山茱萸、胡桃肉、锁阳等；补肾阴者宜参蛤散、六味地黄丸等，用药如熟地、当归、蛤蚧、龟板胶、天冬、麦冬、五味子等。

第八节　意识障碍

意识障碍是高级神经功能的活动处于抑制状态的一种临床表现，高度抑制即昏迷。意识清醒状态的维持需要正常的大脑皮质及脑干网状结构不断地将各种内外感觉冲动经丘脑广泛地投射到大脑皮质。一旦疾病致弥散性大脑或脑干网状结构的损害及功能抑制均造成意识障碍。意识活动包括两方面：①觉醒状态：在病理情况下表现为意识障碍；②意识内容：在病理情况下意识内容减少，表现为记忆减退、失语及痴呆。

一、诊断要点

（一）意识觉醒障碍的临床表现

1. 嗜睡

能被各种刺激唤醒，并能勉强配合检查及回答问题，停止刺激后又入睡。

2. 昏睡

在持续强烈刺激下能唤醒，可做简单但模糊的回答，但持续时间短，很快又进入昏睡状态。

3. 浅昏迷

对疼痛刺激有躲避反应及痛苦表情，但不能被唤醒，各种生理反射均存在，生命体征均无变化。

4. 深昏迷

对外界任何刺激均无反应，生理反射（角膜、瞳孔、吞咽、咳嗽及腱反射）均消失，病理反射继续存在或消失，生命体征常有改变。

（二）意识内容障碍常见的临床表现

1. 意识混浊

表现为注意力涣散，感觉迟钝，对刺激反应不及时，不确切，定向力不全。

2. 精神错乱

思维、理解、判断力及自我认知的能力均减退，言语不连贯并错乱，定向力减退，常有胡言乱语、兴奋躁动。

3. 谵妄状态

精神错乱伴有幻觉、错觉和妄想。

二、鉴别诊断

（一）脑膜刺激征 (+)，局限性体征 (-)

1. 突发剧烈头痛

见于蛛网膜下隙出血。

2. 急性起病，发热在前

见于化脓性脑膜炎、病毒性脑膜炎及其他急性脑膜炎等感染性疾病。

3. 亚急性或慢性发病

常见于结核性、真菌性、癌性脑膜炎。

（二）脑膜刺激征 (-)，局限性体征 (+)

1. 突然起病

常见于脑出血、脑血栓形成、脑栓塞等。

2. 与外伤有关

硬膜外血肿、硬膜下血肿、脑挫裂伤、脑实质内血肿。

3. 以发热为前驱症状

脑脓肿、血栓性静脉炎、各种脑炎、急性播散性脑脊髓炎、急性出血性白质脑炎。

4. 缓慢起病

常见脑肿瘤、慢性硬膜下血肿、脑寄生虫等。

（三）脑膜刺激征 (-)，局限性体征 (-)

1. 尿异常

常见尿毒症、糖尿病、急性尿卟啉病等。

2. 中毒原因

乙醇、安眠药、一氧化碳、有机磷等中毒。

3. 休克

大出血、低血糖、心肌梗死、肺梗死等。

4. 黄疸

肝性昏迷。

5. 发绀

肺性昏迷。

6. 高热

重度感染、中暑、甲亢危象等。

7. 体温过低

休克、黏液性水肿、冻伤。

8. 短暂昏迷

癫痫、昏厥、脑震荡。

三、治疗

昏迷患者起病急骤，病情危重，应尽快找出引起昏迷的原因，针对病因采取及时果断的措施是治疗昏迷患者的关键。及时处理并发症。病情稳定后，应用适当的中枢苏醒剂等，对改善大脑功能和减少由于昏迷所引起的后遗症至关重要。

（一）病因治疗

针对病因治疗是抢救成功的关键。对病因明确者，应迅速给予有效的病因处理。如颅脑损伤与颅内占位性病变，其根本治疗措施是尽可能早期手术处理；急性中毒者应争取及早有效清除毒物和采取特殊解毒措施等，低血糖昏迷者，应立即静脉注射 50% 葡萄糖 80～100 mL 等。

（二）对症处理

1. 防止呼吸衰竭

昏迷患者易出现吸入性肺炎，可伴有呼吸衰竭。由各种原因引起的中枢性呼吸衰竭，均有呼吸功能障碍，严重者呼吸停止。应使患者处于侧卧位，防止痰、分泌物及呕吐物阻塞气管出现窒息，应充分给氧。出现感染时应及时应用抗生素，痰多或咳嗽反射减弱者及时做气管切开。对呼吸衰竭者可应用人工呼吸机，对急性呼吸衰竭（PCO_2 过高）的昏迷患者，可给呼吸兴奋剂等。

2. 维持循环功能及水电解质和酸碱平衡

使血压维持在 13.3 kPa 左右，一般每日静脉补液量为 1500～2 000 mL，其中 5% 葡萄糖盐水 500 mL 左右，同时注意纠正电解质紊乱，如低血钾、高血钾以及酸碱平衡失调。

3. 控制脑水肿、降低颅内压

除采取保持呼吸道通畅、合理地维持血压、适量的补液及防止高碳酸血症等措施外，尚需要脱水剂，常用 20% 甘露醇 250 mL 静脉快速滴注（30 min），6～8 小时一次（必要时 4 小时一次），呋塞米 20～40 mg 以 50% 葡萄糖 40～100 mL 稀释静脉注射，每 4～12 小时一次；地塞米松每日 10～20 mg 静脉滴注。上述药物常联合或交替使用。

4. 抗癫痫治疗

昏迷患者可能有癫痫发作或持续呈癫痫状态，如不及时控制癫痫发作，可加重脑水肿，使昏迷加深。因此，一旦有癫痫发作必须抗癫痫治疗。

5. 保护大脑，降低脑代谢，减少脑耗氧量

昏迷的急性期，病势凶猛，有严重的脑水肿和脑缺氧，此时应采取措施，以帮助大脑度过危急阶段，维持生命和减少后遗症。

(1) 头部物理降温：用小冰袋放在头周围（眉及枕后粗隆以上部位），为防止冻伤，应内衬毛巾，有冰帽冰毯降温则更佳。

(2) 对高烧患者可应用人工冬眠：氯丙嗪 50 mg、异丙嗪 50 mg，哌替啶 100 mg 混合后每

次用总量的 1/4 ～ 1/3, 肌内注射, 此后 4 ～ 6 小时一次。呼吸功能障碍者, 不用哌替啶, 而改为双氢麦角碱 0.6 ～ 0.9 mg, 血压低于 12.8 kPa 者, 不用氯丙嗪改用乙酰丙嗪 20 mg。在人工冬眠期间必须严格观察体温 (维持在 33℃～ 37℃之间)、脉搏、呼吸和血压。根据病情决定疗程, 一般是 1 ～ 2 周后渐减量, 原则上不超过 3 周。人工冬眠的注意事项: ①对原发病的诊断必须明确; ②可致排痰困难, 需注意呼吸道护理及并发症; ③患者若出现寒战反应提示冬眠药物剂量不足, 应适当加大剂量。

6. 促进脑代谢的治疗

只有改善脑代谢紊乱, 才能促进脑功能的恢复, 防止或减少脑损害的后遗症。①脑活素: 多种氨基酸及肽类, 促进脑细胞蛋白质合成。每次 10 ～ 30 mL 以生理盐水 250 mL 稀释静脉滴注, 1 次 / 天, 10 ～ 20 天为一疗程; ②胞磷胆碱: 通过促进卵磷脂的合成而改善脑功能, 又有增强上行网状结构激活系统的功能, 增强脑血流, 促进大脑物质代谢。用法: 0.5 ～ 1 g 用 5% ～ 10% 葡萄糖 500 mL 稀释静脉滴注, 10 ～ 14 天为 1 疗程。与 ATP 合用可提高疗效; ③能量合剂: ATP20 mg, 辅酶 A50 ～ 100 U, 细胞色素 C 30 mg 用 5% ～ 10% 葡萄糖 250 ～ 500 mL 稀释静脉滴注, 亦可同时加胰岛素 4 ～ 8 U; ④醋谷胺: 能帮助恢复智能和记忆力, 每次 500 ～ 750 mg 以 5% ～ 10% 葡萄糖 250 ～ 500 mL 稀释静脉滴注, 1 次 / 天, 连用 10 ～ 20 天; γ—氨酪酸及神经生长因子等药物也可应用。

7. 苏醒治疗

乙胺硫脲 1 g/ 次, 先用 5 ～ 10 mL 等渗液溶解, 然后以 5% ～ 10% 葡萄糖 500 mg 稀释缓慢静脉滴注, 连用 7 ～ 10 天, 可出现皮疹、静脉炎, 冠心病忌用; 醒脑静注射液 4 ～ 8 mg/ 次, 以 25% ～ 50% 葡萄糖 40 mL 稀释后静脉注射, 1 ～ 2 次 / 天, 或 2 ～ 4 mL/ 次肌内注射, 2 次 / 天。也可应用纳洛酮、甲氯芬酯等。

8. 改善微循环, 增加脑灌注量

对无出血倾向、由于脑缺氧或缺血性脑血管病引起的昏迷, 可用降血黏度和扩张脑血管的药物, 以改善微循环和增加脑灌注量, 帮助脑功能的恢复。①低分子右旋糖酐: 500 mL, 静脉滴注 1 ～ 2 次 / 天, 7 ～ 10 天为一疗程; ②曲克芦丁: 抑制血小板聚集, 防止血栓形成, 同时对抗 5—羟色胺、缓激肽等对血管的损伤作用。增加毛细血管的抵抗力, 降低毛细血管通透性, 故还可防止血管通透性增加所致的脑水肿。用法: 400 ～ 600 mg 用低分子右旋糖酐或 5% 葡萄糖 500 mL 稀释静脉滴注, 1 次 / 天, 10 ～ 14 天为 1 疗程, 口服 200 mg, 3 次 / 天; 中药: 扩张血管, 增加脑血流, 降低血黏稠度等, 丹参 8 ～ 16 mL 或川芎嗪 80 ～ 120 mg 用葡萄糖液或低分子右旋糖酐 500 mL 稀释静脉滴注, 7 ～ 14 天为一疗程。

9. 高压氧疗法

能显著提高脑组织与脑脊液的氧分压, 纠正脑缺氧, 减轻脑水肿, 促进意识的恢复, 有条件者应尽早使用。

10. 加强基础及专科护理

防治并发症, 维持营养, 促进康复。

第九节 瘫痪

瘫痪是神经系统障碍的主要症状，是神经科临床最常见的器质性疾病的早期症状。它表现为随意运动的障碍，是由上、下运动神经元损害引起的。表现为肢体力弱的瘫痪称为轻瘫或不完全性瘫痪，随意运动完全丧失称为完全性瘫痪。

瘫痪的程度按肌力来分类，临床上常用的是五度六级分类法。其判定方法是：让患者尽力去活动其肢体，观察患者各关节伸屈等动作时肌肉收缩情况及关节的活动和克服阻力的情况。

各种刺激所造成的反射性活动，不能作为判断肌力的标准。各度肌力的表现为如下：

0 度——完全性瘫痪，无任何动作。

Ⅰ度——可见或仅在触摸中感到肌肉轻微的收缩，但不能牵动关节产生肢体运动。

Ⅱ度——肢体仅能在床上移动，不能抬离床面，即只能克服摩擦力，不能克服地心引力。

Ⅲ度——肢体能够抬离床面做主动运动，但不能克服阻力，即只能克服重力。

Ⅳ度——肢体能够克服一定的阻力进行活动，但较正常时差。

Ⅴ度——正常肌力，可因人而异，体力劳动者肌力较强，妇女、老人肌力相应较差，所以判定有无肌力减退应与平时情况对照，应与健侧肢体对照。

上、下运动神经元病变均可引起其支配区的肌肉瘫痪，但临床特点却截然不同，两者的鉴别在临床上具有重要的意义，应特别提及的是，在上运动神经元损害时，如为急性病变，常有"神经休克"现象存在。此时表现为类似下运动神经元瘫痪的症状，如肌张力减退、腱反射减弱或消失，病理征不能引出。这些表现一般经 2～4 周逐渐形成上神经元瘫痪的特点。此现象临床很常见，所以在表现为瘫痪症状的急性患者，应结合运动系统的受累部位及其他系统症状综合判断，才能做出比较准确的定位。比如遇到急性双下肢瘫痪的患者，尽管肌张力低、腱反射消失及无病理反射，也应首先想到脊髓的横贯性损害累及双侧锥体束，因为下运动神经元疾病同时累及双侧时的情况较少见，再加上查到了脊髓的感觉平面以膀胱症状为主的自主神经障碍，则定位可以明确。

瘫痪要与疼痛或骨关节病变而引起的肢体活动受限相区别，与锥体外系引起的肢体活动僵硬相区别。紧张症的精神患者呈不食、不动的木僵状态，癔症患者的随意运动丧失等均不是真正的瘫痪，应予鉴别。

一、偏瘫

(一) 临床表现

偏瘫是由大脑运动区皮质、皮质下白质及内囊损害引起的，包括同侧头面部瘫痪在内的一侧上、下肢瘫。它是临床上最常见的一种偏瘫，在头面部出现病灶对侧的中枢性面瘫和中枢性舌瘫，在躯干和肢体出现病灶对侧的上运动神经元性的上、下肢瘫。

常表现为肌张力增高，腱反射亢进，病理征阳性，常以肢体远端瘫痪更重。由于其邻近结构的损害，常伴有同部位的感觉障碍，如痛、温觉的减退或丧失，深感觉障碍及皮层觉的障碍；有侧视麻痹，表现为双眼偏向病灶侧；主侧半球病变时可伴有运动性或感觉性语言障碍。

　　临床上一些瘫痪很轻，一般检查方法不易确定时，可采用轻瘫试验来证实。上肢检查时，嘱患者双上肢平伸，掌心向下，短时间持续后可见偏瘫侧小指轻度外展，或者见偏瘫侧肢体轻度下落。下肢检查时，让患者仰卧于检查台上，双髋、膝关节屈曲，下肢悬空可见瘫痪侧肢体轻度下垂。对昏迷患者可观察其体位，偏瘫侧的足有外旋；做坠落试验时，可见偏瘫侧肢体呈自由落体运动，即同时放开抬起的两侧肢体，正常侧肢体下落有一个类似放下的过程，而偏瘫侧则无阻力地落下。另外，痛刺激时也可根据肢体反应情况来判断偏瘫侧。

　　(二)症状鉴别

　　(1)交叉瘫由脑干病变引起，表现为一侧肢体的偏瘫，同时出现另一侧头面部运动障碍，所以称为交叉瘫，此症状另题讨论。

　　(2)脊髓半侧病变又称为脊髓半切征或布朗·塞卡(Brown·Sequard)综合征。由于脊髓一侧的各种传导束损害，临床表现为损害平面以下同侧的上运动神经元性瘫痪，同侧的深感觉障碍及对侧的痛、温觉缺失。颈髓的病变可出现病灶同侧的上下肢偏瘫；胸髓以下病变出现病灶同侧的下肢瘫。该症状与截瘫同为脊髓病变的症状，所以把它与截瘫一起讨论。

　　(三)定位诊断

　　1. 内囊

　　该处神经纤维集中，除锥体束的下行纤维外，还有感觉系统的上行纤维、视觉传导纤维通过，所以病变时出现典型的"三偏综合征"，即病灶对侧的偏瘫、对侧的偏身感觉障碍和两侧对侧偏盲。有意识障碍的患者偏盲和偏身感觉障碍不能被发现时，仅表现为偏瘫。内囊区比较小的病灶，如腔隙性脑梗死、多发性硬化也可仅累及运动纤维造成单纯的偏瘫，可不伴感觉和视野障碍。

　　2. 皮质及皮质下白质

　　在额叶后部中央前回的运动中枢占有从大脑内侧面旁中央小叶至大脑背外侧部外侧裂处的一个很长的区域，因此病变时常不能同时受损，临床上表现为头面部、上肢、下肢的瘫痪程度不一致，或表现为某一肢体为主的瘫痪，也称为单瘫。皮质及皮质下病变导致的瘫痪常伴有瘫痪区域的感觉障碍。

　　(四)定性诊断

　　1. 急性偏瘫

　　(1)脑出血：系指非外伤性脑实质内出血。内囊是最常见的出血部位，所以大多数患者都表现为偏瘫。该病发病年龄在50～70岁，多有高血压史，寒冷季节发病较多。起病常突然而无预感，多在体力活动或精神激动时发病，大多数在数分钟或数小时内发展至高峰。急性期以颅内压增高而致的头痛、呕吐、头晕、意识障碍等全脑症状为主，常伴有血压明显增高，脑膜刺激征阳性，甚至有脑疝形成。局灶症状与出血部位相关。CT可见高密度出血影。

　　(2)脑血栓形成：是急性脑血管病中最常见的类型。常以偏瘫为主要表现。它是在颅内外血管壁病变的基础上形成血栓，阻塞血流而致。本病多见于50～60岁患有动脉粥样硬化者，多伴有高血脂、冠心病或糖尿病。常于睡眠中或安静休息时发病，多数病例在1～3天内达到高峰，患者通常意识清晰，头痛、呕吐不明显，由于梗死血管不同，症状各异。

　　脑血栓形成根据其病程和累及范围又分以下几类。①完全性中风：系指起病6小时内病情即达高峰，病情一般较重，可有昏迷；②进展性中风：指局限性脑缺血逐渐进展，数天内呈阶梯式加重；③缓慢进展型中风：在起病2周以后症状仍逐渐进展，常与全身或局部因素所致的脑灌流减少侧支循环代偿欠佳及血栓向心性逐渐扩展等有关；④可逆性缺血性神经功能缺失型中风：患者症状体征持续超过24小时，但在2～3周内完全恢复，不留后遗症；⑤大块梗死型中风：由较大动脉或广泛性脑梗死引起，往往伴有明显的脑水肿，颅内压增高，可发生出血性梗死。患者意识丧失，病情严重，常难与脑出血鉴别；⑥腔隙性梗死：是由直径为100～400μm的深穿支血管闭塞而产生的微梗死，而致脑部形成小的囊腔，一般腔隙的直径多在10mm以下。多发性的腔隙则称为腔隙状态。因其损害部位较小，临床症状比较单一，一般较轻，甚至无临床症状。脑部CT对本病的确诊有帮助。

(3) 脑栓塞：指栓子经血液循环进入脑血管而致动脉阻塞引起的脑功能障碍。栓子来源主要为心源性的，如风湿性心脏病、细菌性心内膜炎、心房颤动等，所以患者常伴心衰、心律不齐等心脏症状。另外动脉粥样硬化的斑块、脓栓、脂肪栓、气栓、癌性栓子等均可致病。

其临床表现同脑血栓形成，但突然起病是其主要特征，在数秒或数分内症状发展到高峰，另外可见原发病的相应症状。

2. 急性一过性偏瘫

常见于短暂性脑缺血发作(TIA)，是指某一区域脑组织因血液供应不足导致其功能发生短暂的障碍，表现为突然发作的局灶性症状和体征，大多持续数分钟至数小时，在24小时内完全恢复，可反复发作。如累及的是颈内动脉系统，常见的症状为单瘫或不完全性偏瘫，感觉障碍多为感觉异常或减退，也可表现为失语、偏盲。椎—基底动脉系统症状常为眩晕，视力、视野症状常为双侧性，可出现复视、共济失调、平衡障碍、口吃、吞咽困难等，也可出现交叉性的运动和感觉障碍。

3. 亚急性伴有发热症状

颅内感染的各类脑炎、脑脓肿都可累及一侧半球，出现偏瘫体征，常为几天时间的急性起病，有感染史或发热，有头痛、呕吐、意识障碍等全脑症状，由于病灶常较弥散，各类症状都可出现，如癫痫发作、视觉障碍、失语、脑神经麻痹、共济失调、精神症状等。脑脊液常表现为压力不同程度的增高、蛋白细胞增高，如为细菌性感染还有糖和氯化物的降低。CT可协助诊断。

4. 逐渐加重的偏瘫

常见于颅内占位性病变，包括脑肿瘤、囊肿、肉芽肿、硬膜下或硬膜外血肿等占位性病，它们如累及了一侧半球的中央前回或其纤维，即可导致偏瘫，临床常有头痛、呕吐、头晕、视力障碍等颅内压增高的症状，血肿常伴有外伤史，而炎性肉芽肿常有感染病史。头颅CT是确诊的依据。

二、交叉瘫

(一) 临床表现

交叉瘫是由一侧脑干病变引起，既累及本侧该平面的颅神经运动核，又累及尚未交叉至对侧的皮质脊髓束及皮质延髓束，出现交叉性瘫，表现为病变平面的同侧下运动神经元颅神经瘫痪及对侧身体的上运动神经元瘫痪。如脑桥病变时，它累及同侧的面神经核及纤维形成同侧周围性面瘫，又引起对侧舌瘫及上下肢的上运动神经元瘫痪。

(二) 症状鉴别

在延髓下段由于锥体交叉处的病变引起上下肢的交叉性瘫，均为上运动神经元瘫痪。它由于延髓下段一侧病变时损坏了交叉后支配上肢的纤维及未交叉的支配下肢的纤维，所以出现同侧上肢中枢性瘫和对侧下肢中枢性瘫。

(三) 定位诊断

根据脑干不同颅神经的损害可判断脑干病变的位置，颅神经核、脑干内纤维及相邻结构的损害可构成许多综合征。

1. 中脑

(1) 中脑腹侧部综合征 (Weber 综合征)：位于大脑脚底的内侧，表现为同侧动眼神经麻痹和对侧中枢性面瘫、舌瘫和上下肢瘫。

(2) 中脑背侧部综合征 (Claude 综合征)：病变位于红核，表现为同侧动眼神经麻痹和对侧的肢体共济失调。

(3) 中脑顶盖综合征 (Parinaud 综合征)：病变位于四叠体，早期症状主要双眼不能协同向上仰视或眼会聚麻痹。

2. 脑桥

(1) 脑桥外侧部综合征 (Millard-Gubler 综合征)：病变位于脑桥的腹外侧部，表现为同侧的外展神经麻痹和周围性面瘫、对侧的中枢性舌瘫和上下肢体瘫痪。

(2) 脑桥内部综合征 (Foville 综合征)：病变位于一侧脑桥近中线处，表现为同侧外展神经麻痹和对侧上下肢中枢性瘫。

(3) 脑桥背盖部综合征 (Raymonod-Cestan 综合征)：病变位于脑桥背盖部的背侧部。邻近第四脑室底部，表现为同侧外展神经麻痹、周围性面瘫；病变时可出现同侧小脑性共济失调，还表现为对侧肢体本体感觉障碍，也可因损害内侧纵束而产生双眼水平协同运动麻痹。

3. 延髓

(1) 延髓背外侧综合征 (Wallenberg 综合征)：是延髓中最常见的一种综合征，病变位于延髓背外侧部。主要临床表现为眩晕、呕吐、眼球震颤、饮水呛咳、吞咽困难、声音嘶哑、同侧咽反射消失、同侧共济失调、交叉性感觉障碍及同侧霍纳征。

(2) 延髓前部综合征：病变位于延髓前部橄榄体内侧，表现为同侧的周围性舌瘫和对侧上下肢的偏瘫。

(3) 延髓后部综合征：病变位于延髓后部一侧近中线处，近第四脑室底部，此处为后组颅神经核所在区，可发生部分颅神经麻痹，病变扩展至脊丘束时，可伴对侧半身痛、温觉障碍。

(4) 延髓半侧损害综合征 (Babinski Nageotte 综合征)：为延髓半侧比较广泛的损害。表现为病灶对侧偏瘫与分离性偏身感觉障碍、血管运动障碍，病灶的同侧有面部感觉障碍，小脑性共济失调，霍纳征，软腭、咽及舌肌麻痹。

4. 脑干内外损害的鉴别

(1) 由脑干内病变所引起的交叉性瘫，一般其脑神经与肢体瘫痪的发生先后及程度往往差别不远，而脑干外病变，脑神经损害症状往往发生早且较明显，对侧偏瘫往往发生较迟而程度较轻。

(2) 脑干内病变的脑神经损害多呈核性损害症状，而脑干外病变呈核下性症状。

(3) 脑干内病变常有脑干内结构损害表现，如内侧纵束损害引起的核间性眼肌麻痹，交感神经损害引起的霍纳征等。脑干外病变一般无此类症状。

(4) 根据脑神经在脑干内外不同的组合来鉴别，比如第 5、第 7、第 8 脑神经核在脑干内分布比较散，不易同时受累，而在脑桥小脑角处却比较集中，可同时受损。

（四）定性诊断

1. 急性症状

(1) 闭塞性脑血管病：以延髓多见，中脑的侧支循环较丰富，所以闭塞性血管病少见。小脑后下动脉血栓形成延髓背外侧综合征，为脑血栓形成的一个类型，多数系由椎动脉闭塞引起，部分由椎动脉和小脑后下动脉的合并闭塞所致，少数由小脑后下动脉的单独闭塞引起。其临床表现常为晨起时发现的眩晕、站立不稳、饮水呛咳及吞咽困难、声音嘶哑，检查可发现比较典型的延髓背外侧综合征的症状，临床常见。

(2) 脑桥出血：脑干的出血以脑桥最多见，是脑出血的一个类型，常于动态下突然起病。轻症者早期检查时可发现单侧脑桥损害的特征，如出血侧面神经和展神经麻痹及对侧肢体弛缓性偏瘫，头和双眼凝视瘫痪侧，出血量常在 5 mL 以下，预后较好。重症脑桥出血多，很快波及对侧，患者迅速进入昏迷，四肢瘫痪，大多呈弛缓性，少数呈去大脑强直，双侧病理征阳性，双侧瞳孔极度缩小呈"针尖样"，持续高热，明显呼吸障碍，病情迅速恶化，多数在 24 ～ 48 小时内死亡。

(3) 脑桥中央髓鞘溶解症：病变为脑桥基底部有一个大而对称的脱髓鞘病灶，而轴突、神经细胞和血管相对较完整。因主要损害锥体束，故临床表现为迅速进行的假性延髓麻痹及四肢弛缓性瘫痪，其病因不明，一般认为乙醇中毒及营养不良所引起。

2. 亚急性症状

常见于脑干炎症即脑干炎，与大脑的炎症同时存在即称脑干脑炎。大多数起病较急，可有发热或上呼吸道感染等前驱症状。病变易侵犯脑干背侧位的旁正中区，发生动眼神经及外展神经麻痹，也可引起背外侧区的前庭核损害，腹外侧区的三叉神经感觉及运动核损害，以及面神经和迷走神经的运动核损害。常同时或相继损害两个或两个以上的脑神经核，病变常局限于一侧脑干或两侧均受损。脑神经损害常为脑干炎的主要表现，传导束也可受累，但较脑神经损害轻，其中以锥体束及前庭小脑束受损而发生偏瘫和共济失调较多见。本病常见于青壮年，起病为急性或亚急性，多个症状同时加重，达一定程度后开始好转，常在数周或数月内恢复，早期脑脊液可有白细胞和蛋白的轻度增加。

3. 慢性症状

(1) 脑干肿瘤：小儿多见，病情呈进行性发展，脑桥部位较多，其次为中脑及延髓。起病时可局限于一侧，常表现为单一的脑神经麻痹，因脑干肿瘤多呈浸润性生长的神经胶质细胞瘤，随着肿瘤生长，更多的症状相继出现，它们提示了肿瘤生长的速度和方向。症状可累及双侧，而且可以侵犯脑干的任何部位，病情比较严重时常表现为双侧外展神经麻痹、侧视麻痹和双侧锥体束征。大部分病例无视盘水肿，少数至晚期才出现视盘水肿。CT 对确诊有帮助。

(2) 神经系统变性病：较其他系统多见，以往曾将多种不明原因的神经系统慢性进行性疾病等有关。其特点为起病及进展均缓慢，有好发年龄，常选择性地侵犯神经组织某一系统如运动神经元病，但只侵犯上、下运动神经元，而与之相邻的结构毫不受损。

1) 运动神经元病：其延髓麻痹型表现为第9、第10、第12脑神经受损，患者表现为言语障碍及吞咽困难，包括讲话不清、带鼻音或声音嘶哑、饮水呛咳、不能进食。检查可见舌肌麻痹、萎缩及肌束颤动，软腭声带麻痹，咽反射迟钝或消失。延髓以上双侧锥体束病变时可出现假性延髓性麻痹，也可累及眼外肌与面肌。

2) 延髓空洞症：为脊髓空洞症侵入脑干的病变引起，是一种慢性进行性的变性病，病因未明。延髓病变常损害疑核、舌下神经核及三叉神经脊束核，因此常有一侧或双侧的舌肌麻痹和萎缩，软腭、咽喉及声带麻痹。面部的感觉障碍常自近颈段的节段开始，而鼻尖及口唇部最后才受损。由于前庭核受损，常出现眼球震颤。

三、截瘫

(一) 临床表现

从广义上看四肢瘫或双下肢瘫都叫截瘫，一般所谓截瘫多指双下肢瘫。截瘫按病变部位分为脑性截瘫、脊髓性截瘫、周围神经性截瘫。此处重点讨论脊髓性截瘫。脊髓横贯性损害时累及各传导束，表现为典型的截瘫，即损害平面以下双侧上运动神经元性瘫，肌张力增高，腱反射亢进，病理征阳性。如为急性损害可表现为"脊髓休克"。脊髓横贯性损害还表现为损害平面以下的各种感觉减退或丧失，伴以膀胱功能障碍为主的自主神经障碍。病损还会累及一段灰质，所以前角受损时表现为截瘫平面的上端有一段下运动神经元瘫痪的症状，表现为肌束颤动、肌肉萎缩和无力。慢性脊髓病变致痉挛性截瘫，除表现为上运动神经元性瘫外，还出现行走时双腿交叉，即剪刀步态。典型的脊髓半侧损害表现为一侧的肢体瘫痪。但临床上典型症状很少，多为双侧肢体受累，症状与截瘫类似，因为都是脊髓病，所以在此一起讨论。脊髓半侧损害也称脊髓半切征或称为布朗·塞卡 (Brown·Seguard) 综合征。它表现为病灶损害平面以下同侧肢体的上运动神经元瘫和深感觉障碍，对侧的痛、温觉障碍，在损害平面的上端同侧可有节段性的根性疼痛及感觉过敏带。不典型的病例虽为双侧症状，但常有两侧肢体受累的先后不同、受累的程度不同等特点，与脊髓横贯性损害有一定的区别。

(二) 症状鉴别

1. 脑性截瘫

由双侧大脑半球病变引起。旁中央小叶病变双侧旁中央小叶相距极近。容易同时受累，表现为双下肢远端的瘫痪、感觉障碍、排尿障碍，与脊髓截瘫相似，但其病变的上界一般不明显，尤其是感觉障碍无明确平面，再加伴有脑部的其他症状，如头痛、头晕等，可以鉴别。常见病因有大脑镰的肿瘤、大脑前动脉闭塞、上矢状窦血栓等。CT 常可帮助明确诊断。

2. 周围神经性截瘫

由双侧对称的脊神经损害引起。

(1) 马尾病变：它为椎管内脊神经根的病变，症状也表现为两下肢瘫痪，但为下运动神经元性瘫，与圆锥病变相似，但它起病常从单侧下肢开始，有神经根的刺激性症状，如发作性的会阴部、股部或小腿部的疼痛，排便障碍常不明显。主要病因为椎管内的肿瘤、囊肿和脊蛛网膜粘连。

(2) 周围神经病变：如格林 - 巴利综合征、多神经炎、糖尿病性神经炎等，它们也可表现为两下肢或四肢弛缓型瘫，但无传导束型感觉障碍，而是末梢型或神经干型的感觉障碍，一般无排便障碍。

3. 肌肉疾病

各种肌肉疾病常累及的是四肢，但多以下肢近端的肌肉为主，在疾病早期最被注重的往往是下肢无力，所以也类似截瘫，但不伴感觉障碍和自主神经障碍，应仔细检查鉴别。

(三) 定位诊断

1. 脊髓各节段损害症状

(1) 高颈髓 ($C_{1\sim4}$)：出现损害平面以下各种感觉缺失，四肢呈上运动神经元性瘫痪，括约肌障碍，四肢和躯干多无汗。常伴有枕部疼痛及头部活动受限。$C_{3\sim5}$ 节段受损，将出现膈肌瘫痪，腹式呼吸减弱或消失。此外，如三叉神经脊束核受损则出现同侧面部外侧痛、温觉障碍，如副神经核受累，可见同侧胸锁乳突肌及斜方肌无力和萎缩。病变如向上累及延髓及小脑时，可出现吞咽困难、饮水呛咳、共济失调、眼球震颤，甚至呼吸循环衰竭而死亡。

(2) 颈膨大 ($C_5 \sim T_2$)：双上肢呈下运动神经元性瘫痪，双下肢呈上运动神经元性瘫痪，损害平面以下各种感觉缺失及括约肌障碍。可伴有双肩部及双上肢的神经根性疼痛。颈 $_8$、胸 $_1$ 受损时常出现霍纳征。上肢腱反射的改变有助于受损节段的定位。

(3) 胸髓 ($T_{3\sim12}$：$T_{4\sim5}$ 水平是血供较差最易发病的部位。损害时，平面以下各种感觉缺失，双下肢呈上运动神经元性瘫痪，有括约肌障碍；受损节段常伴有束带感。

(4) 腰膨大 ($L_1 \sim S_2$)：受损时出现双下肢下运动神经元性瘫痪，双下肢及会阴部各种感觉缺失，括约肌障碍；如损害平面在腰 $_{2\sim4}$ 则膝反射往往消失；在 $L_3 \sim S_1$ 则跟腱反射消失；如 $S_{1\sim3}$ 受损则出现阳痿。

(5) 脊髓圆锥 ($S_{3\sim5}$ 和尾节)：损害时出现会阴部及肛门周围感觉缺失，髓内病变可出现分离性感觉障碍，肛门反射消失和性功能障碍。脊髓圆锥为括约肌功能的副交感中枢，该处病变可出现充盈性尿失禁，还可出现阳痿。

2. 脊髓的横位定位

(1) 髓内病变：神经根刺激性症状相对少见，症状多为双侧。感觉障碍通常呈下行性进展，常出现分离性感觉障碍，受压节段支配的肌肉萎缩明显，括约肌功能障碍较早出现且程度严重。腰穿时椎管梗阻程度较轻，脑脊液蛋白含量增高不明显。

(2) 髓外硬脊膜内病变：神经根刺激或压迫症状发生率高，可能在较长的时间内是唯一的症状。脊髓损害常自一侧开始，早期多表现为脊髓半侧损害症状。感觉障碍呈上行性进展，受压节段肌肉萎缩相对不明显，括约肌功能障碍出现较晚，椎管梗阻程度较重，脑脊液蛋白含量增高明显，一般病程进展较慢。

(3) 硬脊膜外病变：可有神经根刺激征，但更多伴随局部脊膜刺激症状。脊髓损害的症状较晚发生，常出现在椎管已有明显或完全梗阻之后，感觉障碍亦呈上行发展，受压节段肌肉萎缩不明显，括约肌功能障碍出现较晚，脑脊液蛋白含量增高不显著。

（四）定性诊断

1. 急性起病

(1) 脊髓炎性疾病。①急性脊髓炎：是脊髓的非特异性炎症，以急性横贯性脊髓损害为特征。病前常有感染史，起病较急，于几小时至几天达高峰。病灶常位于胸段，表现为两下肢瘫，也可为颈段，出现四肢瘫并累及呼吸，也见于腰骶段。早期的截瘫常表现为脊髓休克状态，有明确的传导束型深浅感觉障碍，在损害平面有束带感。损害平面以下有自主神经损害症状，膀胱功能障碍较明显，早期常表现为尿潴留，随着脊髓休克地度过，逐渐形成尿失禁，椎管内一般无梗阻，蛋白和白细胞可以正常或轻度增高。经几个月时间大部分患者可基本痊愈，少部分会留有严重的后遗症。②急性硬膜外脓肿：由于其他部位的化脓性病灶通过血行而引起硬膜外脓肿。起病较急，伴高热和全身中毒症状，病灶相应部位的脊柱剧烈疼痛，且有明显压痛和叩击痛。神经系统早期症状常为剧烈的根性疼痛，继而出现截瘫。脑脊液蛋白含量增高，椎管梗阻明显。③急性化脓性脊髓炎：为脊髓化脓性炎症，容易形成脊髓脓肿。多继发于附近组织的化脓性感染、血源性感染和淋巴系统感染。病变多位于胸段，发病时先出现高热、寒战等全身感染中毒症状，继而出现脊髓的横贯性症状，早期为脊髓休克表现。脑脊液呈化脓样改变。

(2) 脊髓前动脉闭塞：为急性起病，也可在数小时或数天内逐渐起病。其症状与急性脊髓炎类似，表现为截瘫，偶为单侧性，括约肌功能障碍，痛、温觉障碍常较轻。由于脊髓后索是脊髓后动脉血，所以深感觉保留，这种分离性感觉障碍是该病的特征。

(3) 椎管内出血：根据出血的部位，椎管内出血可分为硬膜外、硬膜下、蛛网膜下隙及脊髓内出血。其原因为血管畸形、外伤、出血性疾病、抗凝血治疗的并发症等。硬膜外及硬膜下出血以外伤多见，临床表现为急、慢性的脊髓压迫症表现。脊髓蛛网膜下隙出血表现为突然的剧烈背痛，可有撕裂样神经根痛及暂时的轻瘫，脑脊液呈血性。脊髓内出血起病突然，发生剧烈的背痛，随之数分钟或数小时内出现病变水平以下的瘫痪、感觉丧失及大小便障碍，早期呈现脊髓休克，脑脊液呈血性。

2. 慢性起病

(1) 脊髓压迫症：脊髓本身或周围组织的病变压迫脊髓所致脊髓横贯性损害者，称为脊髓压迫症。其临床表现的主要特点是进行性脊髓横贯性损害和椎管梗阻。引起脊髓压迫症的常见病因为脊椎病变，其中以脊柱结核最多见，其次是脊椎肿瘤，大多属转移性，其他为脊柱外伤，如脊椎骨折、脱位或椎间盘脱出；脊髓肿瘤系指椎管内的各种肿瘤。

(2) 脊髓蛛网膜粘连：也称脊蛛网膜炎，因各种感染和理化刺激所引起。多为慢性病程，病变多累及脊髓数个节段或全长的蛛网膜。其囊肿型构成脊髓压迫症。粘连型累及神经根，出现下运动神经元瘫和多节段性感觉障碍。脑脊液常有梗阻现象和蛋白的明显增高，椎管造影可明确诊断。

(3) 多发性硬化：是一个神经白质脱髓鞘性的自身免疫疾病，起病常在成年早期，具有一种迁延的、不规则的、有时是每况愈下的病程，常为缓解复发的病史。起病形式可急可缓，表现为多个神经部位的症状。视神经和脊髓联合病变在国内最常见，构成了视神经脊髓炎，临床表现为视力障碍，视神经萎缩和急性脊髓炎的表现。其诊断主要依据临床的多病灶和缓解复发的病史。

(4) 运动神经元病：它是一组主要侵犯上、下两级运动神经元的慢性变性病，感觉系统不受侵犯。该病多于中年后起病，男多于女，主要临床表现为肌萎缩、肌力弱和锥体束征的不同组合而出现的不同的临床类型。肌萎缩性侧索硬化为最常见的一个类型，首发症状常在上肢远端，逐渐向近端发展，表现为上肢的肌肉萎缩和无力，但肌张力虽低，腱反射往往增高，并可引出霍夫曼征。在肌肉萎缩区可出现粗大的肌束颤动，患者自述为肉跳。双下肢常为上运动神经元损害征。可出现延髓麻痹。

(5) 脊髓亚急性联合变性：它是由维生素 B_{12} 缺乏而引起的神经系统变性，主要病变在脊髓的后索、侧索，临床表现以深感觉缺失、感觉性共济失调及痉挛性截瘫为主，常伴有周围性感觉障碍。

(6) 遗传性痉挛性截瘫：多呈常染色体显性遗传，大多在儿童期起病，主要表现为逐渐进展的下肢痉挛性瘫痪，呈剪刀步态，多数有弓形足，无感觉障碍。该疾病缓慢进展，晚期上肢和延髓也会受累。

3. 其他脊髓病

(1) 放射性脊髓病：是由于应用放射线治疗恶性肿瘤时引起的脊髓病变，它常有一段潜伏期 (1 个月至 6 年)，起病可急可缓，常先表现为肢体的疼痛和麻木，症状持续进展，则出现受累平面以下的痛、温觉障碍和截瘫，深感觉常无改变。受累的脊髓节段可有前角受累的症状，表现为肌肉萎缩、反射减弱、肌束震颤等。放射治疗后出现脊髓受累的症状体征，为该病诊断的主要依据。

(2) 肝性脊髓病：指肝硬化患者继门腔静脉吻合、脾肾静脉吻合术后或自然吻合后出现的脊髓病。多见于 30 ～ 50 岁男性，首先表现为肝硬化的症状和体征，而后表现为反复发作的一过性意识障碍和精神症状 (肝性脑病)，最后出现脊髓受累。脊髓病变主要表现为锥体束障碍的症状和体征，即下肢出现不同程度的上运动神经元瘫痪。一般无感觉障碍和括约肌障碍。

(3) 枕大孔区畸形：它为先天畸形病，常于成年起病，表现为双侧锥体束征、肢体感觉障碍、小脑性共济失调及后组颅神经症状。

四、四肢瘫

(一) 临床表现

四肢瘫表现为两侧肢体的瘫，但两侧或上、下肢瘫痪程度可不一致。可由脑部的双侧病变、高颈髓的病变致四肢瘫，而多发性周围神经病和肌肉肌病也可致肢瘫，此处主要讨论后两类的四肢瘫。多发性周围神经病导致的瘫痪多为两侧对称，表现为下运动神经元损害、肌张力减低、腱反射减弱或消失和肌肉萎缩，尤其在慢性周围神经病变时肌萎缩特别明显。它常伴末梢型感觉障碍，表现为手套、袜子样的痛觉减退；还伴有自主神经损害，表现为皮肤、毛发和泌汗的障碍。肌肉疾病所累及的四肢瘫常以近端为主，往往伴有明显的躯干肌肉无力，如颈肌不能支撑头部。它也表现为肌张力的减低，也可因肌无力表现为腱反射减弱，肌肉可出现萎缩，也可表现为假性肥大。它不伴客观的感觉障碍和自主神经障碍，可以有肌肉压痛。

(二) 症状鉴别

1. 双侧脑部病变

由双侧大脑半球或脑干病变引起，实际上是双侧偏瘫或双侧的交叉瘫，所以四肢都受累，表现为上运动神经元性瘫痪，但临床常表现为两侧病变起病先后不同，症状轻重不同，伴有假性延髓性麻痹症状，患者还常有意识障碍、精神障碍或痴呆等脑的症状。一般认为由各种脑部的血管病、炎症、变性病或肿瘤引起。

2. 颈髓病变

它可累及四肢，两侧症状常为对称。脊髓病变常有明确的感觉平面和以膀胱功能障碍为主的自主神经功能障碍，已在截瘫中论述，这是与其他部位病变造成四肢瘫痪的主要区别。

(三) 定位诊断

1. 末梢型神经损伤

表现为四肢远端对称性的运动、感觉和自主神经障碍，以手套、袜子样的痛、温觉障碍为其特点，伴有深感觉障碍、下运动神经元性的瘫痪及皮肤、泌汗改变。

2. 脊神经根型

为两侧不对称性下运动神经元瘫痪，常伴有根性痛，拉塞克征阳性，感觉障碍呈节段型的或末梢型的，常伴自主神经障碍，大小便障碍较少。

3. 肌肉病变

表现为弛缓性瘫痪，腱反射常减弱，无病理反射，无感觉障碍和自主神经障碍。瘫痪常以四肢近端及躯干为主，可以有肌肉萎缩，假性肥大是肌营养不良的特征性表现。

(四) 定性诊断

1. 急性起病

(1) 急性感染性脱髓鞘性多发性神经根神经病 (AIDP)：也称格林 - 巴利综合征。它是由免疫异常引起的周围神经脱髓鞘性疾病。该病在青年和儿童多见，四季都可发生，以夏、秋两季较多。病前常有感染史，呈急性起病，1 ~ 2 周内达高峰，其突出表现为四肢对称性下运动神经元性瘫痪，常由下肢开始，起病后可很快累及呼吸肌而危及生命。感觉障碍常较轻，以手套、袜子样的痛觉减退和神经根的刺激性症状为主。半数以上病例出现颅神经障碍，多为双侧，各颅神经均可受累，以面神经和舌咽迷走神经最多见，导致面瘫和吞咽障碍，自主神经可受累，出现多汗或少汗，皮肤营养障碍，偶有大小便障碍。它可影响心脏，引起心动过速。脑脊液有蛋白细胞分离现象。

(2) 周期性瘫痪：也称为低钾性麻痹，它主要由于血清钾的降低而引起骨骼肌麻痹。本病呈反复发作，每次可持续几小时至几天，主要表现为四肢近端为主的瘫痪，一般不累及头面部肌肉，无感觉障碍，发作时血清钾的明显降低为本病特征。该病可由遗传引起，也可为甲亢、醛固酮增多症、肾小管酸中毒、利尿等引起。

2. 亚急性起病

(1) 多发性神经炎：也称末梢神经炎。表现为肢体远端的运动、感觉和自主神经障碍。其病因很多，如感染、代谢、中毒、变态反应、肿瘤等均可引起。

(2) 脊髓灰质炎：也称小儿麻痹它为脊髓前角细胞病毒感染所致的下运动神经元性瘫痪，有时表现为四肢瘫，但常为单瘫或不对称性的瘫痪。

3. 亚急性起病伴反复发作

重症肌无力，它是神经肌肉传递障碍的获得性自身免疫性疾病。其临床特征为横纹肌的病态疲劳，表现为晨轻晚重，劳累后加重，休息后减轻。眼外肌受累是最常见的一个类型，表现为单侧或双侧眼睑下垂、眼球活动障碍，咽肌、咀嚼肌也可受累，全身型表现为四肢无力，重症者可出现呼吸肌麻痹。临床诊断除典型表现外，可经疲劳试验或药物试验确诊。注射新斯的明或依酚氯铵症状可明显缓解，肌电图的衰减改变为客观指标。

4. 慢性起病

(1) 脊髓性脊肌萎缩症：它为运动神经元病的一个类型，表现为肢体对称性的下运动神经元性瘫痪，有典型的肌束震颤为该病的特征。

(2) 多发性肌炎：本病是以骨骼肌的间质性炎症和肌纤维的变性为特征的疾病。一部分伴有皮肤病变，即称为皮肌炎。本病可能与自身免疫有关，也可由肿瘤和结缔组织病引起。该病女性多见，起病隐袭，常伴有低热和关节痛。表现为以肢体近端和躯干肌肉瘫痪为主的症状，肌肉压痛明显，肌肉萎缩出现较晚。急性期可见血清肌酸磷酸激酶和免疫球蛋白增高，尿中肌蛋白出现，肌酸增加。肌电图和肌肉活检有助于诊断。

(3) 肌营养不良症：是一组由遗传因素所致的肌肉变性病，表现为不同分布、程度和进行速度的骨骼肌无力和萎缩，也可涉及心肌。分多个型：①假肥大型 (Duchenne 型)，为儿童中最常见的一类肌病，属性连锁隐性遗传，均影响男孩，常于 3 ～ 4 岁起病，表现为缓慢进展的下肢无力，行走缓慢，不能奔跑，易绊倒，行走时呈"鸭步"；②肢带型，呈常染色体隐性遗传，各年龄均可发病，但以 10 ～ 30 岁多见，临床主要表现为骨盆带和肩胛带肌肉萎缩和无力，进展较慢，通常至中年时才出现运动的严重障碍；③面肩肱型，性别无差异，为成年人中最常见的肌营养不良症，通常在青春期起病，首先影响面部和肩胛带肌肉，呈现特殊的"肌病面容"；④眼肌型，表现为持续性、缓慢进展的眼外肌麻痹。

五、单瘫、多肢瘫

(一) 临床表现

一个肢体的瘫痪称为单瘫。单瘫可由大脑皮质病变引起，也可由脊髓半侧损害所致，更多地为脊髓的前角、周围神经病所引起的下运动神经元性瘫痪。后者为此处重点讨论的内容。由于周围神经为混合性神经，所以常伴有相应区域的感觉障碍。多个不对称的肢体瘫痪称为多肢瘫，它常由几个单瘫的肢体组合而成。一般均为下运动神经元性瘫痪。

(二) 症状鉴别

1. 皮质性单瘫

支配上、下肢及头面部的运动中枢在中央前回的皮质有个较广泛的区域，因此各种病变常累及其一段，表现为上运动神经元性单瘫，比如中央前回中段的病变表现为对侧上肢的运动障碍。其临床症状往往是以某一肢体为主的偏瘫，早期常有局灶性癫痫的症状，常伴瘫痪部位的感觉障碍，它的界限不明确，甚至累及整个半身。皮质性单瘫可由大脑半球的血管病、肿瘤、炎症、外伤等引起。

2. 脊髓半侧损害

胸段的脊髓半侧损害可出现同侧下肢的上运动神经元性损害，常伴同侧的深感觉障碍和对侧下肢的痛、温觉障碍，即布朗 - 塞卡征。临床症状一般不典型，常为不对称性的两下肢症状，其病因为脊髓的各种原因病变，可参阅截瘫内容。

3. 骨、关节病变

如肩周炎、髋关节结核、膝关节病变等，均可影响肢体的运动。但它们并不表现为肌肉的无力，而是由于疼痛、关节活动障碍所致的运动障碍，应给予鉴别。

(三) 定位诊断

1. 脊髓前角

表现为下运动神经元性瘫痪，可累及单个肢体或多个肢体，慢性病变可出现肌束震颤，表现为肌肉中少数肌纤维的非节律性不自主收缩，患者感觉该处有肌肉跳动感。前角病变一般不伴根性痛，无感觉障碍。

2. 前根

呈节段性分布，偶有肌束颤动。前根损害的病因大多继发于脊髓被膜或脊椎骨质的病变，因此后根也常同时受损，出现根性疼痛或节段性感觉障碍。

3. 神经丛

神经丛是运动和感觉的混合神经，因此损害后瘫痪与相应的神经丛相关，常为单肢瘫，表现为肌张力低、腱反射减弱及肌肉萎缩，伴相同区域的感觉障碍。臂丛损害出现上肢的瘫痪，腰丛主要支配股肌和大腿肌群，而骶丛支配小腿肌群和臀部肌群。

4. 神经干

为混合神经，损伤后常表现为肌群的瘫痪，如桡神经支配腕伸肌群，损伤后出现腕关节下垂，同时伴有该神经支配的皮肤感觉障碍。神经干损伤多为外伤性，本身病变以神经炎为多。

(四) 定性诊断

1. 急性起病

(1) 脊髓灰质炎：为脊髓前角的病毒感染性疾病。患者多为儿童，故又称小儿麻痹。临床表现为早期出现一般感染症状，表现为发热、头痛等，经 1~3 天病毒侵入神经系统后再度出现感染症状和脊髓前角细胞受累症状。肢体呈弛缓性瘫，多发生在下肢；在一侧时，各肌组受累的程度不一致；双侧时，可能不对称。若累及三肢、四肢，程度也不完全一致，感觉和排便正常。早期脑脊液表现为蛋白细胞的轻度增高。

(2) 臂丛神经麻痹：外伤是其主要病因，炎症也可累及，表现为肩关节下垂、上臂呈内收内旋、前臂伸而旋前的姿势，伴上肢桡侧皮肤感觉减退。

(3) 周围神经麻痹：指上、下肢单发的周围神经瘫痪，最常见的原因是外伤和血液循环障碍，有的原因不明。表现为与该神经相关的肌群瘫痪和斑片样的感觉障碍。其神经的定位可根据损伤的肌群与神经的关系及皮肤感觉障碍区与神经的关系判断为某神经的损伤。

2. 亚急性或慢性起病

(1) 脊柱疾病颈椎病：腰椎间盘突出、脊柱裂和脊椎骨质增生、脊柱的肿瘤与结核均可压迫神经根，出现单个肢体瘫痪。

(2) 前斜角肌和颈肋综合征：也称胸出口综合征，由臂丛下干和锁骨下动脉被前或中斜角肌、颈肋等压迫所致的症状，主要表现为由肩胛向下放射到手的尺侧和上肢的疼痛，手肌萎缩。也因锁骨下动脉和静脉的压迫出现脉搏的改变、远端发绀、水肿、苍白、静脉怒张等症状。

(3) 其他椎管内病变：①脊髓蛛网膜炎：也称脊髓蛛网膜粘连，可累及神经根造成根性的瘫痪节段感觉障碍；②脊髓空洞症：最常累及的是后角，造成节段性感觉障碍，也可累及前角细胞，出现下运动神经元瘫痪。

(4) 运动神经元病：常为四肢瘫，但其早期也可为单肢开始，表现为单瘫的症状。

瘫痪的治疗主要靠病因治疗和自然恢复，另外可加康复治疗促进恢复。

第十节 肥胖

肥胖症 (obesity) 指体内脂肪堆积过多和 (或) 分布异常、体重增加，是遗传因素、环境因素等多种因素相互作用所引起的慢性代谢性疾病。超重和肥胖症在全球流行，已成为严峻的公共卫生危机之一。2010 年国际肥胖症研究协会报道显示，全球超重者近 10 亿，肥胖症患者为 4.75 亿，每年至少有 260 万人死于肥胖及其相关疾病，在西方国家成年人中，约有半数人超重和肥胖。我国肥胖症患病率也迅速上升，《2010 年国民体质监测公报》显示，我国成人超重率为 32.1%，肥胖率为 9.9%。肥胖症作为代谢综合征的主要组分之一，与多种疾病如 2 型糖尿病、血脂异常、高血压、冠心病、卒中、肿瘤等密切相关。肥胖症及其相关疾病可损害患者身心健康，使生活质量下降，预期寿命缩短。肥胖可作为某些疾病的临床表现之一，称为继发性肥胖症，约占肥胖症的 1%。

一、病因和发病机制

(一) 能量平衡和体重调节

能量平衡调节是由外周和中枢信号相互作用的复杂生理过程，包括脂肪、骨骼肌、肝脏、胃肠道、胰腺、中枢神经系统等共同参与，成人体重维持是能量摄入和消耗平衡的结果。

体重受神经系统和内分泌系统双重调节，中枢神经系统控制饥饿感和食欲，影响能量消耗速率、调节与能量贮存有关激素的分泌，在能量平衡及体重调节中发挥重要作用。下丘脑弓状核分泌的神经肽 Y(NPY) 和刺鼠相关蛋白 (AgRP) 增加食欲，而阿黑皮素原 (POMC) 和可卡因 -苯丙胺调节转录肽 (CART) 抑制食欲。影响下丘脑食欲中枢的信号包括传入神经信号 (以迷走神经最为重要，传入来自内脏的信息，如胃肠膨胀程度等)、激素信号 (如瘦素、胰岛素、各种肠肽等) 以及代谢产物 (如葡萄糖) 等。上述信号传入中枢神经系统，经过整合后通过神经 -体液途径传出信号到靶器官，通过调控胃酸分泌量、胃肠排空速率、产热等，以保持个体近期或长期能量平衡。

体内参与调节摄食行为的活性物质包括：①减少摄食的因子：β肾上腺素能受体、多巴胺、血清素、胰高血糖素样肽 -1(GLP-1) 和瘦素等；②增加摄食的因子：α- 去甲肾上腺素能受体、神经肽 Y、胃生长激素释放激素 (ghrelin)、增食因子 (orexin)、甘丙肽 (galanin) 等；(莹代谢产物如血糖水平等。内源性大麻素 (CB) 系统由内源性大麻素及其受体组成，可调节摄食行为，激活后引起摄食增加。

机体能量消耗包括基础代谢、食物生热作用、体力活动的能量消耗以及适应性生热作用等。人体脂肪组织分为两种，白色脂肪组织的主要功能是贮存热量，而棕色脂肪组织的主要功能是能量消耗。交感神经兴奋作用于棕色脂肪组织,通过 β- 肾上腺素能受体引起脂肪分解及促使产生热量。

(二) 肥胖症的病因和发病机制

肥胖症是一组异质性疾病,病因未明,是遗传因素、环境因素等多种因素相互作用的结果。脂肪的积聚是由于摄入的能量超过消耗的能量,即多食或消耗减少,或两者兼有,均可引起肥胖,但这一能量平衡紊乱的原因尚未阐明,肥胖者这些因素与正常人的微小差别在统计学上未能显示,但长期持续下去则可能使脂肪逐渐积聚而形成肥胖症。

肥胖症有家族聚集倾向,但遗传基础未明,也不能排除共同饮食、活动习惯的影响。某些人类肥胖症以遗传因素在发病上占主要地位,如一些经典的遗传综合征,Laurence-Moon-Biedl 综合征和 Prader-Willi 综合征等,均有肥胖。近来又发现了数种单基因突变引起的人类肥胖症,分别是瘦素基因 (OB)、瘦素受体基因、阿片、促黑素细胞可的松原 (POMC) 基因、激素原转换酶 -1(PC-1) 基因、黑皮素受体 4(MC4 R) 基因和过氧化物酶体增生物激活受体 γ(PPAR-γ) 基因突变肥胖症。但上述类型肥胖症极为罕见,绝大多数人类肥胖症是复杂的多基因系统与环境因素综合作用的结果,但环境因素变化是近年来肥胖患病率增加的主要原因。

环境因素中主要是饮食和体力活动。进食多、喜甜食或油腻食物、快餐、在外用餐等使能量摄入增多。饮食构成也有一定影响,在超生理所需热量的等热卡食物中,脂肪比糖类更易引起脂肪积聚。体力活动不足使能量消耗减少。文化因素则通过饮食习惯和生活方式而影响肥胖症的发生。此外,胎儿期母体营养不良、蛋白质缺乏,或出生时低体重婴儿,在成年期饮食结构发生变化时,也容易发生肥胖症。

遗传和环境因素如何引起脂肪积聚尚未明确,较为普遍接受的是"节俭基因假说"(Neel,1962)。节俭基因指参与"节俭"的各个基因的基因型组合,它使人类在食物短缺的情况下能有效利用食物能源而生存下来,但在食物供应极为丰富的条件下却引起 (腹型) 肥胖和胰岛素抵抗。潜在的节俭基因 (腹型肥胖易感基因) 包括β₃- 肾上腺素能受体基因、激素敏感性脂酶基因、PPARγ 基因、PC-1 基因、胰岛素受体底物 -1(IRS-1) 基因、糖原合成酶基因等,这些基因异常对肥胖的影响尚未明确。

二、病理生理

(一) 脂肪细胞和脂肪组织

脂肪细胞是一种高度分化的细胞,可以贮存和释放能量,而且是一个内分泌器官,能分泌数十种脂肪细胞因子、激素或其他调节物,包括肿瘤坏死因子 -α(TNF-α)、血浆纤维蛋白溶酶原激活物抑制因子 -1(PAI-1)、血管紧张素原、瘦素、抵抗素 (resistin)、脂联素 (adiponectin) 和游离脂肪酸 (FFA) 等,影响局部或远处组织器官,在机体代谢及内环境稳定中发挥重要作用。肥胖患者的脂肪组织的增大可由于脂肪细胞数量增多 (增生型)、体积增大 (肥大型) 或同时数量增多、体积增大 (增生肥大型),伴随炎症反应如吞噬细胞和其他免疫细胞浸润,脂肪因子分泌增多,出现胰岛素抵抗和低度的系统炎症(C 反应蛋白、白介素 -6、TNF-α 等因子轻度升高)。

(二) 脂肪的分布

脂肪分布有性别差异。男性型脂肪主要分布在内脏和上腹部皮下,称为"腹型"或"中心性"肥胖。女性型脂肪主要分布于下腹部、臀部和股部皮下,称为"外周性"肥胖。中心性肥胖者发生代谢综合征的危险性较大，而外周性肥胖者减肥更为困难。

（三）"调定点"上调

长期高热量、高脂肪饮食，体重增加后，即使恢复正常饮食，也不能恢复到原先体重。持续维持高体重可引起适应，体重调定点不可逆升高，即调定点上调。可逆性（轻度和短期）体重增加是现有细胞大小增加的结果，当引起脂肪增加的情况去除后，脂肪细胞减少其平均大小而体重恢复原有水平。不可逆性（重度和持续）体重增加可能伴有脂肪细胞数目增加，因而变化将是恒定的。

三、临床表现

肥胖症可见于任何年龄，女性较多见。多有进食过多和（或）运动不足病史。常有肥胖家族史。轻度肥胖症多无症状。中重度肥胖症可引起气急、关节痛、肌肉酸痛、体力活动减少以及焦虑、忧郁等。临床上肥胖症、血脂异常、脂肪肝、高血压、冠心病、糖耐量异常或糖尿病等疾病常同时发生，即代谢综合征。肥胖症还可伴随或并发睡眠中阻塞性呼吸暂停、胆囊疾病、高尿酸血症和痛风、骨关节病、静脉血栓、生育功能受损（女性出现多囊卵巢综合征）以及某些癌肿（女性乳腺癌、子宫内膜癌，男性前列腺癌、结肠和直肠癌等）发病率增高等，且麻醉或手术并发症增多。肥胖可能参与上述疾病的发病，至少是其诱因和危险因素，或与上述疾病有共同的发病基础。肥胖症及其一系列慢性伴随病、并发症严重影响患者健康、正常生活及工作能力和寿命。严重肥胖症患者精神方面付出很大代价，自我感觉不良及社会关系不佳，受教育及就业困难。

四、诊断和鉴别诊断

（一）诊断

详细询问病史，包括个人饮食、生活习惯、体力活动量，肥胖病程，肥胖家族史等。引起肥胖的药物应用史，有无心理障碍等，引起继发性肥胖疾病史如皮质醇增多症、甲状腺功能减退症等。

肥胖症的评估包括测量身体肥胖程度、体脂总量和脂肪分布，其中后者对预测心血管疾病危险性更为准确。常用测量方法：①体重指数（body mass index，BMI）：测量身体肥胖程度，$BMI(kg/m^2)=$ 体重 $(kg)÷[$ 身长 $(m)]^2$。BMI 是诊断肥胖症最重要的指标（详见下文）。②理想体重（ideal body weight，IBW）：可测量身体肥胖程度，但主要用于计算饮食中热量和各种营养素供应量。$IBW(kg)=$ 身高 $(cm)-105$ 或 $IBW(kg)=[$ 身高 $(cm)-100]×0.9($ 男性 $)$ 或 $0.85($ 女性 $)$。③腰围或腰/臀比（waist/hip ratio，WHR）：反映脂肪分布。受试者站立位，双足分开 $25 \sim 30 \, cm$，使体重均匀分配。腰围测量髂前上棘和第 12 肋下缘连线的中点水平，臀围测量环绕臀部的骨盆最突出点的周径。目前认为测定腰围更为简单可靠，是诊断腹部脂肪积聚最重要的临床指标（详见下文）。④CT 或 MRI：计算皮下脂肪厚度或内脏脂肪量，是评估体内脂肪分布最准确的方法，但不作为常规检查。⑤其他：身体密度测量法、生物电阻抗测定法、双能 X 线（DEXA）吸收法测定体脂总量等。

对肥胖症的并发症及伴随病也须进行相应检查，如糖尿病或糖耐量异常、血脂异常、高血压、冠心病、痛风、胆石症、睡眠中呼吸暂停以及代谢综合征等应予以诊断以便给予相应治疗。

（二）诊断标准

根据所测指标与危险因素和病死率的相关程度，并参照人群统计数据而建议，目前国内外尚未统一。2003 年《中国成人超重和肥胖症预防控制指南（试用）》以：BMI 值 $\geq$ 24 kg/m^2 为超重，$\geq$ 28 kg/m^2 为肥胖；男性腰围 $\geq$ 85 cm 和女性腰围 $\geq$ 80 cm 为腹型肥胖。2010 年中华医学会糖尿病学分会建议代谢综合征中肥胖的标准定义为 BMI $\geq$ 25 kg/m^2。应注意肥胖症并非单纯体重增加，若体重增加是肌肉发达，则不应认为肥胖；反之，某些个体虽然体重在正常范围，但存在高胰岛素血症和胰岛素抵抗，有易患 2 型糖尿病、血脂异常和冠心病的倾向，因此应全面衡量。用 CT 或 MRI 扫描腹部第 4 ～ 5 腰椎间水平面计算内脏脂肪面积时，以腹内脂肪面积 $\geq$ 100 cm^2 作为判断腹内脂肪增多的切点。

（三）鉴别诊断

主要与继发性肥胖症相鉴别，如库欣综合征、原发性甲状腺功能减退症、下丘脑性肥胖、多囊卵巢综合征等，有原发病的临床表现和实验室检查特点。药物引起的有服用抗精神病药、糖皮质激素等病史。

五、治疗

治疗的两个主要环节是减少热量摄取及增加热量消耗。强调以行为、饮食、运动为主的综合治疗，必要时辅以药物或手术治疗。继发性肥胖症应针对病因进行治疗。各种并发症及伴随病应给予相应处理。

结合患者实际情况制订合理减肥目标极为重要，体重过分和（或）迅速下降而不能维持往往使患者失去信心。一般认为，肥胖患者体重减轻 5% ～ 10% 就能明显改善各种与肥胖相关的心血管病危险因素以及并发症。

（一）行为治疗

通过宣传教育使患者及其家属对肥胖症及其危害性有正确认识从而配合治疗，采取健康的生活方式，改变饮食和运动习惯，自觉地长期坚持，是治疗肥胖症最重要的步骤。

（二）医学营养治疗

控制总进食量，采用低热卡、低脂肪饮食。只有当摄入的能量低于生理需要量、达到一定程度负平衡，才能把贮存的脂肪动员出来消耗掉。饮食的合理构成极为重要，须采用混合的平衡饮食，糖类、蛋白质和脂肪提供的能量分别占总热量的 60% ～ 65%、15% ～ 20% 和 25% 左右，含有适量优质蛋白质、复杂糖类（例如谷类）、足够新鲜蔬菜(400 ～ 500 g/d)和水果(100 ～ 200 g/d)、适量维生素和微量营养素。避免油煎食品、方便食品、快餐、巧克力和零食等，少吃甜食，少吃盐。适当增加膳食纤维、非吸收食物及无热量液体以满足饱腹感。

（三）体力活动和体育运动

与医学营养治疗相结合，并长期坚持，可以预防肥胖或使肥胖患者体重减轻。必须进行教育并给予指导，运动方式和运动量应适合患者具体情况，注意循序渐进，有心血管并发症和肺功能不好的患者必须更为慎重。尽量创造多活动的机会、减少静坐时间，鼓励多步行。

（四）药物治疗

根据《中国成人超重和肥胖预防控制指南（试用）》，药物减重的适应证为：①食欲旺盛，餐前饥饿难忍，每餐进食量较多；②合并高血糖、高血压、血脂异常和脂肪肝；③合并负重关节疼痛；④肥胖引起呼吸困难或有睡眠中阻塞性呼吸暂停综合征；⑤ BMI $\geq$ 24 kg/m^2 有上述并发症情况，或 BMI $\geq$ 28 kg/m^2 不论是否有并发症，经过 3 ～ 6 个月单纯控制饮食和增加活动量处理仍不能减重 5%，甚至体重仍有上升趋势者，可考虑用药物辅助治疗。下列情况不宜应用减重药物：①儿童；②孕妇、乳母；③对该类药物有副作用者；④正在服用其他选择性血清素再摄取抑制剂。

1. 非中枢性作用

减重药奥利司他是胃肠道胰脂肪酶、胃脂肪酶抑制剂，减慢胃肠道中食物脂肪水解过程，减少对脂肪的吸收，促进能量负平衡从而达到减重效果。治疗早期有轻度消化系统副作用如肠胃胀气、大便次数增多和脂肪便等，需关注是否影响脂溶性维生素吸收等，已有引起严重肝损害的报道。本药尚需长期追踪及临床评估。推荐剂量为 120 mg，每天 3 次，餐前服。

2. 中枢性作用

减重药主要通过下丘脑调节摄食的神经递质如儿茶酚胺、血清素通路等发挥作用。包括拟儿茶酚胺类制剂，如苯丁胺 (phentermilae) 等；拟血清素制剂，如氟西汀 (fluoxe-tine)。可引起不同程度口干、失眠、乏力、便秘、月经紊乱、心率增快和血压增高等副作用。老年人及糖尿病患者慎用。高血压、冠心病、充血性心力衰竭、心律不齐或卒中患者禁用。西布曲明 (sibutramine) 兼有拟儿茶酚胺和拟血清素作用，因增加心血管疾病风险而撤市。

3. 兼有减重作用的降糖药物

二甲双胍促进组织摄取葡萄糖和增加胰岛素的敏感性，有一定的减重作用，但尚未获批用于肥胖症的治疗，但对伴有糖尿病和多囊卵巢综合征的患者有效。可给予 0.5 g，每日 3 次，其副作用主要是胃肠道反应，乳酸酸中毒较少见。

（五）外科治疗

可选择使用吸脂术、切脂术和各种减少食物吸收的手术，如空肠回肠分流术、胃气囊术、小胃手术或垂直结扎胃成形术等。手术有一定效果，部分患者获得长期疗效，术前并发症不同程度地得到改善或治愈。但手术可能并发吸收不良、贫血、管道狭窄等，有一定危险性，仅用于重度肥胖、减重失败而又有严重并发症，这些并发症有可能通过体重减轻而改善者。术前要对患者全身情况做出充分估计，特别是糖尿病、高血压和心肺功能等，给予相应监测和处理。

根据《中国肥胖病外科治疗指南 (2 007)》，手术适应证为以下①～③之一者，同时具备④～⑦情况的，可考虑行外科手术治疗：①确认出现与单纯脂肪过剩相关的代谢紊乱综合征，如 2 型糖尿病、心血管疾病、脂肪肝、脂代谢紊乱、睡眠呼吸暂停综合征等，且预测减重可以有效治疗；②腰围：男 $\geq$ 90 cm，女 $\geq$ 80 cm；血脂紊乱：TG(甘油三酯) $\geq$ 1.70 mmol/L 和 (或) 空腹血 HDL-C(高密度脂蛋白胆固醇)：男性 < 0.9 mmol/L，女性 < 1.0 mmol/L；③连续 5 年以上稳定或稳定增加的体重，BMI $\geq$ 32 kg/m^2(应指患者正常情况下有确认记录的体重及当时的身高所计算的系数，而如怀孕后 2 年内等特殊情况不应作为挑选依据)；④年龄 16 ～ 65 岁，65 岁以上者，由于肥胖相关的并发症顽固且复杂，应根据术前各项检查权衡手术利弊，再决定手术与否。16 岁以下青少年患者要综合考虑肥胖程度、对学习和生活的影响，以及是否有家族遗传性肥胖病史、本人意愿；⑤经非手术治疗疗效不佳或不能耐受者。⑥无乙醇或药物依赖性，无严重的精神障碍、智力障碍；⑦患者了解减肥手术术式，理解和接受手术

潜在的并发症风险；理解术后生活方式、饮食习惯改变对术后恢复的重要性并有承受能力，能积极配合术后随访。

六、预防

肥胖症的发生与遗传及环境有关，环境因素的可变性提供了预防肥胖的可能性。应做好宣传教育工作，鼓励人们采取健康的生活方式，尽可能使体重维持在正常范围内；早期发现有肥胖趋势的个体，并对个别高危个体具体进行指导。预防肥胖应从儿童时期开始，尤其是加强对学生的健康教育。

第十一节　恶心与呕吐

恶心是以上腹部不适、紧迫欲吐为主的主观感觉。轻度恶心常表现为上腹部不适感、胀满感，对食物的厌恶感；严重的恶心多伴有头痛、出汗、心率改变等自主神经紊乱的现象。恶心同时伴有呕吐动作，但无胃内容物自口吐出者，称为干呕。恶心常为呕吐的先驱症状，但也有只有恶心而无呕吐，也有只有呕吐而并无恶心症状。

呕吐是指通过胃的强烈收缩使胃或部分小肠的内容物经食管、口腔而吐出的现象。呕吐从生理意义上讲是一种保护动作，将有害物质经口排出体外。但严重呕吐不仅可使患者极度不适，而且胃内容大量排出体外可引起脱水、电解质及酸碱平衡失调，同时也可因误吸而导致肺部感染。

一、病因及发病机制

呕吐中枢位于延髓外侧网状结构的外侧缘，距迷走神经核很近。它接受来自三个方面的刺激：视觉、嗅觉、味觉通过中枢传来的刺激。

自化学感受器触发区传来的刺激，此区位于呕吐中枢的附近。有些药物，如氯霉素、阿扑吗啡；某些代谢产物，如酮体、氨等，这些物质刺激化学感受器触发区。从此区再发生冲动刺激呕吐中枢。

来自心脏、消化系统、泌尿系统等的神经末梢的刺激、冲动，通过神经纤维传到呕吐中枢。由中枢神经系统、化学感受器触发区传到呕吐中枢的刺激而引起呕吐，称为中枢性呕吐。由内脏神经末梢传来的冲动刺激呕吐中枢引起的呕吐，称为反射性呕吐。

引起恶心、呕吐的病因很多，大致可分为以下几种。

(一) 反射性呕吐常见病因

1.头部疾病

如闭角性青光眼、内耳迷路病变等。

2.胸部疾病

如急性心肌梗死、心衰等。

3.腹部疾病

如急性胃炎、急性胰腺炎、盆腔炎等。

（二）中枢性呕吐常见病因

1. 神经系统疾病

常常见于胃肠神经官能症。

2. 颅内压增高

常常见于各种原因引起的脑水肿、脑肿瘤、颅内炎症病变等。

3. 第Ⅷ对颅神经疾病

如中耳炎、迷路炎等。

4. 脑血管疾病

如偏头痛。

5. 全身性疾病

如糖尿病酮症酸中毒、尿毒症，肝昏迷等。

二、诊查要点

（一）问诊要点

1. 发病的缓急、持续时间的长短。

2. 呕吐的特点，呕吐前有无恶心。

3. 严重程度。

4. 与饮食的关系。

5. 与精神、情绪的关系。

6. 呕吐的方式、量、性质、呕吐物的气味。

7. 是否伴有头痛、头晕、眩晕、耳鸣、耳聋。视力有无改变。

8. 是否有胸痛、腹痛、发烧、心悸、出冷汗、呼吸困难。

9. 以往有无肝炎、肾炎、糖尿病、腹部手术，用药史等。

10. 育龄妇女应询问月经史。

（二）体检要点

在做全面体检要点的过程中应注意以下几项。

1. 精神及神志状态。

2. 有无脱水征。

3. 有无贫血及黄疸。

4. 有无胃型、肠型、腹肌紧张、压痛、反跳痛、振水音，肠鸣音是否正常，腹腔有无肿物。

5. 神经系统检查应特别注意有无项强直、眼球震颤，瞳孔大小是否正常、等圆，视盘有无水肿。

6. 必要时做妇科检查。

（三）实验室检查

根据病情选做下述检查。

1. 血常规检查。

2. 尿常规、尿酮体、粪常规检查。

3. 呕吐物隐血试验。

4. 血钾、钠、氯、尿素氮、二氧化碳结合力。

5. 针对病情选做 X 线钡剂胃肠造影、腹部 X 线片。

6. 必要时做肝、肾功能、心肌酶谱检查。

7. 必要时做心电图、心功能检查。

8. 必要时做脑脊液检查。

9. 育龄妇女有停经史者应该做妊娠免疫试验。

三、鉴别诊断

(一) 中枢性呕吐

1. 神经性呕吐

其特点为病程较久，多发生于青年女性。反复发作，呕吐多发生在饭后，为少量多次，常不伴有恶心，呕吐亦不费力，呕吐的发生与加重多与精神及情绪因素有关。虽有频繁的呕吐，但体重不降低，多伴有神经官能症的症状。

2. 颅内压增高

颅内占位性病变、脑炎、脑膜炎等，均可使颅内压增高而发生恶心、呕吐。呕吐多呈喷射性，而且相当严重，多伴有较重的头痛，但多无明显的恶心，神经系统检查有阳性病理体征。

3. 第Ⅷ颅神经疾病

临床上常见者有美尼尔综合征、晕船、晕车等。多伴有眩晕、呕吐较重，也可呈喷射性。呕吐与体位变动有关。小脑后下动脉血栓形成、基底动脉供血不足，累及前庭神经核时，皆可发生眩晕及呕吐。

4. 颅内血管运动障碍

如偏头痛可发生严重的恶心、呕吐，同时有严重头痛、视觉改变、嗅觉改变、眼肌麻痹、眩晕等。

5. 化学感受器触发区受刺激

这类呕吐常伴有明显的恶心，常常见于酮中毒、尿毒症、药物引起的呕吐等。

(二) 反射性呕吐

1. 头部器官疾病

如急性闭角性青光眼，因眼压突然升高，发生恶心、呕吐，同时多伴有剧烈头痛、虹视、视力减退、视野缺报、瞳孔散大、睫状充血、眼压升高。

2. 胸部疾病

如急性心肌梗死可引起顽固的恶心、呕吐，由于心肌的膈面心肌梗死后刺激膈神经出现牵涉性腹痛，并伴有恶心、呕吐，很易误诊为急性胃炎、急性胰腺炎、溃疡病穿孔、急性胆囊炎，值得注意。

3. 腹部疾病

(1) 胃部疾病：如急性胃炎，可发生明显的恶心、呕吐，多同时伴有上腹痛，呕吐后胃痛多可缓解。在有幽门梗阻：两者呕吐重而且呕吐胃内容量大，亦可有隔宿食物及酸臭味，常可看到胃型及蠕动波。

(2) 急性肠炎、急性阑尾炎：皆可引起恶心、呕吐，亦多伴有腹痛，而且较重。小肠梗阻多发生严重的呕吐，如梗阻发生在小肠上部，呕吐物量大并混有胆汁；如梗阻在小肠下部，呕吐物量小，但有粪臭。小肠梗阻多伴有肠绞痛，亦可见肠蠕动波。

(3) 胆道疾病、急性胆囊炎、胆石症：皆可引起恶心、呕吐，但多不严重。

(4) 胰腺疾病：如急性胰腺炎可发生较顽固的恶心、呕吐，同时有严重的上腹部痛。

(5) 肝脏疾病：在急慢性肝炎时，可有较顽固的恶心，但呕吐多不严重。

(6) 尿路结石发生肾绞痛：可发生明显的恶心、呕吐。

(三) 其他

1. 反胃

呕吐常见有恶心，并伴有迷走神经兴奋现象，如流涎、脉缓等。而反胃无恶心，亦无迷走神经兴奋现象。

2. 反刍

反刍为主动将胃内容反流到口腔，不伴有恶心，经再次咀嚼后重新咽下，一般发生在饭后10～30分钟。反刍为功能性活动。

3. 引起恶心、呕吐的病因很多，如能了解其特点对病因的诊断有帮助

(1) 不伴有恶心的呕吐，常见于神经性呕吐，颅压升高。

(2) 喷射性呕吐，多常见于高颅压、第Ⅷ颅神经疾病。喷射性呕吐＋头痛＋视盘水肿，为高颅压的典型表现。喷射性呕吐＋头痛＋颈强直，为脑膜刺激征。喷射性呕吐＋眩晕＋眼震，为第Ⅷ颅神经或小脑病变。

(3) 进食不久即发生恶心、呕吐，常见于幽门附近溃疡，神经性呕吐。若集体发生，应考虑为食物中毒。

(4) 晨间发生恶心、呕吐，常常见于妊娠呕吐。夜间发生者，常常见于幽门梗阻。

(5) 伴有胸痛，常见于急性心肌梗死、肺梗死。

(6) 伴有腹痛，常见于腹腔脏器炎症、梗阻、缺血、器官破裂。

(7) 伴有黄疸，常见于肝炎、胆囊炎、胰腺炎。

(8) 伴有眩晕，常见于第Ⅷ颅神经疾病、椎基底动脉供血不全、小脑后下动脉供血不全。

(9) 伴有腹胀，常见于幽门梗阻、肠梗阻。

4. 呕吐物的量、性质、气味对诊断呕吐是何病因所致亦有帮助

(1) 呕吐物量大，常见于幽门梗阻、上部小肠梗阻。

(2) 呕吐物为血性，常见于上消化道出血，如溃疡病、胃癌、食管静脉曲张破裂。

(3) 混有胆汁，说明梗阻部位在十二指肠以下。

(4) 混有隔宿食物，说明有幽门梗阻。

(5) 有粪臭味，说明为小肠下部梗阻。

第二章 临床常见检验

第一节 血常规

血常规检查是一种非常简便和普及的化验项目，传统的血常规检查仅包括红细胞计数、血红蛋白测定、白细胞计数和分类 4 项内容。在检验技术飞速发展和对诊断证据更加重视的今天，这几项内容显然不能应付复杂多变的疾病的诊断要求。自动血细胞分析技术已有 50 多年的历史，在中国广泛投入使用也已超过 20 年，这些仪器可给出的血常规检验参数往往在 15～28 项。目前各级医院多使用各种型号的血液分析仪做血常规检查，其中很多内容对于临床医师来说还比较新鲜，而且具有一定参考价值。

一、血红蛋白 (HGB) 测定

（一）原理

HGB 被高铁氰化钾氧化成高铁 HGB，再与氰离子 (CN-) 结合形成稳定的氰化高铁 HGB(HiCN)。后者在 540 nm 波长处有吸收峰，可用分光光度计直接测定 或用 HiCN 参考液比色法测定，称为 HiCN 法。

（二）试剂

HGB 转化液 (HiCN 试剂)：氰化钾 50 mg，高铁氰化钾 200 mg，无水磷酸二氢钾 140 mg，TritonX-1 001.0 mL，蒸馏水加至 1 L，纠正 pH 值至 7.0～7.4。

（三）操作

取全血 20 mL，加入 5.0 mL HiCN 试剂中混匀后静置 5 分钟。用分光光度计，波长 540 nm，比色杯光径 1.0 cm，以 HiCN 试剂调零，测定样品吸光度值。

（四）计算

HGB(g/L)= 测定管吸光度值 ×64 458÷44 000×251= 测定管吸光度值 ×367.7。

式中 64 458 为 HGB 相对分子质量；44 000 为 HGB 摩尔吸光系数；251 为稀释倍数。

（五）参考值

男性：120～160 g/L，女性：110～150 g/L，新生儿：170～200 g/L。

（六）注意事项

HGB 测定方法很多，HiCN 法是国际血液学标准化委员会推荐的参考方法，其他方法都应以 HiCN 法为基准绘制标准曲线。

HiCN 试剂不宜储存在塑料瓶或广口瓶内，且应在 4℃冰箱保存，否则 CN- 会丢失而使测定结果偏低。

HiCN 试剂在遇到高 WBC 或高球蛋白标本时会出现混浊现象，应进行离心后 再比色，以免浊度干扰。

氰化钾严格按照剧毒品管理程序操作。比色后废液应集中于广口瓶内，按每升废液加次氯酸钠溶液 40 mL，或加硫酸亚铁 2.0 g、氢氧化钠 2.0 g 处理后 3 小时方可排入下水道。

（七）临床意义

病理性减少：各种贫血、白血病、大量失血后等。

病理性增多：真性 RBC 增多症、肺源性心脏病、脱水等。

生理性增多：新生儿、高原地区居住者。

二、红细胞（RBC）计数

（一）原理

用等渗的 RBC 稀释液将血液作一定比例稀释后充入计数池，在显微镜下计数，再乘以稀释倍数。

（二）试剂

RBC 稀释液：氯化钠 1.0 g，无水硫酸钠 2.5 g，氧化汞 0.5 g，蒸馏水加至 100 mL，溶解后加 20 g/L 伊红溶液 1 滴，过滤备用。

（三）操作

取一小试管，加 RBC 稀释液 2.0 mL。用微量吸管采血 10 mL，擦干管外血液，将管中血液慢慢加入试管内的稀释液中，用上清液反复吸吹 2～3 次以清洗干净吸管壁上的血液，然后混匀。充入计数池后静置 2～3 分钟，用高倍镜计数四角和中心 5 个中方格内的 RBC 数。

（四）计算

5 个中方格内的 RBC 数 $\div 100 \times 10^{12}$ = RBC 数 /L。

（五）参考值

男性：$(4.0 \sim 5.5) \times 10^{12}$/L，

女性：$(3.5 \sim 5.0) \times 10^{12}$/L，

新生儿：$(6.0 \sim 7.0) \times 10^{12}$/L。

（六）临床意义

与 HGB 测定临床意义相同，同时测定用于贫血的诊断。

三、WBC 计数

（一）原理

用稀酸将血液中成熟 RBC 全部破坏后注入计数池，在显微镜下计数 WBC。

（二）试剂

WBC 稀释液：乙酸 2.0 mL，蒸馏水 98.0 mL，10 g/L 亚甲蓝溶液 3 滴。

（三）操作

加 WBC 稀释液 0.38 mL 于小试管中，用微量吸管采血 20 mL，擦去吸管外余血，将血液轻轻吹入试管的稀释液底部，并用上清液吹吸 2～3 次清洗吸管干净，然后摇匀试管。稀释液充入计数池后静置 2～3 分钟，待 WBC 下沉后用低倍镜计数 4 个大方格内的 WBC 数。

（四）计算

4 个大方格内的 WBC 数 $\times 50 \times 10^6$ = WBC 数 /L。

（五）参考值

成人：$(4 \sim 10) \times 10^9$/L；

儿童：$(5 \sim 12) \times 10^9/L$；

新生儿：$(15 \sim 20) \times 10^9/L$。

（六）注意事项

一些贫血患者血液中出现有核 RBC，会影响 WBC 计数，应通过校正公式排除其影响。校正公式：WBC 数 $=X \times 100 \div (100+Y)$。

式中 X 为未校正前 WBC 数；Y 为在分类计数时，每计数 100 个 WBC 时计数到的有核 RBC 数。

（七）临床意义

病理性增多：大部分细菌性感染、尿毒症、烧伤、手术后、传染性单核细胞增多症、白血病等。

减少：病毒性感染、伤寒、副伤寒、疟疾、再生障碍性贫血、放疗后、化疗后、非 WBC 增多性白血病等。

生理性增多：新生儿、剧烈运动、妊娠晚期、极度恐惧与疼痛等。

四、PLT 计数

（一）原理

用稀释液将血液适当稀释并破坏 RBC，混匀后注入计数池内，在显微镜下计数。

（二）试剂

许汝和稀释液：分析纯尿素 10 g、枸橼酸钠 0.5 g、甲醛 0.1 mL，蒸馏水加至 100 mL，溶解过滤，保存冰箱备用。

草酸铵稀释液：草酸铵 1.0 g、EDTA 二钠 0.012 g，用蒸馏水溶解并加至 100 mL，过滤后冰箱保存备用。

（三）操作

取 0.38 mL 稀释液于一小试管。用微量吸管采血 20 mL，擦去吸管外余血，将血液加入试管稀释液底部，用上清液吹吸 2 ～ 3 次以清洗干净吸管并混匀。将匀液充入计数池，静置 2 ～ 3 分钟，用高倍镜计数 5 个中方格内的 PLT 数。

（四）计算

5 个中方格内的 PLT 数 $\times 10^9$=PLT 数 /L。

（五）参考值

$(100 \sim 300) \times 10^9/L$。

（六）注意事项

PLT 试剂不应有镜下可见的颗粒，配好后必须过滤，若存放时间太久则要重新过滤。

标本充注计数池后应静置 10 分钟左右，使 PLT 沉到同一平面，便于计数。末梢血采集后应在 1 小时内测试完毕。

（七）临床意义

增多（$> 400 \times 10^9/L$）：真性 RBC 增多症、慢性粒细胞白血病、原发性血小板增多症、急性失血、急性溶血、脾切除后等。

减少（$< 100 \times 10^9/L$）：白血病、放疗后、化疗后、再生障碍性贫血、原发性 PLT 减少性紫癜、

弥散性血管内凝血、巨大 PLT 综合征等。

五、WBC 分类计数

(一) 原理

用瑞氏或复合染液染色，根据各类细胞的着色不同分类计数，计出各类细胞的面分数。

(二) 试剂

1. 瑞特 - 吉姆萨复合染液

A 液：取瑞氏染料 1 g、吉姆萨染料 0.3 g 于研钵中，加少量甲醇，研磨成稀糊状，倒入棕色瓶中，加 1 mL 甘油，再加甲醇至 500 mL。每日两次振摇，每次振摇 5 分钟，连续 7 天即可使用。

B 液：pH 值 6.4 ～ 6.8 磷酸盐缓冲液：无水磷酸二氢钾 6.64 g，无水磷酸氢二钠 56 g，加水 800 mL，用磷酸调整至 pH 值 6.4 ～ 6.8，加水至 1 L。

2. 快速单一染色液

(1) 储存液：瑞特染粉 2.0 g，吉姆萨染粉 0.6 g，天青 110.6 g，甘油 10 mL，聚乙烯吡咯烷酮 (PVP)20 g，甲醇 1 L。

(2)pH 值 6.4 ～ 6.8 的磷酸盐缓冲液：无水磷酸二氢钾 6.64 g，无水磷酸氢二钠 0.26 g，苯酚 4.0 mL，蒸馏水加至 1 L。

将 (1) 液和 (2) 液按 3 ∶ 1 混合放置两周后备用。

(三) 操作

取适量血液置于洁净的玻片一端，用边缘整齐的推片，约成 30°角以匀速推制成均匀的、长为 3 ～ 4 cm 的、厚薄适宜的血片，血片头、体、尾要鲜明，血片的厚度与速度有关，长度和血量多少有关。置于室温中自然干燥，若室温过低应置孵箱加快干燥以免细胞皱缩。

染色步骤：①瑞特 - 吉姆萨染色法：加 A 液适量于血膜上，待覆盖全部血膜后加 1 倍稍多一点的 B 液，待 5 ～ 10 分钟后用纯水冲洗干净，晾干；②快速单一染色法：将干燥血片浸在染液中 30 秒后水洗待干镜检。

(四) 镜检与计算

选择体尾交界的区域，用油镜计数 100 ～ 200 个 WBC，根据形态特征分类并计算出百分数。

(五) 参考值

中性杆状核粒细胞：(1% ～ 5%)；中性分叶核粒细胞：(50% ～ 70%)；淋巴细胞：(20% ～ 40%)；单核细胞：(3% ～ 8%)；嗜酸性粒细胞：(0.5% ～ 5%)；嗜碱性粒细胞：(0% ～ 1%)。

(六) 临床意义

1. 增多

中性粒细胞：增多见于大多数细菌性感染、急性出血及溶血、手术后、重金属中毒、粒细胞白血病等。淋巴细胞：增多见于百日咳、结核、各种病毒性感染、淋巴细胞白血病等。单核细胞：增多见于结核、伤寒、亚急性细菌性心内膜炎、疟疾、单核细胞白血病等。嗜酸性粒细胞：增多见于变态反应、寄生虫病、皮肤病、烧伤后、某些白血病等。嗜碱性粒细胞：增多见于重金属中毒、霍奇金病、慢性粒细胞白血病等。

2. 减少

中性粒细胞：减少见于伤寒、副伤寒、疟疾、各种病毒感染、化学物质中毒、化疗和放疗后、再生障碍性贫血、粒细胞缺乏症等。淋巴细胞：减少见于各种感染急性期、细胞免疫缺陷症等。嗜酸性粒细胞：减少见于伤寒、副伤寒、使用肾上腺皮质激素后。

（七）注意

WBC 总数超过 20×10^9/L 时，应分类 200 个细胞；WBC 总数低于 2×10^9/L 时，可分类 50 个细胞。在 WBC 分类计数时，发现细胞形态明显异常的，应予描述报道。

常见的 WBC 异常变化有以下几种情况。

(1) 中性粒细胞核左移：指杆状核细胞比例增多，如晚幼粒、中幼粒出现则为极度左移。核左移伴有 WBC 数增多者称再生性左移，多见于急性化脓性感染；核左移伴有 WBC 数减少者，称退行性左移，常见于抵抗力低下时的重度感染。

(2) 核右移：血片中见到较多的 4 ～ 5 叶核的中性粒细胞，是造血功能衰退或造血物质缺乏的表现，示预后不佳。

(3) 中毒性颗粒：胞质内部分或全部颗粒变粗，着色深。

(4) 空泡：可出现在胞质或胞核内，常有多个，是细胞脂肪变性后未能着色所致。

(5) 杜氏小体：胞质内出现嗜碱性点、线、片或云雾状物质，可能是核浆发育不平衡所致，是细胞严重毒性变的表现。

(6) 退行性变：表现为胞体肿大、结构模糊、边缘不清，有核固缩、肿胀、破碎、溶解等变化，是细胞衰老死亡的表现。

(7) 异常淋巴细胞：细胞体积增大，胞质量增多，颜色深蓝，胞质内出现数量不等的空泡，核结构有疏松表现。根据形态不同可分为 3 型：空泡型、不规则单核样型、幼稚型。异常淋巴细胞出现提示病毒或钩端螺旋体等感染。

六、嗜酸性粒细胞直接计数

（一）原理

嗜酸性粒细胞在含有伊红的低渗溶液中能保持完整的形态并被染成红色，RBC 和其他 WBC 则被溶解，可在显微镜下直接计数。

（二）试剂

伊红 - 丙酮溶液：20 g/L 伊红溶液 5 mL，丙酮 5 mL，蒸馏水 90 mL。

（三）操作

加 0.38 mL 稀释液于小试管中，取 20 mL 新鲜末梢血加入试管混匀，室温放置 5 ～ 10 分钟。摇匀后取适量充入计数板，用低倍镜计数 10 个大方格内的嗜酸性粒细胞数。

（四）计算

10 个大方格内的嗜酸性粒细胞数 $\times 20 \times 10^6 =$ 嗜酸性粒细胞数 /L。

（五）参考值

$(0.5 \sim 0.30) \times 10^9$/L。

（六）临床意义

见 WBC 分类计数。

（七）注意事项

稀释液置冰箱保存，保存期1个月。血液与稀释液混匀后应放置5～10分钟以使其他细胞充分破坏，并使嗜酸性细胞染色鲜艳；但放置时间不可过长，如超过30分钟则有可能导致嗜酸性细胞破坏使结果偏低。对于住院和做药物刺激试验的患者应注明采血时间，以便分析生理变化影响。

七、红细胞压积测定

（一）原理

将一定量的抗凝血加入特制的压积管中，经过一定速度和时间离心后观察压积管RBC层占全血的比。

（二）试剂

EDTA二钾3 mg，或肝素0.2 mg分装于小试管，能抗凝2 mL血液。

（三）操作

抽取静脉血约2 mL，立即注入抗凝管内摇匀。用细长的吸管取抗凝血，将吸管插入比容管的底部，缓慢注入抗凝血至刻度"0"处，注意不能有气泡产生。水平离心机以3 000 r/min离心30分钟，读取RBC层的毫米数，再离心10分钟，至RBC层面不再下降为止。读取RBC柱层高度毫米数乘以0.01即为血细胞压积数。

（四）参考值

男性：0.42～0.49(42%～49%)；女性：0.37～0.43(37%～43%)。

（五）临床意义

减低：各种原因引起的贫血等。增高：大面积烧伤、脱水、各种原因所致的低氧血症等。

（六）注意事项

血细胞压积hamatocrit、Hct或Ht或HCT，即RBC比容。ICSH建议用PCV表示。Hct则常用于表示血细胞分析仪上测定的结果。

八、红细胞沉降率（ESR）测定

（一）魏氏法

1. 原理

加抗凝血于魏氏血沉管，垂直立于室温下使RBC自然下沉，1小时后读取血沉管内血浆高度即为RBC沉降率。

2. 试剂

109 mmol/L枸橼酸钠水溶液，室温下可保存4周。

3. 操作

在试管内加入抗凝剂0.4 mL，准确取静脉血1.6 mL注入于试管内，混匀。用魏氏血沉管吸抗凝血至零刻度处并擦去管外的血液，将血沉管垂直立于血沉架上并开始计时，1小时后准时记录血浆高度。

（二）动态血沉分析仪法

1. 原理

抗凝血加入特制的血沉管内，垂直放于仪器固定的孔位。仪器的光电检测部件会定时上下扫描每根小试管，根据玻璃管、血浆、全血的透光度不同，仪器自动记录每次的血浆高度。通过计算机处理，仪器可以报道 1 h 的血沉值并绘制血沉—时间 (H-T) 曲线。

2. 操作

预先设定仪器的扫描时间和报道方式。在小试管内加入 0.4 ml 深度为 109 mmol/L 的枸橼酸钠抗凝剂。准确取 1.6 ml 静脉血加于试管内，颠倒混匀。放入仪器的测定空位，仪器立即开始初始扫描。按照设定，仪器会定时扫描并自动打印出结果和绘制 H-t 曲线。

3. 参考值

男性：< 15 mm/h；女性：< 20 mm/h。

4. 临床意义

病理性增高：急性炎症、风湿病活动期、活动性结核病、组织重度破坏、严重贫血、恶性肿瘤、重金属中毒等。

生理性增高：幼儿、妊娠 3 个月至产后 1 个月的妇女等。

5. 注意事项

抗凝剂与血液的比例要准确，并要充分混匀，抽血后必须在 2 h 内测定，室内温度应控制在 18 ~ 25℃。血沉管要垂直，否则 RBC 沉降加快。H-t 曲线的临床应用：RBC 沉降过程可分为 3 个阶段：第一阶段是 RBC 聚集期；第二阶段是 RBC 快速沉降期；第三阶段是 RBC 缓慢沉积期。不同患者这 3 个阶段的发生时间相差很大，因此各种疾病所表现出来的 H-t 曲线也不一致。根据 H-t 曲线特性，可将血沉动态变化分成 5 种类型：持续速降型、持续缓降型、前期速降型、后期速降型、阶梯形。健康男性以阶梯形为主，女性以持续缓降型为主；结核病活动期以前期速降型为主；风湿热、急性炎症、恶性肿瘤、系统性红斑狼疮等以持续速降型多见，而良性肿瘤、结核病病情稳定期多为持续缓降型或后期速降型。

九、网织红细胞计数

（一）原理

网织红细胞是尚未完全成熟的 RBC，胞质内有嗜碱性的 RNA 物质，经煌焦油蓝活体染色后呈浅蓝色或深蓝色的网状结构。

（二）试剂

煌焦油蓝溶液：氯化钠 0.85 g、煌焦油蓝（或新亚甲蓝）1 g、枸橼酸钠 0.4 g，溶于 100 ml 蒸馏水中后过滤。

（三）操作

在一小试管内加两滴煌焦油蓝（或新亚甲蓝）溶液。新鲜血液 2 滴加于小试管中混匀，室温放置 15 ~ 30 min。摇匀后取 1 滴制成薄血片，干燥后用油镜计数 1 000 个 RBC 中的网织 RBC 数。

（四）计算

所计网组织 RBC 数 /1 000

（五）参考值

成年人和儿童：0.005 ~ 0.015(0.5% ~ 1.5%)；新生儿：0.03 ~ 0.06(3% ~ 6%)。

（六）临床意义

减少：见于原发性或继发性再生障碍性贫血。

增多：表示骨髓 RBC 系增生旺盛，多数贫血（再生障碍性贫血除外）均可增高，恶性贫血或缺铁性贫血在药物治疗有效时网织 RBC 计数值短期内增多。

（七）注意事项

煌焦油蓝（或新亚甲蓝）溶液需定期过滤，以免颗粒性杂质干扰。网织 RBC 是活体染色，血标本要新鲜，染色时室温最好控制在 20℃～35℃。经验不足者，可用瑞特染液复染后计数，但可能会使计数结果偏低。镜检范围应在血片的体尾交界处细胞均匀分布的区域。为观察方便，可用米勒窥盘或自制小孔纸片放于目镜中缩小视野，以便计数。检测结果低于 0.3%(0.003) 的标本应计数 2 000 个 RBC，更低者，可报道计数 2 000 个 RBC，未见到网织 RBC。

十、点彩 RBC 计数

（一）原理

点彩 RBC 的性质尚未完全明了，有人认为可能是发育过程中受到损害的尚未完全成熟的 RBC。其胞质内有残存的变性 RNA，可以用一般的碱性染料染色。

（二）试剂

碱性亚甲基蓝染液：称取亚甲基蓝 0.5 g、碳酸氢钠 3.0 g，溶于蒸馏水 100 mL 中，溶解后过滤备用。此液可保存 2～3 周。

（三）操作

推制血片，待自然干燥后用甲醇固定 3 分钟。用碱性亚甲蓝染液染色 1～3 分钟，水洗待干。用油镜计数 1 000 个 RBC 中有深蓝色颗粒的嗜碱性点彩 RBC 数量，用相对比值数报道。

（四）计算

所计点彩 RBC 数 /1 000

（五）参考值

＜ 0.0 001

（六）临床意义

增多：常见于重金属或有机物中毒和部分恶性肿瘤及骨髓增生活跃的继发性贫血。

十一、异常 RBC 形态观察

RBC 在体积、形态、结构、着色等方面的改变，通过对外周血 RBC 染色后的形态分析有助于贫血的鉴别和诊断。

1. 结构异常

点彩 RBC：用亚甲基蓝染液染色后 RBC 胞质内有散在的深蓝色颗粒。此类细胞增多表示骨髓增生旺盛或有紊乱现象，某些重金属中毒时也可以大量出现。

卡波环：成熟的 RBC 胞质内有紫红色的细环状物质，呈圆形或"8"字形，可能是残留的核膜。可见于恶性贫血、溶血性贫血、铅中毒。

豪 - 焦小体：RBC 内含有紫红色圆形小体，大小、数量不等，可能是残留的核染色质微粒。可见于增生性贫血、脾切除后、巨幼细胞贫血、恶性贫血等。

有核 RBC：正常人血片中不出现，多见于溶血性贫血、各种白血病。

2. 大小异常

正常 RBC 大小比较一致，一般直径为 6 ～ 9 μm(体积为 80 ～ 100 fl)。直径大于 10 mm(体积大于 110 fl) 的称大 RBC，直径大于 15 mm(体积大于 120 fl) 的称巨红细胞，多见于巨幼细胞贫血、骨髓增生异常综合征等；直径小于 6 mm(体积小于 80 fl) 的 称小 RBC，见于缺铁性贫血、肾性贫血等。

3. 形态异常

皱缩 RBC 和锯齿 RBC：RBC 表面有圆形棘刺样突起。可见于重金属中毒、尿毒症、微血管病性溶血性贫血、阵发性睡眠性 HGB 尿症以及干燥太慢的血片。

棘形 RBC：RBC 外形呈针刺状或尖刺状。可见于棘细胞增多症 (遗传性血浆 3- 脂蛋白缺乏症)、重症肝炎、肝硬化晚期以及制片不当的血片。

球形 RBC：RBC 的直径变小、厚度增加，细胞中心染色较正常 RBC 深。常见于遗传性球形 RBC 增多症、自身免疫性溶血性贫血、某些异常 HGB 病 (Hbs 及 Hbc 病)。

口形 RBC：RBC 的中间淡染区呈扁口状。多见于口形 RBC 增多症、急性中毒等。

靶形 RBC：RBC 比正常 RBC 扁薄，中心染色浅，边缘着色较深呈靶状。主要见于珠蛋白生成障碍性贫血、重度的缺铁性贫血、某些 HGB 病、脾切除后、肝胆疾病等。

椭圆形 RBC：RBC 长短径比例失调而致畸形。某些正常人或由于制片不当亦可见到此类细胞，但一般不超过 15%；遗传性椭圆形 RBC 增多症和出现大细胞的贫血可超过 25%。

镰形 RBC：细胞狭长弯曲成镰刀状。主要见于遗传性镰形 RBC 增多症。

裂片 RBC：包括头盔形、三角形、泪滴形 RBC 及 RBC 碎片。可见于弥散性血管内凝血、体外循环后、脾功能亢进症、骨髓纤维化、肾功能不全、血栓病等。

4. 染色异常

嗜多色性 RBC：RBC 被染成灰蓝色、灰红色、淡灰色等，细胞较正常红细胞大，这是一类尚未成熟的 RBC，多染色性物质是一种核糖体，会随着细胞逐渐成熟而消失。多见于各种增生性贫血。

着色过浅：RBC 中心淡染区扩大。多见于缺铁性贫血、地中海贫血及一些血红蛋白病。

着色过深：RBC 中心无淡染区。多见于各种大细胞性贫血。

十二、红斑狼疮细胞检查

(一) 原理

红斑狼疮因子，是 IgG 类的抗核抗体，可作用于白细胞膜使之受损，并使细胞核肿胀，失去原有的染色质致密结构，形成一种均匀的云雾状均匀体。均匀体被成熟中性粒细胞吞噬后即形成红斑狼疮细胞。

(二) 操作

取静脉血约 3 mL 于清洁试管中，待血液凝固后用竹签捣碎并挑除残余血块。将余下的血液以 2 000 r/min 离心 10 分钟，使 WBC 聚集在表层，有利于红斑狼疮细胞的形成。置于 37℃孵箱内孵育 2 小时。吸取 WBC 层置于血细胞比积管中，以 2 000 r/min 离心 10 分钟。弃去血清，吸取 WBC 层，推制血片。瑞氏染色并镜检。

（三）参考值

见到两个以上的中性粒细胞吞噬均匀体即为阳性。

（四）临床意义

系统性红斑狼疮，且病情活动期比缓解期阳性率高。结缔组织性疾病，如类风湿性关节炎、结节性动脉炎、硬皮病、皮肌炎等也可出现此细胞。阴性结果不能排除系统性红斑狼疮病，应结合其他免疫学检查及临床表现。

（五）注意事项

操作过程不能超过 3 小时，时间过短狼疮细胞形成不佳；时间过长则细胞逐渐溶解。要注意与果馅细胞区别，果馅细胞多为单核细胞吞噬淋巴细胞的核所形成，其核仍保持染色质结构和染色特性。

第二节 尿常规

一、尿液标本采集

为保证尿液检查结果的准确性，必须正确留取标本：①避免阴道分泌物、月经血、粪便等污染；②无干扰化学物质（如表面活性剂、消毒剂）混入；③尿标本收集后及时送检及检查（2 h 内），以免发生细菌繁殖、蛋白变性、细胞溶解等；④尿标本采集后应避免强光照射，以免尿胆原等物质因光照分解或氧化而减少。

二、尿量

尿量主要取决于肾小球的滤过率、肾小管重吸收和浓缩与稀释功能。此外，尿量变化还与外界因素如每日饮水量、食物种类、周围环境（气温、湿度）、排汗量、年龄、精神因素、活动量等相关。

正常成人 24 小时内排尿为 1 ～ 1.5 L/24 h。

24 小时尿量＞ 2.5 L 为多尿，可由饮水过多，特别饮用咖啡、茶、失眠及使用利尿药或静脉输液过多时。病理性多尿常因肾小管重吸收和浓缩功能减退如尿崩症、糖尿病、肾功能不全、慢性肾盂肾炎等。

24 小时尿量＜ 0.4 L 为少尿，可因机体缺水或出汗。病理性少尿主要见于脱水、血浓缩、急性肾小球肾炎、各种慢性肾衰竭、肾移植术后急性排异反应、休克、心功能不全、尿路结石、损伤、肿瘤、尿路先天畸形等。

尿量不增多而仅排尿次数增加为尿频。见于膀胱炎、前列腺炎、尿道炎、肾盂肾炎、体质性神经衰弱、泌尿生殖系统处于激惹状态、磷酸盐尿症、碳酸盐尿症等。

三、外观

尿液外观包括颜色及透明度。正常人新鲜的尿液呈淡黄至橘黄色透明，影响尿液颜色的主要物质为尿色素、尿胆原、尿胆素及卟啉等。此外，尿色还受酸碱度、摄入食物或药物的影响。

混浊度可分为清晰、雾状、云雾状混浊、明显混浊几个等级。混浊的程度根据尿中含混悬物质种类及量而定。正常尿混浊的主要原因是因含有结晶和上皮细胞所致。病理性混浊可因尿中含有白细胞、红细胞及细菌所致。放置过久而有轻度混浊可因尿液酸碱度变化，尿内黏蛋白、核蛋白析出所致。淋巴管破裂产生的乳糜尿也可引起混浊。在流行性出血热低血压期，尿中可出现蛋白、红细胞、上皮细胞等混合的凝固物，称"膜状物"。常见的外观改变有以下几种。

（一）血尿

尿内含有一定量的红细胞时称为血尿。由于出血量的不同可呈淡红色云雾状，淡洗肉水样或鲜血样，甚至混有凝血块。每升尿内含血量超过 1 mL 可出现淡红色，称为肉眼血尿。主要见于各种原因所致的泌尿系统出血，如肾结石或泌尿系统结石。肾结核、肾肿瘤及某些菌株所致的泌尿系统感染等。洗肉水样外观常见于急性肾小球肾炎。血尿还可由出血性疾病引起，见于血友病和特发性血小板减少性紫癜。镜下血尿指尿液外观变化不明显，而离心沉淀后进行镜检时能看到超过正常数量的红细胞者称镜下血尿。

（二）血红蛋白尿

当发生血管内溶血，血浆中血红蛋白含量增高，超过肝珠蛋白所能结合的量时，未结合的游离血红蛋白便可通过肾小球滤膜而形成血红蛋白尿。在酸性尿中血红蛋白可氧化成为正铁血红蛋白而呈棕色，如含量甚多则呈棕黑色酱油样外观。隐血试验呈强阳性反应，但离心沉淀后上清液颜色不变，镜检时不见红细胞或偶见溶解红细胞之碎屑，可与血尿相区别。卟啉尿症患者，尿液呈红葡萄酒色，碱性尿液中如存在酚红、番茄汁、芦荟等物质；酸性尿液中如存在氨基比林、磺胺等药物也可有不同程度的红色。血红蛋白尿见于蚕豆黄、血型不合的输血反应、严重烧伤及阵发性睡眠性血红蛋白尿症等。

（三）胆红素尿

当尿中含有大量的结合胆红素，外观呈深黄色，振荡后泡沫亦呈黄色，若在空气中久置可因胆红素被氧化为胆绿素而使尿液外观呈棕绿色。胆红素见于阻塞性黄疸和肝细胞性黄疸。服用呋喃唑酮、核黄素、呋喃唑酮后尿液亦可呈黄色，但胆红素定性阴性。服用大剂量熊胆粉、牛黄类药物时尿液可呈深黄色。

（四）乳糜尿

外观呈不同程度的乳白色，严重者似乳汁。因淋巴循环受阻，从肠道吸收的乳糜液未能经淋巴管引流入血而逆流进入肾，致使肾盂、输尿管处的淋巴管破裂，淋巴液进入尿液中所致。其主要成分为脂肪微粒及卵磷脂、胆固醇、少许纤维蛋白原和白蛋白等。乳糜尿多见于丝虫病，少数可由结核、肿瘤、腹部创伤或手术引起。乳糜尿离心沉淀后外观不变，沉渣中可见少量红细胞和淋巴细胞，丝虫病者偶可于沉渣中查出微丝蚴。乳糜尿需与脓尿或结晶尿等混浊尿相鉴别，后两者经离心后上清转为澄清，而镜检可见多数的白细胞或盐类结晶，结晶尿加热加酸后混浊消失。为确诊乳糜尿还可于尿中加少量乙醚振荡提取，因尿中脂性成分溶于乙醚而使水层混浊程度比原尿减轻。

（五）脓尿

尿液中含有大量白细胞而使外观呈不同程度的黄色混浊或含脓丝状悬浮物。见于泌尿系统感染及前列腺炎、精囊炎，脓尿蛋白定性常为阳性，镜检可见大量脓细胞。还可通过尿三杯试验初步了解炎症部位，协助临床鉴别诊断。

（六）盐类结晶尿

外观呈白色或淡粉红色颗粒状混浊，尤其是在气温寒冷时常很快析出沉淀物。这类混浊尿可通过在试管中加热、加乙酸进行鉴别。尿酸盐加热后混浊消失，磷酸盐、碳酸盐则混浊增加，但加乙酸后两者均变清，碳酸盐尿同时产生气泡。

除肉眼观察颜色与浊度外，还可以通过三杯试验进一步对病理尿的来源进行初步定位。尿三杯试验是在一次排尿中，人为地把尿液分成三段排出，分别盛于 3 个容器内，第 1 杯及第 3 杯每杯约 10 ml，其余大部分排于第 2 杯中。分别观察各杯尿的颜色、混浊度、并做显微镜检查。

多用于男性泌尿生殖系统疾病定位的初步诊断（表 2-1）。

表 2-1 尿三杯试验外观鉴别结果及诊断

第 1 杯	初步诊断	第 2 杯	第 3 杯
有弥散脓液	清晰	清晰	急性尿道炎且多在前尿道
有脓丝	清晰	清晰	亚急性或慢性尿道炎
有弥散脓液	有弥散脓液	有弥散脓液	尿道以上部位的泌尿系统感染
清晰	清晰	有弥散脓液	前列腺炎、精囊炎、后尿道炎、三角区炎症、膀胱颈部炎症
有脓丝	清晰	有弥散脓液	尿道炎、前列腺炎、精囊炎

尿三杯试验还可鉴别泌尿道出斑部位。

1. 全程血尿（3 杯尿液均有血液）

血液多来自膀胱颈以上部位。

2. 终末血尿（即第 3 杯有血液）

病变多在膀胱三角区、颈部或后尿道（但膀胱肿瘤患者大量出血时，也可见全程血尿）。

3. 初期血尿（即第 1 杯有血液）

病变多在尿道或膀胱颈。

四、气味

正常新鲜尿液的气味来自尿内的挥发性酸，尿液久置后，因尿素分解而出现氨臭味。如新排出的尿液即有氨味提示有慢性膀胱炎及慢性尿潴留。糖尿病酮症时，尿液呈苹果样气味。此外还有药物和食物，特别是进食蒜、葱、咖喱等，尿液可出现特殊气味。

五、比密

尿比密是指在 4℃时尿液与同体积纯水重量之比。尿比密高低随尿中水分、盐类及有机物含量而异，在病理情况下还受尿蛋白、尿糖及细胞成分等影响。如无水代谢失调、尿比密测定可粗略反映肾小管的浓缩稀释功能。

（一）参考值

晨尿或通常饮食条件下：1.015 ～ 1.025。

随机尿：1.003 ～ 1.035(浮标法)。

（二）临床意义

1. 高比密尿

可见于高热、脱水、心功能不全、周围循环衰竭等尿少时；也可见于尿中含葡萄糖和碘造影剂时。

2. 低比密尿

可见于慢性肾小球肾炎、肾功能不全、肾盂肾炎、尿崩症、高血压等。慢性肾功能不全者，由于肾单位数目大量减少，尤其伴有远端肾单位浓缩功能障碍时，经常排出比密近于 1.010(与肾小球滤液比密接近) 的尿称为等渗尿。

六、血清（浆）和尿渗量的测定

渗量代表溶液中一种或多种溶质中具有渗透活性微粒的总数量，而与微粒的大小、种类及性质无关。只要溶液的渗量相同，都具有相同的渗透压。测定尿渗量可了解尿内全部溶质的微粒总数量，可反映尿内溶质和水的相对排泄速度，以判断肾的浓缩稀释功能。

（一）参考值

血清平均为 290 mOsm/kgH$_2$O，范围 280 ～ 300 mOsm/kgH$_2$O。成人尿液 24 小时内 40 ～ 1400 mOsm/kgH$_2$O，常见数值 600 ～ 1 000 mOsm/kgH$_2$O。尿 / 血清比值应大于 3。

（二）临床意义

(1) 血清＜ 280 mOsm/kgH$_2$O 时为低渗性脱水，＞ 300 mOsm/kgH$_2$O 时为高渗性脱水。

(2) 禁饮 12 小时，尿渗量＜ 800 mOsm/kgH$_2$O 表示肾浓缩功能不全。

(3) 急性肾小管功能障碍时，尿渗量降低，尿 / 血清渗量比值≤ 1。由于尿渗量仅受溶质微粒数量的影响而改变，很少受蛋白质及葡萄糖等大分子影响。

七、自由水清除率测定

自由水清除率是指单位时间内 (每小时或每分钟) 尿中排出的游离水量。它可通过血清渗量、尿渗量及单位时间尿量求得。

（一）参考值

-100 ～ -25 mL/h 或 -0.4 ～ 1.7 mL/min。

（二）临床意义

(1) 自由水清除率为正值代表尿液被稀释，反之为负值时代表尿液被浓缩，其负值越大代表肾浓缩功能越佳。

(2) 尿 / 血清渗量比值常因少尿而影响结果。

(3) 急性肾衰竭早期，自由水清除率趋于零值，而且先于临床症状出现之前 2 ～ 3 天，常作为判断急性肾衰竭早期诊断指标。在治疗期间，自由水清除率呈现负值，大小还可反映肾功能恢复程度。

(4) 可用于观察严重创伤、大手术后低血压、少尿或休克患者髓质功能损害的指标。

(5) 肾移植时有助于早期发现急性排异反应，此时可近于 0。

(6) 用于鉴别非少尿性肾功能不全和肾外性氮质血症，后者往往正常。

八、尿细胞成分检查

(一) 红细胞

正常人尿沉渣镜检红细胞为 0 ~ 3 个 /HP；若红细胞＞3 个 /HP，尿液外观无血色者，称为镜下血尿，应考虑为异常。

新鲜尿中红细胞形态对鉴别肾小球源性和非肾小球源性血尿有重要价值，因此除注意红细胞数量外还要注意其形态，正常红细胞直径为 7.5 μm；异常红细胞；小红细胞直径＜6 μm；大细胞直径＞9 μm；巨红细胞＞10 μm。用显微镜观察，可将尿中红细胞分成 4 种。

1. 均一形红细胞

红细胞外形及大小正常，以正常红细胞为主，在少数情况下也可见到丢失血红蛋白的影细胞或外形轻微改变的棘细胞，整个尿沉渣中不存在两种以上的类型。一般通称为 O 型细胞。

2. 多变形红细胞

红细胞大小不等，外形呈两种以上的多形性变化，常见以下形态：胞质从胞膜向外突出呈相对致密小泡，胞膜破裂，部分胞质丢失；胞质呈颗粒状，沿细胞膜内侧间断沉着；细胞的一侧向外展，类似葫芦状或发芽的酵母状；胞质内有散在的相对致密物，成细颗粒状；胞质向四周集中形似炸面包圈样以及破碎的红细胞等，称为 I 型。

3. 变形红细胞

多为皱缩红细胞，主要为膜皱缩、血红蛋白浓缩，呈高色素性，体积变小，胞膜可见棘状突起，棘突之间看不到膜间隔，有时呈桑葚状、星状、多角形，是在皱缩基础上产生的，称为 II 型。

4. 小形红细胞

直径约在 6 μm 以下，细胞膜完整，血红蛋白浓缩，呈高色素性。体积变小，细胞大小基本一致称为 III 型。

肾小球源性血尿多为 I、II、III 型红细胞形态，通过显微镜诊断，与肾活检的诊断符合率可达 96.7%。非肾小球疾病血尿，则多为均一性血尿，与肾活检诊断符合率达 92.6%。

肾小球性血尿红细胞形态学变化的机制，目前认为可能是由于红细胞通过有病理改变的肾小球滤膜时，受到了挤压损伤；以后在通过各段肾小管的过程中又受到不同的 pH 值和不断变化着的渗透压的影响；加上介质的张力，各种代谢产物(脂肪酸、溶血、卵磷脂、胆酸等)的作用，造成红细胞的大小、形态和血红蛋白含量等变化。而非肾小球性血尿主要是肾小球以下部位和泌尿通路上毛细血管破裂的出血，不存在通过肾小球滤膜所造成的挤压损伤，因而红细胞形态正常。来自肾小管的红细胞虽可受 pH 值及渗透压变化的作用，但因时间短暂，变化轻微，多呈均一性血尿。

临床意义：正常人特别是青少年在剧烈运动、急行军、冷水浴、久站或重体力劳动后可出现暂时性镜下血尿，这种一过性血尿属生理性变化范围。女性患者应注意月经污染问题，需通过动态观察加以区别。引起血尿的疾病很多，可归纳为三类原因。

(1) 泌尿系统自身疾病：泌尿系统各部位的炎症、肿瘤、结核、结石、创伤、肾移植排异、先天性畸形等均可引起不同程度的血尿，如急、慢性肾小球肾炎、肾盂肾炎、泌尿系统感染等都是引起血尿的常见原因。

(2) 全身其他系统疾病：主要见于各种原因引起的出血性疾病，如特发性血小板减少性紫癜、血友病、DIC、再生障碍性贫血和白血病合并有血小板减少时；某些免疫性疾病如系统性红斑狼疮等也可发生血尿。

(3) 泌尿系统附近器官的疾病：如前列腺炎、精囊炎、盆腔炎等患者尿中也偶尔见到红细胞。

（二）白细胞、脓细胞、闪光细胞和混合细胞群

正常人尿沉渣镜检白细胞 < 5 个 /HP，若白细胞超过 5 个 /HP 即为增多，称为镜下脓尿。白细胞系指无明显退变的完整细胞，尿中以中性粒细胞较多见，也可见到淋巴细胞及单核细胞。其细胞质清晰整齐，加 1% 醋酸处理后细胞核可见到。中性粒细胞常分散存在。脓细胞系指在炎症过程中破坏或死亡的中性粒细胞，外形不规则，浆内充满颗粒，细胞核不清，易聚集成团，细胞界限不明显，此种细胞称为脓细胞。急性肾小球肾炎时，尿内白细胞可轻度增多。若发现多量白细胞，表示泌尿系统感染如肾盂肾炎、膀胱炎、尿道炎及肾结核等。肾移植手术后 1 周内尿中可出现较多的中性粒细胞，随后可逐渐减少而恢复正常。成年女性生殖系统有炎症时，常有阴道分泌物混入尿内。除有成团脓细胞外，并伴有多量扁平上皮细胞及一些细长的大肠杆菌。闪光细胞是一种在炎症感染过程中，发生脂肪变性的多形核白细胞，其胞质中充满了活动的闪光颗粒，这种颗粒用 Sternheimer-Malbin 法染色时结晶紫不着色而闪闪发光。故称为闪光细胞，有时浆内可有空泡。

临床意义：

(1) 泌尿系统有炎症时均可见到尿中白细胞增多，尤其在细菌感染时多见，如急、慢性肾盂肾炎、膀胱炎、尿道炎、前列腺炎、肾结核等。

(2) 女性阴道炎或宫颈炎、附件炎时可因分泌物进入尿中，而见白细胞增多，常伴大量扁平上皮细胞。

(3) 肾移植后如发生排异反应，尿中可出现大量淋巴及单核细胞。

(4) 肾盂肾炎活动期或慢性肾盂肾炎的急性发作期可见闪光细胞，膀胱炎、前列腺炎、阴道炎时也偶尔可见到。

(5) 尿液白细胞中单核细胞增多，可见于药物性急性间质性肾炎及新月形肾小球肾炎，急性肾小管坏死时单核细胞减少或消失。

(6) 尿中出现多量嗜酸性粒细胞时称为嗜酸性粒细胞尿，见于某些急性间质性肾炎患者，药物所致变态反应，在尿道炎等泌尿系其他部位的非特异性炎症时，也可出现嗜酸性粒细胞。

（三）混合细胞群

混合细胞群是一种泌尿系上尿路感染后多种细胞黏附聚集成团的细胞群体，在上尿路感染过程中特殊条件下多种细胞的组合，多为淋巴细胞、浆细胞、移行上皮细胞及单核细胞紧密黏附聚集在一起，经姬瑞染色各类细胞形态完整。荧光染色各类细胞出现较强的橘黄色荧光，机械振荡不易解离，我们命名为混合细胞群 (MCG)。这种混合细胞群多出现在上尿路感染的尿液中，尤其在慢性肾盂肾炎患者的尿中，阳性正确检出率达 99.8%。

（四）巨噬细胞

巨噬细胞比白细胞大，卵圆形、圆形或不规则形，有一个较大不明显的核，核常为卵圆形偏于一侧，胞质内有较多的颗粒和吞噬物，常有空泡。在泌尿道急性炎症时出现，如急性肾盂

肾炎、膀胱炎、尿道炎等，并伴有脓细胞，其出现的多少，决定于炎症的程度。

（五）上皮细胞

由于新陈代谢或炎症等原因，泌尿生殖道的上皮细胞脱落后可混入尿中排出；从组织学上讲有来自肾小管的立方上皮，有来自肾、肾盂、输尿管、膀胱和部分尿道的移行上皮，也有来自尿道中段的假复层柱状上皮以及尿道口和阴道的复层鳞状上皮，其形态特点及组织来源。

1. 小圆上皮细胞

来自肾小管立方上皮或移行上皮深层，在正常尿液中不出现，此类细胞形态特点为：较白细胞略大，呈圆形或多边形，内含一个大而明显的核，核膜清楚，胞质中可见脂肪滴及小空泡。因来自肾小管，故亦称肾小管上皮细胞或肾细胞。肾小管上皮细胞，分曲管上皮与集合管上皮，两者在形态上有不同，曲管上皮为肾单位中代谢旺盛的细胞,肾小管损伤时,最早出现于尿液中，其特征为血管上皮胞体(20～60μm)，含大量线粒体，呈现多数粗颗粒，结构疏松如网状，核偏心易识别。集合管上皮胞体小，8～12μm，核致密呈团块，着色深，单个居中央，界膜清楚。浆内有细颗粒。这种细胞在尿液中出现，常表示肾小管有病变，急性肾小球肾炎时最多见。成堆出现，表示肾小管有坏死性病变。细胞内有时充满脂肪颗粒，此时称为脂肪颗粒细胞或称复粒细胞。当肾脏慢性充血、梗死或血红蛋白沉着时，肾小管细胞内含有棕色颗粒，亦即含铁血黄素颗粒也可称为复粒细胞，此种颗粒呈普鲁士蓝反应阳性。肾移植后1周内，尿中可发现较多的肾小管上皮细胞，随后可逐渐减少而恢复正常。当发生排异反应时，尿液中可再度出现成片的肾上皮细胞，并可见到上皮细胞管型。

2. 变性肾上皮细胞

这类细胞常见在肾上皮细胞内充满粗颗粒或脂肪滴的圆形细胞，胞体较大，核清楚称脂肪颗粒变性细胞。苏丹Ⅲ染色后胞质中充满橙红色脂肪晶体和脂肪滴，姬瑞染色后胞质中充满不着色似空泡样脂肪滴。这种细胞多出现于肾病综合征、肾炎型肾病综合征及某些慢性肾脏疾病。

3. 尿液肾小管上皮计数。

参考值：

正常人尿液＜0。

肾小管轻度损伤曲管上皮＞10个/10 HP。

肾小管中度损伤曲管上皮＞50个/10 HP。

肾小管严重损伤曲管上皮＞100个/10 HP。

肾小管急性坏死曲管上皮＞200个/10 HP。

临床意义：正常人尿液一般见不到肾上皮，肾小管上皮的脱落，其数量与肾小管的损伤程度有关。在感染、炎症、肿瘤、肾移植或药物中毒累及肾实质时，都会导致肾小管上皮细胞的脱落。

4. 移行上皮细胞

正常时少见，来自肾盂、输尿管、近膀胱段及尿道等处的移行上皮组织脱落而来。此类细胞由于部位的不同和脱落时器官的缩张状态的差异，其大小和形态有很大的差别。

(1) 表层移行上皮细胞：在器官充盈时脱落，胞体大，为正常白细胞4～5倍，多呈不规则的圆形，核较小常居中央；有人称此为大圆形上皮细胞。如在器官收缩时脱落，形成细胞体积较小，为正常白细胞的 2～3 倍，多呈圆形，自膀胱上皮表层及阴道上皮外底层皆为此类形态的细胞。这类细胞可偶见于正常尿液中，膀胱炎时可呈片脱落。

(2) 中层移行上皮细胞：体积大小不一，呈梨形、纺锤形，又称尾形上皮细胞，核稍大，呈圆形或椭圆形。多来自肾盂，也称肾盂上皮细胞，有时也可来自输尿管及膀胱颈部，此类细胞在正常尿液中不易见到，在肾盂、输尿管及膀胱颈部炎症时，可成片的脱落。

(3) 底层移行上皮细胞体积较小，反光性强，因与肾小管上皮细胞相似，有人称此细胞也为小圆上皮细胞，为输尿管、膀胱、尿道上皮深层的细胞。此细胞核较小，但整个胞体又较肾上皮细胞为大，以此加以区别。

5. 复层鳞状上皮

又称扁平上皮细胞，来自尿道口和阴道上皮表层，细胞扁平而大，似鱼鳞样，不规则，细胞核较小呈圆形或卵圆形。成年女性尿液中易见，少量出现无临床意义，尿道炎时可大量出现，常见片状脱落且伴有较多的白细胞。

6. 多核巨细胞及人巨细胞病毒包涵体

20～25 μm，呈多角形、椭圆形，有数个椭圆形的核，可见嗜酸性包涵体。一般认为是由尿道而来的移形上皮细胞。多见于麻疹、水痘、腮腺炎、流行性出血热等病毒性感染者的尿中。巨细胞病毒是一种疱疹病毒，含双股 DNA，可通过输血、器官移植等造成感染，婴儿可经胎盘、乳汁等感染，尿中可见含此病毒包涵体的上皮细胞。

九、尿结晶检查

尿中出现结晶称晶体尿。尿液中是否析出结晶，取决于这些物质在尿液中的溶解度、浓度、pH 值、温度及胶体状况等因素。当种种促进与抑制结晶析出的因子和使尿液过饱和状态维持稳定动态平衡的因素失衡时，则可见结晶析出。尿结晶可分成代谢性的盐类结晶，多来自饮食，一般无临床意义。但要经常出现在尿液中伴有较多的新鲜红细胞。应考虑有结石的可能，另一种为病理性的结晶如亮氨酸、酪氨酸、胱氨酸、胆红素和药物结晶等，具有一定的临床意义。

(一) 酸性尿液中结晶

1. 尿酸结晶

尿酸为机体核蛋白中嘌呤代谢的终末产物，常以尿酸、尿酸钙、尿酸铵、尿酸钠的盐类形式随尿排出体外。其形态光镜下可见呈黄色或暗棕红色的菱形、三棱形、长方形、斜方形、蔷薇花瓣形的结晶体，可溶于氢氧化钠溶液。正常情况下如多食含高嘌呤的动物内脏可使尿中尿酸增加。在急性痛风症、小儿急性发热、慢性间质性肾炎、白血病时，因细胞核大量分解，也可排出大量尿酸盐。如伴有红细胞出现时，提示有膀胱或肾结石的可能，或肾小管对尿酸的重吸收发生障碍等。

2. 草酸钙结晶

草酸是植物性食物中的有害成分，正常情况下与钙结合，形成草酸钙经尿液排出体外。其形态为哑铃形、无色方形、闪烁发光的八面体，有两条对角线互相交叉等。可溶于盐酸但不溶于乙酸内，属正常代谢成分，如草酸盐排出增多，患者有尿路刺激症状或有肾绞痛合并血尿，应考虑尿路结石症的可能性。

3. 硫酸钙结晶

形状为无色针状或晶体状结晶，呈放射状排列，无临床意义。

4. 马尿酸结晶

形状为无色针状、斜方柱状或三棱状，在尿沉渣中常有色泽。为人类和草食动物尿液中的正常成分，是由苯甲酸与甘氨酸结合而成。一般无临床意义。

5. 亮氨酸和酪氨酸结晶

尿中出现亮氨酸和酪氨酸结晶为蛋白分解产物，亮氨酸结晶为淡黄色小球形油滴状，折光性强，并有辐射及同心纹，溶于乙酸不溶于盐酸。酪氨酸结晶为略带黑色的细针状结晶，常成束成团，可溶于氢氧化铵而不溶于乙酸。正常尿液中很少出现这两种结晶。可见于急性磷、氯仿、四氯化碳中毒、急性重型肝炎、肝硬化、糖尿病性昏迷、白血病或伤寒的尿液中。

6. 胱氨酸结晶

为无色六角形片状结晶，折光性很强，系蛋白质分解产物。可溶于盐酸不溶于乙酸，迅速溶解于氨水中。正常尿中少见，在先天性氨基酸代谢异常，如胱氨酸病时，可大量出现有形成结石的可能性。

7. 胆红素结晶

形态为黄红色成束的小针状或小片状结晶，可溶于氢氧化钠溶液中，遇硝酸可显绿色，见于阻塞性黄疸、急性重型肝炎、肝硬化、肝癌、急性磷中毒等。有时在白细胞及上皮细胞内可见到此种结晶。

8. 胆固醇结晶

形状为无色缺角的方形薄片状结晶，大小不一，单个或叠层，浮于尿液表面，可溶于乙醚、氯仿及乙醇。见于乳糜尿内、肾淀粉样变、肾盂肾炎、膀胱炎、脓尿等。

(二) 碱性尿液中结晶

1. 磷酸盐类结晶

磷酸盐类一部分来自食物一部分来自含磷的有机化合物 (磷蛋白类、核蛋白类)，在组织分解时生成，属正常代谢产物。包括无定形磷酸盐、磷酸镁铵、磷酸钙等。其形状为无色透明闪光，呈屋顶形或棱柱形，有时呈羊齿草叶形，可溶于乙酸。如长期在尿液中见到大量磷酸钙结晶，则应与临床资料结合考虑甲状旁腺功能亢进、肾小管性酸中毒，或因长期卧床骨质脱钙等。如患者长期出现磷酸盐结晶，应考虑有磷酸盐结石的可能。有些草酸钙与磷酸钙的混合结石，与碱性尿易析出磷酸盐结晶及尿中黏蛋白变化因素有关。感染引起结石，尿中常出现磷酸镁铵结晶。

2. 碳酸钙结晶

形态为无色哑铃状或小针状结晶，也可呈无晶形颗粒状沉淀。正常尿内少见，可溶于乙酸并产生气泡。无临床意义。

3. 尿酸铵结晶

形状为黄褐色不透明，常呈刺球形或树根形，是尿酸和游离铵结合的产物，又称重尿酸铵结晶。见于腐败分解的尿中，无临床意义。若在新鲜尿液中出现此种结晶，表示膀胱有细菌感染。

4. 尿酸钙结晶

形状为球形，周围附有突起或呈菱形。可溶于乙酸及盐酸，多见于新生儿尿液或碱性尿液中，无临床意义。

(三) 药物结晶

随着化学治疗的发展，尿中可见药物结晶日益增多。

1. 放射造影剂

使用放射造影剂患者如合并静脉损伤时，可在尿中发现束状、球状、多形性结晶。可溶于氢氧化钠，不溶于乙醚、氯仿。尿的比密可明显升高 (> 1.050)。

2. 磺胺类药物结晶

磺胺类药物的溶解度小，在体内乙酰化率较高，服用后可在泌尿道内以结晶形式排出。如在新鲜尿内出现大量结晶体伴有红细胞时，有发生泌尿道结石和导致尿闭的可能。应即时停药予以积极处理。在出现结晶体的同时除伴有红细胞外可见到管型，表示有肾损害，应立即停药，大量饮水，服用碱性药物使尿液碱化。现仅将 2000 年中国药典记载的卫生部允许使用的几种磺胺药物的结晶形态介绍如下。

(1) 磺胺嘧啶 (SD)：其结晶形状为棕黄不对称的麦秆束状或球状，内部结构呈紧密的辐射状，可溶于丙酮。

(2) 磺胺甲基异恶唑：结晶形状为无色透明、长方形的六面体结晶，似厚玻璃块，边缘有折光阴影，散在或集束成 "+" "X" 形排列，可溶于丙酮。

(3) 磺胺多辛：因在体内乙酰化率较低，不易在酸性尿中析出结晶。

3. 解热镇痛药

退热药如阿司匹林、磺基水杨酸也可在尿中出现双折射性斜方形或放射状结晶。由于新药日益增多，也有一些可能在尿中出现结晶如诺氟沙星等，应识别其性质及来源。

十、尿液沉渣计数

尿液沉渣计数是尿液中有机有形沉淀物计数，计算在一定时间内尿液各种有机有形成分的数量，借以了解肾损伤情况。正常人尿液也含有少数的透明管型、红细胞及白细胞等有形成分。在肾疾患时，其数量可有不同程度的增加，增加的幅度与肾损伤程度相关，因此，通过定量计数尿中的有机有形成分，为肾疾病的诊断提供依据。

(一)12 小时尿沉渣计数 (Addis 计数)

是测定夜间 12 小时浓缩尿液中的红细胞、白细胞及管型的数量。为防止沉淀物的变性需加入一定量防腐剂，患者在晚 8 时，排尿弃去，取以后 12 小时内全部尿液，特别是至次晨 8 时，必须将尿液全部排空。

1. 参考值

红细胞：< 50 万 /12 h，白细胞及肾上皮细胞：< 100 万 /12 h，透明管型：< 5 000/12 h。

2. 临床意义

(1) 肾炎患者可轻度增加或显著增加。

(2) 肾盂肾炎患者尿液中的白细胞显著增高，尿路感染和前列腺炎等尿中白细胞也明显增高。

（二）1 小时细胞排泄率检查

准确留取 3 小时全部尿液，将沉渣中红细胞、白细胞分别计数，再换算成 1 小时的排泄率。检查时患者可照常生活，不限制饮食，但不给利尿药及过量饮水。

1. 参考值

男性：红细胞＜ 3 万 / 小时；白细胞＜ 7 万 / 小时女性：红细胞＜ 4 万 / 小时；白细胞＜ 14 万 / 小时。

2. 临床意义

(1) 肾炎患者红细胞排泄率明显增高。

(2) 肾盂肾炎患者白细胞排泄率增高，可达 40 万 / 小时。

十一、尿液蛋白质检查

正常人的肾小球滤液中存在小分子量的蛋白质，在通过近曲小管时绝大部分又被重吸收，因此终尿中的蛋白质含量仅为 30 ～ 130 mg/24 h。随机 1 次尿中蛋白质为 0 ～ 80 mg/L。尿蛋白定性试验为阴性反应。当尿液中蛋白质超过正常范围时称为蛋白尿。含量大于 0.1 g/L 时定性试验可阳性。正常时分子量 7 万以上的蛋白质不能通过肾小球滤过膜。而分子量 1 万～ 3 万的低分子蛋白质虽大多可通过滤过膜，但又为近曲小管重吸收。由肾小管细胞分泌的蛋白如 Tamm-Horsfall 蛋白 (T-H 蛋白)、SIgA 等以及下尿路分泌的黏液蛋白可进入尿中。尿蛋白质 2/3 来自血浆蛋白，其中清蛋白约占 40%，其余为小分子量的酶如溶菌酶等、肽类、激素等。可按蛋白质的分子量大小分成 3 组。①高分子量蛋白质：分子量大于 9 万，含量极微，包括由肾髓袢升支及远曲小管上皮细胞分泌的 T-H 糖蛋白及分泌型 IgG 等。②中分子量蛋白质：分子量 4 万～ 9 万，是以清蛋白为主的血浆蛋白，可占尿蛋白总数的 1/2 ～ 2/3。③低分子量蛋白质：分子量小于 4 万，绝大多数已在肾小管重吸收，因此尿中含量极少，如免疫球蛋白 Fc 片段，游离轻链、α_1 微球蛋白、β_2 微球蛋白等。蛋白尿形成的机制：

（一）肾小球性蛋白尿

肾小球因受炎症、毒素等的损害，引起肾小球毛细血管壁通透性增加，滤出较多的血浆蛋白，超过了肾小管重吸收能力所形成的蛋白尿，称为肾小球性蛋白尿。其机制除因肾小球滤过膜的物理性空间构型改变导致"孔径"增大外，还与肾小球滤过膜的各层特别是足突细胞层的唾液酸减少或消失，以致静电屏障作用减弱有关。

（二）肾小管性蛋白尿

由于炎症或中毒引起近曲小管对低分子量蛋白质的重吸收功能减退而出现以低分子量蛋白质为主的蛋白尿，称为肾小管性蛋白尿。尿中以 β_2 微球蛋白、溶菌酶等增多为主，白蛋白正常或轻度增多。单纯性肾小管性蛋白尿，尿蛋白含量较低，一般低于 1 g/24 h。常见于肾盂肾炎、间质性肾炎、肾小管性酸中毒、重金属 (汞、镉、铋) 中毒，应用庆大霉素、多黏菌素 B 及肾移植术后等。

（三）混合性蛋白尿

肾脏病变如同时累及肾小球及。肾小管，产生的蛋白尿称混合性蛋白尿。在尿蛋白电泳的图谱中显示低分子量的 β_2 MG 及中分子量的白蛋白同时增多，而大分子量的蛋白质较少。

（四）溢出性蛋白尿

血循环中出现大量低分子量（分子量小于 4.5 万）的蛋白质如本周蛋白。血浆肌红蛋白（分子量为 1.4 万）增多超过肾小管回吸收的极限于尿中大量出现时称为肌红蛋白尿，也属于溢出性蛋白尿，见于骨骼肌严重创伤及大面积心肌梗死。

（五）偶然性蛋白尿

当尿中混有多量血、脓、黏液等成分而导致蛋白定性试验阳性时称为偶然性蛋白尿。主要见于泌尿道的炎症、药物、出血及在尿中混入阴道分泌物、男性精液等，一般并不伴有肾本身的损害。

（六）生理性蛋白尿或无症状性蛋白尿

由于各种体外环境因素对机体的影响而导致的尿蛋白含量增多，可分为功能性蛋白尿及体位性（直立性）蛋白尿。

功能性蛋白尿：机体在剧烈运动、发热、低温刺激、精神紧张、交感神经兴奋等所致的暂时性、轻度的蛋白尿。形成机制可能与上述原因造成肾血管痉挛或充血而使肾小球毛细血管壁的通透性增加所致。当诱发因素消失后，尿蛋白也迅速消失。生理性蛋白尿定性一般不超过 (+)，定量小于 0.5 g/24 h，多见于青少年期。

体位性蛋白尿：又称直立性蛋白尿，由于直立体位或腰部前突时引起的蛋白尿。其特点为卧床时尿蛋白定性为阴性，起床活动若干时间后即可出现蛋白尿，尿蛋白定性可达 (++) 甚至 (+++)，而平卧后又转成阴性，常见于青少年，可随年龄增长而消失。其机制可能与直立时前突的脊柱压迫肾静脉，或直立时肾的位置向下移动，使肾静脉扭曲而致肾脏处于瘀血状态，与淋巴、血流受阻有关。

1. 参考值

尿蛋白定性试验：阴性尿蛋白定量试验：< 0.1 g/L 或 ≤ 0.15 g/24 h（考马斯亮蓝法）。

2. 临床意义

因器质性变，尿内持续性地出现蛋白，尿蛋白含量的多少，可作为判断病情的参考，但蛋白量的多少不能反映肾脏病变的程度和预后。

(1) 急性肾小球肾炎：多数由链球菌感染后引起的免疫反应。持续性蛋白尿为其特征。蛋白定性检查常为 (+) ～ (++)、定量检查大都不超过 3 g/24 h，但也有超过 10 g/24 h 者。一般于病后 2 ～ 3 周蛋白定性转为少量或微量，2 ～ 3 个月后多消失，也可呈间歇性阳性。成人患者消失较慢，若蛋白长期不消退，应疑及体内有感染灶或转为慢性的趋势。

(2) 急进性肾小球肾炎：起病急、进展快。如未能有效控制，大多在半年至 1 年内死于尿毒症，以少尿，甚至无尿、蛋白尿、血尿和管型尿为特征。

(3) 隐匿性肾小球肾炎：临床常无明显症状，但有持续性轻度的蛋白尿。蛋白定性检查多为 (±) ～ (+)，定量检查常在 0.2 g/24 h 左右，一般不超过 1 g/24 h。可称为"无症状性蛋白尿"。在呼吸系统感染或过劳后，蛋白可有明显增多，过后可恢复到原有水平。

(4) 慢性肾小球肾炎：病变累及肾小球和肾小管，多属于混合性蛋白尿。慢性肾炎普通型，尿蛋白定性检查常为 (+) ～ (+++)，定量检查多在 3.5 g/24 h 左右；肾病型则以大量蛋白尿为特征，定性检查为 (++) ～ (++++)，定量检查为 (3.5 ～ 5)g/24 h 或以上，但晚期，由于肾小球大部毁坏，蛋白排出量反而减少。

(5) 肾病综合征：是由多种原因引起的一组临床症候群，包括慢性肾炎肾病型、类脂性肾病、膜性肾小球肾炎、狼疮性肾炎肾病型、糖尿病型肾病综合征和一些原因不明确的肾病综合征等。临床表现以水肿、大量蛋白尿、低蛋白血症、高脂血症为特征，尿蛋白含量较高，且易起泡沫，定量试验常为 (3.5～10)g/24 h，最多达 20 g 者。

(6) 肾盂肾炎：为泌尿系统最常见的感染性疾病，临床上分为急性和慢性两期。急性期尿液的改变为脓尿，尿蛋白多为 (±)～(++)。每日排出量不超过 1 g。如出现大量蛋白尿应考虑有否肾炎、肾病综合征或肾结核并发感染的可能性。慢性期尿蛋白可呈间歇性阳性，常为 (+)～(++)，并可见混合细胞群和白细胞管型。

(7) 肾内毒性物质引起的损害：由金属盐类如汞、镉、铀、铬、砷和铋等或有机溶剂如甲醇、甲苯、四氧化碳等以及抗菌药类如磺胺、新霉素、卡那霉素、庆大霉素、多黏菌素 B、甲氧苯青霉素等，可引起肾小管上皮细胞肿胀、退行性变和坏死等改变，故又称坏死性肾病。系因肾小管对低分子蛋白质重吸收障碍而形成的轻度或中等量蛋白尿，一般不超过 1.5 g/24 h，并有明显的管型尿。

(8) 系统性红斑狼疮的肾脏损害：本病在组织学上显示有肾脏病变者高达 90%～100%，但以肾脏病而发病者仅为 3%～5%。其病理改变以肾小球毛细血管丛为主，有免疫复合物沉淀和基底膜增厚。轻度损害型尿蛋白常在 (+)～(++)，定量检查为 (0.5～1)g/24 h。肾病综合征型则尿蛋白大量增多。

(9) 肾移植：肾移植后，因缺血而造成的肾小管功能损害，有明显的蛋白尿，可持续数周，当循环改善后尿蛋白减少或消失，如再度出现蛋白尿或尿蛋白含量较前增加，并伴有尿沉渣的改变，常提示有排异反应发生。

(10) 妊娠和妊娠中毒症：正常孕妇尿中蛋白可轻微增加，属于生理性蛋白尿。此与肾小球滤过率和有效肾血流量较妊娠前增加 30%～50%，以及妊娠所致的体位性蛋白尿 (约占 20%) 有关。妊娠中毒症则因肾小球的小动脉痉挛，血管腔变窄，肾血流量减少，组织缺氧使其通透性增加，血浆蛋白从肾小球漏出之故。尿蛋白多为 (+)～(++)，病情严重时可增至 (+++)～(++++)，如定量超过 5 g/24 h，提示为重度妊娠中毒症。

十二、本周蛋白尿检查

本周蛋白是免疫球蛋白的轻链单体或二聚体，属于不完全抗体球蛋白，分为 K 型和 X 型，其分子量分别为 22 000 和 44 000，蛋白电泳时可在 α_2 至 γ 球蛋白区带间的某个部位出现 M 区带，多位于 γ 区带及 β-γ 区。易从肾脏排出称轻链尿。可通过肾小球滤过膜滤出，若其量超过近曲小管所能吸收的极限，则从尿中排出，在尿中排出率多于清蛋白。肾小管对本周蛋白具有重吸收及异化作用，通过肾排泄时，可抑制肾小管对其他蛋白成分的重吸收，并可损害近曲、远曲小管，因而导致肾功能障碍及形成蛋白尿，同时有清蛋白及其他蛋白成分排出。本周蛋白在加热至 40℃～60℃时可发生凝固，温度升至 90℃～100℃时可再溶解，故又称凝溶蛋白。

(一) 原理

尿内本周蛋白在加热 40℃～60℃时，出现凝固沉淀，继续加热至 90℃～100℃时又可再溶解，故利用此凝溶特性可将此蛋白与其他蛋白区分。

（二）参考值

尿本周蛋白定性试验：阴性（加热凝固法或甲苯磺酸法）。

（三）临床意义

1. 多发性骨髓瘤

是浆细胞恶性增生所致的肿瘤性疾病，其异常浆细胞（骨髓瘤细胞），在制作免疫球蛋白的过程中，产生过多的轻链且在未与重链装配前即从细胞内分泌排出，经血循环由肾脏排至尿中，有 35%～65% 的病例本周蛋白尿呈阳性反应，但每日排出量有很大差别，可从 1 g 至数十克，最高达 90 g 者，有时定性试验呈间歇阳性，故一次检套阴性不能排除本病。

2. 华氏巨球蛋白血症

属浆细胞恶性增生性疾病，血清内 IgM 显著增高为本病的重要特征，约有 20% 的患者尿内可出现本周蛋白。

3. 其他疾病

如淀粉样变性、恶性淋巴瘤、慢淋白血病、转移瘤、慢性肾炎、肾盂肾炎、肾癌等患者尿中也偶见本周蛋白，可能与尿中存在免疫球蛋白碎片有关。

十三、尿液血红蛋白、肌红蛋白及其代谢产物的检查

（一）血红蛋白尿的检查

当血红蛋白内有大量红细胞破坏，血浆中游离血红蛋白超过 1.5 g/L（正常情况下肝珠蛋白最大结合力为 1.5 g/L 血浆）时，血红蛋白随尿排出，尿中血红蛋白检查阳性，称血红蛋白尿。血红蛋白尿特点，外观呈脓茶色或透明的酱油色，镜检时无红细胞，但隐血呈阳性反应。

1. 原理

血红蛋白中的亚铁血红素与过氧化物酶的结合相似，而且具有弱的过氧化物酶活性，能催化过氧化氢放出新生态的氧，氧化受体氨基比林使之呈色，借以识别血红蛋白的存在。

2. 参考值

正常人尿中血红蛋白定性试验：阴性（氨基比林法）。

3. 临床意义

(1) 阳性可见于各种引起血管内溶血的疾病，如 6- 磷酸葡萄糖脱氢酶缺乏在食蚕豆或使用药物伯氨喹、碘胺、非那西丁时引起的溶血。

(2) 血型不合输血引起的急性溶血，广泛性烧伤、恶性疟疾、某些传染病（猩红热、伤寒、丹毒）、毒蕈中毒、毒蛇咬伤等大都有变性的血红蛋白出现。

(3) 遗传性或继发性溶血性贫血，如阵发性寒冷性血红蛋白尿症、行军性血红蛋白尿症及阵发性睡眠性血红蛋白尿症。

(4) 自身免疫性溶血性贫血、系统性红斑狼疮等。

（二）肌红蛋白尿的检查

肌红蛋白是横纹肌、心肌细胞内的一种含亚铁血红素的蛋白质，其结构及特性与血红蛋白相似，但仅有一条肽链，分子量为 1.6 万～1.75 万。当肌肉组织受损伤时，肌红蛋白可大量释放到细胞外入血流，因分子量小，可由肾排出。尿中肌红蛋白检查阳性，称肌红蛋白尿。

1. 原理

肌红蛋白和血红蛋白一样,分子中含有血红素基团,具有过氧化物酶活性,能用邻甲苯胺或氨基比林与过氧化氢呈色来鉴定,肌红蛋白在 80% 饱和硫酸铵浓度下溶解,而血红蛋白和其他蛋白质则发生沉淀,可资区别。

2. 参考值

肌红蛋白定性反应:阴性 (硫酸铵法) 肌红蛋白定量试验: < 4 mg/L(酶联免疫吸附法)。

3. 临床意义

(1) 阵发性肌红蛋白尿:肌肉疼痛性痉挛发作 72 小时后出现肌红蛋白尿。

(2) 行军性肌红蛋白尿:非习惯性过度运动。

(3) 创伤:挤压综合征、子弹伤、烧伤、电击伤、手术创伤。

(4) 原发性肌疾病:肌肉萎缩、皮肌炎及多发性肌炎、肌肉营养不良等。

(5) 组织局部缺血性肌红蛋白尿:心肌梗死早期、动脉梗死。

(6) 代谢性肌红蛋白尿:乙醇中毒、砷化氢、一氧化碳中毒、巴比妥中毒、肌糖原积累等。

(三) 含铁血黄素尿的检查

含铁血黄素尿为尿中含有暗黄色不稳定的铁蛋白聚合体,是含铁的棕色色素。血管内溶血时肾在清除游离血红蛋白过程中,血红蛋白大部分随尿排出,产生血红蛋白尿。其中的一部分血红蛋白被肾小管上皮细胞重吸收,并在细胞内分解成含铁血黄素,当这些细胞脱落至尿中时,可用铁染色法检出,细胞解体时,则含铁血黄素颗粒释放于尿中,也可用 Prussian 蓝反应予以鉴别。

1. 原理

含铁血黄素中的高铁离子,在酸性环境下与亚铁氰化物作用,产生蓝色的亚铁氰化铁,又称普鲁士蓝反应。

2. 参考值

含铁血黄素定性试验:阴性 (普鲁士蓝法)。

3. 临床意义

尿内含铁血红素检查,对诊断慢性血管内溶血有一定价值,主要见于阵发性睡眠性血红蛋白尿症、行军性肌红蛋白尿、自身免疫溶血性贫血、严重肌肉疾病等。但急性溶血初期,血红蛋白检查阳性,因血红蛋白尚未被肾上皮细胞摄取,未形成含铁血黄素,本试验可呈阴性。

(四) 尿中卟啉及其衍生物检查

卟啉是血红素生物合成的中间体,为构成动物血红蛋白、肌红蛋白、过氧化氢酶、细胞色素等的重要成分。是由 4 个吡咯环连接而成的环状化合物。血红素的合成过程十分复杂,其基本原料是琥珀酰辅酶 A 和甘氨酸,维生素 B 也参与作用。正常人血和尿中含有少量的卟啉类化合物。卟啉病是一种先天性或获得性卟啉代谢紊乱的疾病,其产物大量由尿和粪便排出,并出现皮肤、内脏、精神和神经症状。

1. 卟啉定性检查

(1) 原理:尿中卟啉类化合物 (属卟啉、粪卟啉、原卟啉) 在酸性条件下用乙酸乙酯提取,经紫外线照射下显红色荧光。

(2) 参考值：尿卟啉定性试验：阴性 (Haining 法)。

2. 卟胆原定性检查

(1) 原理：尿中卟胆原是血红素合成的前身物质，它与对二甲氨基苯甲醛在酸性溶液中作用，生成红色缩合物。尿胆原及吲哚类化合物亦可与试剂作用，形成红色。但前者可用氯仿将红色提取，后者可用正丁醇将红色抽提除去，残留的尿液如仍呈红色，提示有卟胆原。

(2) 参考值。尿卟胆原定性试验：阴性 (watson-schwartz 法)。

(3) 临床意义：卟啉病引起卟啉代谢紊乱，导致其合成异常和卟啉及其前身物与氨基 -γ- 酮戊酸及卟胆原的排泄异常，在这种异常代谢过程中产生的尿卟啉、粪卟啉大量排出。其临床应用主要：①肝性卟啉病呈阳性；②鉴别急性间歇性卟啉病。因患者出现腹疼、胃肠道症状、精神症状等，易与急性阑尾炎、肠梗阻、神经精神疾病混淆，检查卟胆原可作为鉴别诊断参考。

十四、尿糖检查

临床上出现在尿液中的糖类，主要是葡萄糖尿，偶见乳糖尿、戊糖尿、半乳糖尿等。正常人尿液中可有微量葡萄糖，每日尿内排出＜ 2.8 mmol/24 h，用定性方法检查为阴性。糖定性试验呈阳性的尿液称为糖尿，尿糖形成的原因为：当血中葡萄糖浓度大于 8.8 mmol/L 时，肾小球滤过的葡萄糖量超过肾小管重吸收能力 (“肾糖阈”) 即可出现糖尿。

尿中出现葡萄糖取决于三个因素：①动脉血中葡萄糖浓度；②每分钟流经肾小球中的血浆量；③近端肾小管上皮细胞重吸收葡萄糖的能力即肾糖阈。肾糖阈可随肾小球滤过率和肾小管葡萄糖重吸收率的变化而改变。当肾小球滤过率减低时可导致“肾糖阈”提高，而肾小管重吸收减少时则可引起肾糖阈降低。葡萄糖尿除因血糖浓度过高引起外，也可因肾小管重吸收能力降低引起，后者血糖可正常。

(一) 参考值

尿糖定性试验：阴性 (葡萄糖氧化酶试带法) 尿糖定量试验：＜ 2.8 mmol/24 h(＜ 0.5 g/24 h)，浓度为 0.1 ～ 0.8 mmol/L。

(二) 临床意义

1. 血糖增高性糖尿

(1) 饮食性糖尿：因短时间摄入大量糖类 (大于 200 g) 而引起。确诊须检查清晨空腹的尿液。

(2) 持续性糖尿：清晨空腹尿中呈持续阳性，常见于因胰岛素绝对或相对不足所致糖尿病，此时空腹血糖水平常已超过肾阈，24 小时尿中排糖近于 100 g 或更多，每日尿糖总量与病情轻重相平行。如并发肾小球动脉硬化症，则肾小球滤过率减少，肾糖阈升高，此时血糖虽已超常，尿糖亦呈阴性，进食后 2 小时由于负载增加则可见血糖升高，尿糖阳性，对于此型糖尿病患者，不仅需要检查空腹血糖及尿糖定量，还需进一步进行糖耐量试验。

(3) 其他疾病血糖增高性糖尿：见于：①甲状腺功能亢进：由于肠壁的血流加速和糖的吸收增快，因而在饭后血糖增高而出现糖尿；②肢端肥大症：可因生长激素分泌旺盛而致血糖升高，出现糖尿；③嗜铬细胞瘤：可因肾上腺素及去甲肾上腺素大量分泌，致使磷酸化酶活性增强，促使肝糖原降解为葡萄糖，引起血糖升高而出现糖尿；④库欣综合征：因皮质醇分泌增多，使糖原异生旺盛，抑制己糖磷酸激酶和对抗胰岛素作用，因而出现糖尿。

(4) 一过性糖尿：又称应激性糖尿，见于颅脑外伤、脑血管意外、情绪激动等情况下，脑血糖中枢受到刺激，导致肾上腺素、胰高血糖素大量释放，因而可出现暂时性高血糖和糖尿。

2. 血糖正常性糖尿

肾性糖尿属血糖正常性糖尿，因近曲小管对葡萄糖的重吸收功能低下所致。其中先天性者为家族性肾性糖尿，见于范可尼综合征，患者出现糖尿而空腹血糖、糖耐量试验均正常；新生儿糖尿是因肾小管功能还不完善；后天获得性肾性糖尿可见于慢性肾炎和肾病综合征时。妊娠后期及哺乳期妇女，出现糖尿可能与肾小球滤过率增加有关。

3. 尿中其他糖类

尿中除葡萄糖外还可出现乳糖、半乳糖、果糖、戊糖等，除受进食种类不同影响外，可能与遗传代谢紊乱有关。

(1) 乳糖尿：有生理性和病理性两种，前者出现在妊娠末期或产后 2 ～ 5 天，后者见于消化不良的患儿尿中，当乳糖摄取量在 100 ～ 150 g 时因缺乏乳糖酶 1，则发生乳糖尿。

(2) 半乳糖尿：先天性半乳糖血症是一种常染色体隐性遗传性疾病。由于缺乏半乳糖 -1-磷酸尿苷转化酶或半乳糖激酶，不能将食物内半乳糖转化为葡萄糖所致，患儿可出现肝大、肝功损害、生长发育停滞、智力减退、哺乳后不安、拒食、呕吐、腹泻、肾小管功能障碍等，此外，还可查出氨基酸尿 (精、丝、甘氨酸等)。由半乳糖激酶缺乏所致白内障患者也可出现半乳糖尿。

(3) 果糖尿：正常人尿液中偶见果糖，摄取大量果糖后尿中可出现暂时性果糖阳性。在肝脏功能障碍时，肝脏对果糖的利用下降，导致血中果糖升高而出现果糖尿。

(4) 戊糖尿：尿液中出现的主要是 L- 阿拉伯糖和 L- 木糖。在食用枣、李子、樱桃及其他果汁等含戊糖多的食品后，一过性地出现在尿液中，后天性戊糖增多症，是因为缺乏从 L- 木酮糖向木糖醇的转移酶，尿中每日排出木酮糖 4 ～ 5 g。

十五、尿酮体检查

酮体是乙酰乙酸、β- 羟丁酸及丙酮的总称，为体内脂肪酸代谢的中间产物。正常人血中丙酮浓度较低，为 2.0 ～ 4.0 mg/L，其中乙酰乙酸、β- 羟丁酸、丙酮分别约占 20%、78%、2%。一般检查方法为阴性。在饥饿，各种原因引起糖代谢发生障碍脂肪分解增加及糖尿病酸中毒时，因产生酮体速度大于组织利用速度，可出现酮血症，继而产生酮尿。

(一) 原理

尿中丙酮和乙酰乙酸在碱性溶液中与硝普钠作用产生紫红色化合物。

(二) 参考值

尿酮体定性试验：阴性 (Rothera 法)。

(三) 临床意义

1. 糖尿病酮症酸中毒

由于糖利用减少、分解脂肪产生酮体增加而引起酮症，尿内酮体呈强阳性反应。当肾功能严重损伤而肾阈值增高时，尿酮体可减少，甚至完全消失。

2. 非糖尿病性酮症者

如感染性疾病发热期、严重腹泻、呕吐、饥饿、禁食过久、全身麻醉后等均可出现酮尿。妊娠妇女常因妊娠反应，呕吐、进食少，以致体脂降解代谢明显增多，发生酮病而致酮尿。

3. 中毒

如氯仿、乙醚麻醉后、磷中毒等。

4. 服用双胍类降糖药

如苯乙双胍等，由于药物有抑制细胞呼吸的作用，可出现血糖降低，但酮尿阳性的现象。

十六、尿液胆色素检查

尿中胆色素包括胆红素、尿胆原及尿胆素。由于送检多为新鲜尿，尿胆原尚未氧化成尿胆素，故临床多查尿胆红素及尿胆原。

（一）胆红素检查

胆红素是血红蛋白分解代谢的中间产物，是胆汁中的主要成分，可分为未经肝处理的未结合胆红素和经肝与葡萄糖醛酸结合形成的结合胆红素。未结合胆红素不溶于水，在血中与蛋白质结合不能通过肾小球滤膜。结合胆红素分子量小，溶解度高，可通过肾小球滤膜，由尿中排出。由于正常人血中结合胆红素含量很低（小于 4 μmol/L），滤过量极少，因此尿中检不出胆红素，如血中结合胆红素增加可通过肾小球滤膜使尿中结合胆红量增加，尿胆红素试验阳性反应。

1. 原理

尿液中的胆红素与重氮试剂作用，生成红色的偶氮化合物。红色的深浅大体能反应胆红素含量的多少。

2. 参考值

胆红素试验：阴性（试带法）。

（二）尿胆原检查

1. 原理

尿胆原在酸性溶液中与对二甲氨基苯甲醛作用，生成樱红色化合物。

2. 参考值

尿胆原定性试验：正常人为弱阳性，其稀释度在 1 ∶ 20 以下（改良 Ehrlich 法）。

（三）尿胆素检查

1. 原理

在无胆红素的尿液中，加入碘液，使尿中尿胆原氧化成尿胆素，当与试剂中的锌离子作用，形成带绿色荧光的尿胆素 - 锌复合物。

2. 参考值

尿胆素定性试验：阴性 (Schilesinger 法）。

3. 临床意义

临床上根据黄疸产生的机制可区分为溶血性黄疸、肝细胞性和阻塞性黄疸三型。尿三胆检验在诊断鉴别三型黄疸上有重要意义。

(1) 溶血性黄疸：见于体内大量溶血时，如溶血性贫血、疟疾、大面积烧伤等。由于红细胞破坏时未结合胆红素增加，使血中含量增高，未结合胆红素不能通过肾，尿中胆红素检查为阴性。未结合胆红素增加，导致肝细胞代偿性产生更多的结合胆红素。当将其排入肠道后转变为粪胆原的量亦增多，尿胆原的形成也增加，而肝脏重新利用尿胆原的能力有限（肝功能也可能同时受损）所以尿胆原的含量也增加可呈阳性或强阳性。

(2) 肝细胞性黄疸：肝细胞损伤时其对胆红素的摄取、结合、排除功能均可能发生障碍。由于肝细胞坏死、肝细胞肿胀、毛细胆管受压，而在肿胀与坏死的肝细胞间弥散经血窦使胆红素进入血液循环，导致血中结合胆红素升高，因其可溶于水并经肾排出，使尿胆红素试验呈阳性。但由于肝细胞处理未结合胆红素及尿胆原的能力下降，故血中未结合胆红素及尿胆原均可增加，此外，经肠道吸收的粪胆原也因肝细胞受损不能将其转变为胆红素，而以尿胆原形式由尿中排出，因此在肝细胞黄疸时尿中胆红素与尿胆原均呈明显阳性，而粪便中尿胆原则往往减少。在急性病毒性肝炎时，尿胆红素阳性可早于临床黄疸。其他原因引起的肝细胞黄疸，如药物、毒物引起的中毒性肝炎也出现类似结果。

(3) 阻塞性黄疸：胆汁淤积使肝胆管内压增高，导致毛细胆管破裂，结合胆红素不能排入肠道而逆流入血由尿中排出，尿胆红素检查呈阳性。由于胆汁排入肠道受阻，故尿胆原粪胆原均显著减少。可见于各种原因引起的肝内外完全或不完全梗阻，如胆石症、胆管癌、胰头癌、原发性胆汁性肝硬化等。

十七、尿酸碱度检查

尿液酸碱度即尿的 pH，可反映肾脏调节体液酸碱平衡的能力。尿液 pH 主要由肾小管泌 H^+，分泌可滴定酸、铵的形成、重碳酸盐的重吸收等因素决定，其中最重要的是酸性磷酸盐及碱性磷酸盐的相对含量，如前者多于后者，尿呈酸性反应，反之呈中性或碱性反应。尿 pH 受饮食种类影响很大，如进食蛋白质较多，则由尿排出的磷酸盐及硫酸盐增多，尿 pH 较低；而进食蔬菜多时尿 pH 常大于 6。当每次进食后，由于胃黏膜要分泌多量盐酸以助消化，为保证有足够的 H^+ 和 Cl^- 进入消化液，则尿液泌 H^+ 减少和 Cl^- 的重吸收增加，而使尿 pH 呈一过性增高，称之为碱潮。其他如运动、饥饿、出汗等生理活动，夜间入睡后呼吸变慢，体内酸性代谢产物均可使尿 pH 降低。药物、不同疾病等多种因素也影响尿液 pH。

(一) 原理

甲基红和溴麝香草酚蓝指示剂适当配合可反映 pH4.5 ~ 9.0 的变异范围。

(二) 参考值

尿的 pH：正常人在普通膳食条件下尿液 pH 为 4.6 ~ 8.0(平均 6.0)(试带法)。

(三) 临床意义

1. 尿 pH 降低

酸中毒、慢性肾小球肾炎、痛风、糖尿病等排酸增加；呼吸性酸中毒，因 CO_2 潴留等，尿多呈酸性。

2. 尿 pH 升高

频繁呕吐丢失胃酸、服用重碳酸盐、尿路感染、换氧过度及丢失 CO_2 过多的呼吸性碱中毒，尿呈碱性。

3. 尿液 pH 一般与细胞外液 pH 变化平行

但应注意：①低钾血症性碱中毒时：由于肾小管分泌 H^+ 增加，尿酸性增强；反之，高钾性酸中毒时，排 K^+ 增加，肾小管分泌 H^+ 减少，可呈碱性尿；②变形杆菌性尿路感染时：由于尿素分解成氨，呈碱性尿；③肾小管性酸中毒时：因肾小管形成 H^+、排出 H^+ 及 H^+-Na^+ 交换能力下降，尽管体内为明显酸中毒，但尿 pH 呈相对偏碱性。

第三节 粪便常规检查

粪便是食物在消化系统内被消化吸收后产生的代谢产物，主要由水、食物残渣、消化道分泌物、大量细菌、食物分解产物等组成。当消化系统发生病变时，粪便的组成及性质就会发生改变。因此，粪便检查对于了解消化道有无炎症、出血、寄生虫感染及恶性肿瘤，分析有无致病原菌及肠道菌群失调，判断胃肠道及通向肠道的肝、胆、胰等器官是否有功能障碍具有重要价值。

一、标本采集

粪便标本采集通常采用自然排出，如无粪便排出而又必须检查的，可用直肠指诊或采便管采集标本。为了保证检查结果的准确性，粪便标本采集及送检应注意以下几个方面。

(1) 标本收集容器应选择干燥、清洁、无消毒剂、无吸水性的有盖容器。做细菌检查时，应收集于无菌容器内。

(2) 送检的粪便标本应是新鲜的，并含有黏液或脓血等病理成分。如外观无异常，应在表面及内部进行多点取材。其量一般为 5 g。如要孵化血吸虫毛蚴，最好留全份粪便。检查蛲虫卵，可用浸泡生理盐水的棉签或透明膜拭子于当日晚 12 时或次日清晨排便前，自肛门周围皱襞处拭取粪便标本。

(3) 粪便标本应立即送检，并在采集后 1 h 内检查完毕，否则因 pH 值变化及消化酶等的影响，导致有形成分的破裂及病原菌的死亡。寒冷季节检查阿米巴滋养体时，应注意保温。

(4) 做化学法隐血试验时，患者应于试验前 3 天禁食肉类、动物血、动物肝脏及含有叶绿素的蔬菜等食物，禁服含铁剂及维生素 C 的药品。

二、量

健康成人一般每日排便 1 次，有些可隔天 1 次或每天 2 次，量为 100 ~ 300 g。正常成人粪便量受进食食物种类、食量及消化器官功能状况影响而变化较大，进食粗粮或含纤维素多的食物，粪便量就多；进食细粮或肉类时，粪便量就少。病理情况下，如胃肠、胰腺有炎症或功能紊乱时，粪便次数及量均会有改变。

三、颜色和性状

正常成人粪便因含有粪胆素而呈棕黄色或黄色，柱状；婴儿粪便因含有胆绿素而呈黄绿色或金黄色，糊状。在饮食、药物及病理情况下，粪便的颜色及性状会发生改变 (见表 2-2)。

表 2-2 粪便颜色及性状变化临床意义

性状	颜色	临床意义
脓血便	红色或果酱色	细菌性痢疾 (脓中带血)、阿米巴痢疾 (血中带脓)、溃疡性结肠炎、肠结核、结肠癌等
鲜血便	红色	痔疮、肛裂、直肠息肉、结肠癌等
柏油样便	黑色有光泽	上消化道出血，出血量大于 50 mL

(待续)

（续表）

性状	颜色	临床意义
黏液稀便	白色或红色黏液	肠炎、痢疾、血吸虫病等
胨状便	棕黄色或黄色	肠易激综合征
水样便或稀糊样便	黄绿色或金黄色	感染或非感染性腹泻，如假膜性肠炎、隐孢子虫感染、急性胃肠炎等
米泔样便	乳白色	霍乱、副霍乱等
白陶土样便	白色	阻塞性黄疸
乳凝块便或蛋花样便	黄白色	婴儿消化不良、婴儿腹泻等

四、寄生虫及结石

在粪便标本中，应注意观察是否存在寄生虫虫体及节片，如蛔虫、蛲虫、钩虫、带绦虫节片等，必要时，可过筛冲洗后检查，以辅助诊断寄生虫病。结石患者，特别是胆结石患者，在排石治疗后可在粪便中检出结石。

五、粪便有形成分显微镜检查

（一）粪便细胞

1. 白细胞

粪便中白细胞主要为中性粒细胞。常见粪便中的中性粒细胞有两种形态，一为形态完整，与血液中的粒细胞无差别；二是在病理情况下，中性粒细胞发生退变，呈灰白色、胞体胀大、坏死、结构不完整、胞质中充满细小颗粒、胞核不清楚，又称为脓细胞，镜下常成堆出现。

正常粪便中无或偶见白细胞。肠道有炎症时，白细胞数量会增多，并且其量多少与炎症轻重及部位有关。肠道上部炎症，如小肠炎症，白细胞数量一般小于 15 个 /Hp，均匀混合于粪便中，细胞蜕变严重，难以辨认。肠道下部炎症，如细菌性痢疾、阿米巴痢疾等，白细胞会大量增多，并见成堆的脓细胞，集中于粪便表面的黏液或脓血中。在肠易激综合征、过敏性肠炎、肠道寄生虫病 (钩虫病及阿米巴痢疾) 的粪便中可检出嗜酸性粒细胞，并常伴有夏科雷登结晶。

2. 红细胞

粪便中红细胞在显微镜下呈草绿色、略有折光性的圆盘状，可受周围的渗透压及 pH 值的影响而发生形态变化，呈皱缩状或破裂。

正常粪便中无红细胞。上消化道出血时，红细胞在胃肠道的消化作用下发生溶解与破坏，显微镜下看不到红细胞，可通过隐血试验证实。下消化道炎症、出血、肿瘤等病理情况下，显微镜下可检出数量不等的红细胞。特别是下消化道炎症，红细胞和白细胞常同时存在，如阿米巴痢疾和细菌性痢疾，但两者存在差异：阿米巴痢疾时，红细胞的数量多于白细胞的，成堆出现，并有残碎现象；细菌性痢疾时，白细胞多于红细胞，红细胞分散存在，形态多正常。

3. 上皮细胞

粪便中的上皮细胞主要为肠黏膜上皮细胞，整个小肠和大肠黏膜的上皮细胞均为柱状上皮细胞，细胞形态呈卵圆形或短柱状，两端钝圆，细胞较厚，结构模糊。生理情况下，少量脱落的肠上皮细胞大多被破坏，粪便中不易检出。当肠道发生炎症 (如霍乱、副霍乱、坏死性肠炎等)

时，粪便中肠上皮细胞可见增多。假膜性肠炎时，粪便的黏膜块中可见数量较多的肠黏膜柱状上皮细胞，多与白细胞共同存在。

4. 巨噬细胞

粪便中的巨噬细胞来源于血循环中的单核细胞，其体积较中性粒细胞大，呈圆形、卵圆形或不规则形，胞核形态多不规则，常偏于一侧，胞质常有伪足状突起，内常有吞噬颗粒或细胞碎屑等异物。正常粪便无巨噬细胞，急性细菌性痢疾、出血性肠炎的粪便中巨噬细胞常伴随着脓细胞出现，溃疡性肠炎也偶见巨噬细胞。

（二）粪便结晶

正常粪便中可见多种少量结晶，如磷酸盐、草酸钙、碳酸盐结晶等，一般无临床意义。夏科雷登结晶和血红素结晶（血晶）的出现具有临床意义。夏科雷登结晶为无色或浅黄色、透明、两端尖长、具有折光性的菱形结晶，大小不一。阿米巴痢疾及过敏性肠炎患者的粪便中可见夏科雷登结晶与嗜酸性粒细胞同时存在。血红素结晶为棕黄色或红色斜方形结晶，见于胃肠道出血后的粪便内。

（三）食物残渣

1. 淀粉颗粒一般为圆形、卵圆形或多边形，无色，具有一定折光性，大小不等，在生理盐水涂片中可呈层状同心形条纹。滴加碘液后呈黑蓝色，若部分水解为糊精则呈棕红色。正常粪便中少见，在腹泻、胰腺功能不全、碳水化合物消化不良等病理情况下可大量出现。

2. 脂肪粪便中的脂肪由中性脂肪、游离脂肪酸和结合脂肪酸组成。可经苏丹Ⅲ染液直接染色后镜检。中性脂肪即脂肪小滴，为圆形折光性强的小球状，大小不等，苏丹Ⅲ染色后，呈朱红色或橘红色。游离脂肪酸为无色片状或针束状结晶，加热后溶化，苏丹Ⅲ染色后，片状结晶呈橘红色而针束状结晶不着色。结合脂肪酸又称钙皂，呈黄色，不规则块状或片状，加热不溶解，亦不被苏丹Ⅲ染色。正常粪便中少见脂肪，如镜检脂肪小滴＞ 60 个 /Hp，表明为脂肪泻，多见于胰腺功能减退、胆汁分泌失调和腹泻患者。

3. 肌纤维为淡黄色，条状或片状，有纤细的横纹，加入伊红后可染成红色。正常人大量食肉后，在粪便中可出现少量肌纤维。增多常见于消化不良、腹泻患者。

4. 植物纤维及植物细胞形态多样化。植物纤维呈螺旋小管或蜂窝状，植物细胞有圆形、椭圆形、多角形，双层细胞壁，有的细胞内含有叶绿素小体或淀粉颗粒，与寄生虫卵相似，应注意鉴别。正常人大量食用植物类食物后，在粪便中可出现植物纤维或植物细胞。增多常见于消化不良者。

5. 结缔组织为无色或淡黄色、成束、边缘不清的线条状物。正常粪便中不易见到，胃蛋白酶缺乏的患者粪便中多见，并常与弹性纤维同时存在。为了鉴别结缔组织和弹性纤维，可在涂片上加入 5 mol/L 乙酸 1 滴，则结缔组织会发生膨胀，而弹性纤维变得更清晰。

（四）病原学检查

1. 寄生虫卵及原虫

粪便显微镜检查是诊断肠道寄生虫病常用的检测方法。粪便中可见蛔虫卵、钩虫卵、鞭虫卵、蛲虫卵、血吸虫卵、绦虫节片、原虫滋养体和包囊等（具体形态介绍见《寄生虫检验技术》）。对于虫卵的检查方法比较多，常用直接涂片法、厚涂片透明法加藤法、浓集法、浮聚法等。其中甲醛乙酸乙酯沉淀法和厚涂片透明法——加藤法为 WHO 推荐的方法。

2. 微生物

正常人粪便中可见较多的正常菌群，成人粪便中以大肠杆菌、厌氧杆菌、肠球菌为主，婴幼儿粪便中以双歧杆菌、拟杆菌、葡萄球菌和肠杆菌为主。霍乱患者的米泔样便中可见霍乱弧菌，应用悬滴法检查，可见呈穿梭样运动的弧菌，涂片革兰染色油镜下可见鱼群样排列的革兰阴性弧菌。真菌在正常人粪便中极少见，检查真菌应在排除标本污染的前提下进行，长期使用广谱抗生素、糖皮质激素、免疫抑制剂和放、化疗之后及各种慢性消耗性疾病的患者粪便中可见真菌，以白色假丝酵母菌为多见。

六、隐血试验

上消化道有少量出血时，红细胞被消化而分解破坏，由于肉眼或在显微镜下不能发现，故称为隐血。粪便隐血试验常用两种方法：化学法 (邻甲联苯胺法及试带法)、免疫学方法。

(一) 化学法

1. 邻甲联苯胺法

原理：

血红蛋白中的亚铁血红素有类似过氧化物酶的活性，能催化 H_2O_2 作为电子受体使邻联甲苯胺氧化成邻甲偶氮苯而显蓝色。

【试剂】

(1)10 g/L 邻联甲苯胺溶液取邻联甲苯胺 1 g，溶于冰乙酸及无水乙醇各 50 mL 的混合液中，置棕色瓶中，保存于 4℃冰箱中，可用 8 ～ 12 周，若变为深褐色，应重新配制。

(2)3% 过氧化氢液。

【操作】

(1) 用竹签挑取少量粪便，涂在白瓷板上。

(2) 滴加 10 g/L 邻联甲苯胺冰乙酸溶液 2 ～ 3 滴于粪便上。

(3) 滴加 3% 过氧化氢液 2 ～ 3 滴。

(4) 立即观察结果，在 2 分钟内显蓝色为阳性。

【结果判断】

阴性 (-)：加入试剂 2 分钟 后仍不显色。

阳性 (+)：加入试剂 10 秒后，由浅蓝色渐变为蓝色。

(++)：加入试剂后初显浅蓝褐色，逐渐呈明显蓝褐色。

(+++)：加入试剂后立即呈现蓝褐色。

(++++)：加入试剂后立即呈现蓝黑褐色。

【注意事项】

(1) 粪便标本必须及时检查，以免灵敏度降低。

(2)3% 过氧化氢易变质失效，应进行阳性对照试验，也可将过氧化氢滴在血片上，产生大量泡沫表示有效，否则应重新配制。过氧化氢最好贮于棕色密闭容器中。

(3) 强调实验前三天内禁食动物血、肉、肝脏及富含叶绿素的食物、铁剂、中药，以免出现假阳性反应。齿龈出血、鼻出血以及月经血等均可导致假阳性反应。

(4) 用具应加热处理，如试管、玻片、滴管等，以破坏污染的过氧化物酶。

2. 试带法

国内外生产以匹拉米东、四甲基联苯胺为显色基质的隐血试验试带，使用方便，患者也可自留标本检测。其基本原理与邻甲联苯胺法的相似。

（二）免疫学方法

粪便隐血的免疫学检查方法是一种高灵敏度和高特异性方法。技术种类较多，如单向琼脂扩散法、对流免疫电泳法、酶联免疫吸附试验法、免疫胶体金标法等。目前，国内外多采用单克隆抗体免疫胶体金标法。本节以单克隆抗体免疫胶体金标法为例进行介绍。

【原理】

把金标抗人血红蛋白抗体预包被于试纸条上，并在试纸条的检测区及控制线分别固定抗人血红蛋白抗体和针对金标抗人血红蛋白抗体的二抗。检测时，将试纸条浸入粪便悬液中，如粪便中有血红蛋白，在层析作用下，血红蛋白将随悬液上行，在检测区形成金标抗人血红蛋白抗体-血红蛋白-抗人红蛋白抗体复合物，同时在控制区形成金标抗人血红蛋白—二抗复合物，出现两条色带，呈阳性反应。反之，则只在控制区出现色带，为阴性。

【试剂】

目前市场上都有相应的商品试剂盒购买。

【操作】

具体可按试剂盒说明书进行操作。一般操作如下。

(1) 取一洁净干燥的宽口小容器，滴加蒸馏水 4 ～ 5 滴。

(2) 用竹签挑取少量粪便涂于蒸馏水中，使之成混悬液。

(3) 将试验条的反应端浸入混悬液中 5 s，拿出平放，5 分钟内观察结果。

【结果判断】

阳性：检测区及控制区均出现色带。

阴性：只在控制区出现色带。

无效：控制区不出现色带。

【注意事项】

(1) 试剂盒应根据说明书保存，一般为低温 (4℃) 保存。试验前，应将试带进行复温。

(2) 粪便应多点采集，以避免漏检。

(3) 试带浸入混悬液时，不要超过反应区的标记线。

(4) 柏油样便检测为阴性时，应对粪便混悬液稀释后再进行检测。

（三）方法学评价

1. 化学法

化学法是临床目前主要采用的方法。除了上面主要介绍的邻联甲苯胺法以外，还有愈创木酯法、匹拉米东法、四甲基联苯胺法等。化学法虽有多种色原性反应底物，但基本原理相似，传统的化学试验目前已经被化学试带法所取代，使检测更简便、快速。各种化学法的灵敏度和特异性不同，邻联甲苯胺法在血红蛋白 0.2 ～ 1.0 mg/L、消化道出血 1 ～ 5 mL 时就可检出，灵敏度相对较高，但特异性较低。愈创木酯法灵敏度较低，特异性较好，消化道出血达 20 mL

及血红蛋白含量为 6 ～ 10 mg/L 时才可检出。匹拉米东法灵敏度和特异性都介于邻联甲苯胺法及愈创木酯法之间，可检出 1 ～ 5 mg/L 的血红蛋白，消化道有 5 ～ 10 mL 出血即为阳性。

化学法虽简便易行，但干扰因素较多。常见引起假阳性和假阴性的影响因素如下。

假阳性：①非消化道出血混入粪便中，如牙龈出血、月经血；②试验前 3 天食用动物血、动物肝脏、肉类等含血红蛋白的食物，或含叶绿素的新鲜蔬菜；③服用含铁剂、铋剂的药物；④使用受铁离子、铜离子、硼酸、过氧化物酶、消毒剂污染的试验器材。

假阴性：①标本陈旧，血红蛋白被细菌降解；②服用大量维生素 C 或具有还原作用的药物；③过氧化氢试剂浓度过低或失效；④试验过程反应时间不足、显色判断不准。

2. 免疫学方法

免疫学方法灵敏度、特异性、准确度都较高，并且不受上述诸多因素影响，特别是单克隆抗体免疫胶体金标法，试剂稳定性好，判断结果准确、灵敏度高，粪便中血红蛋白只需 0.2 mg/mL 即可检出；特异性好，不受动物血红蛋白、铁剂、铋剂及含有过氧化物酶等物质所干扰，无须禁食。但在临床使用中有时也会出现假阴性，如标本陈旧、血红蛋白含量过高、血红蛋白抗原与抗体不匹配。

【临床意义】

粪便隐血试验主要用于消化道出血、肿瘤筛检和鉴别诊断。

(1) 消化性溃疡、结肠息肉、药物致胃黏膜损伤、肠结核、消化道恶性肿瘤时，隐血试验呈阳性反应。消化性溃疡时，阳性率达 40% ～ 70%，呈间断性阳性。消化道恶性肿瘤时，早期阳性率只有 20%，晚期可达 95%，呈持续性阳性。

(2) 粪便隐血试验可作为消化道恶性肿瘤普查的一个筛选指标，美国临床生物化学学会建议 50 岁以上人群每年一次或每两年一次进行愈创木酯法隐血试验筛检。

七、胆色素检查

正常粪便中无胆红素而有粪胆原及粪胆素，粪胆色素检查包括胆红素、粪胆原、粪胆素检查。粪胆红素检查可用 Harrison 法，如呈绿蓝色为阳性。婴儿粪便胆红素定性试验为阳性，粪便呈金黄色或深黄色。粪胆原定性或定量检查均采用 Ehrlich 方法，结果生成红色化合物，颜色深浅与粪胆原量成正比。粪胆原定性或定量对于黄疸类型的鉴别具有一定价值：溶血性黄疸时，粪胆原明显增加；梗阻性黄疸时粪便胆原明显减少；肝细胞性黄疸时粪胆原则可增加也可减少。粪胆素可用 Schmidt 氧化汞试剂检测，呈砖红色表示粪胆素阳性，对于鉴别黄疸类型也具有一定价值。

第四节 肝相关指标检验

肝脏结构复杂，承担着人体最重要的代谢功能。除了在糖类、脂类、蛋白质、维生素和激素等物质代谢中有重要功能外，还有分泌、排泄、生物转化、调节机体血容量、维持体液平衡和免疫吞噬功能。正常情况下，肝脏的各种代谢反应在神经体液的调节下能互相配合有条不紊地进行，当受到体内外各种致病因子侵犯时，其结构和功能将受到不同程度的损害，从而引起相应的代谢紊乱。临床实验室通过对某些生物化学指标检测，可直接或间接评估肝脏的代谢功能，这对肝胆疾病的诊断、鉴别诊断、预后判断、病程监测及疗效观察等都有非常重要的作用。

一、肝功能常用检测指标

由于肝脏具有多种代谢功能，因此，肝功能检查的方法虽然很多。但是，到目前为止，没有一项单独的检测指标可以全面反映肝功能的状况。现在的肝功能检验一般是根据肝脏所具有的一些主要功能和基本病理过程相结合做一系列的项目组合，然后根据这些检验结果再进行综合分析判断。如果所选择的这些项目中有一项或者多项结果异常，再进一步做病原学检查或病因学分析。目前肝功能检验指标通常包括如下几种：

（一）反映肝脏合成功能的检验指标

肝脏可以合成多种蛋白质，其中清蛋白、纤维蛋白原、凝血酶原等全部在肝细胞中合成；凝血因子中除组织因子和第Ⅷ因子外均由肝细胞合成；在血清球蛋白中，全部的 α_1- 球蛋白、α_2- 球蛋白以及部分 β 球蛋白、γ- 球蛋白也是由肝细胞合成的。因此，当肝细胞损害时，蛋白质合成的数量和质量就会发生变化，严重或长期的慢性肝病会导致白蛋白、前白蛋白、纤维蛋白原、铜蓝蛋白、转铁蛋白、α- 抗胰蛋白酶及各种凝血因子等显著减少。因此，在反映肝脏合成功能方面，目前一般多选择血清蛋白质检验，如血清总蛋白、清蛋白、球蛋白、蛋白电泳、凝血因子、纤维蛋白原等检验。通过血清蛋白质的数量和质量变化来帮助分析肝脏的合成功能，分析肝脏受损的程度。

（二）反映肝细胞破坏程度的检验指标

肝脏可以合成多种酶，如丙氨酸氨基转移酶、天门冬氨酸氨基转移酶、甘露醇脱氢酶、亮氨酸氨基肽酶等。有些酶在肝细胞中的含量是血清中含量的几百倍甚至上千倍，当肝细胞有损伤或者发生通透性改变时，这些酶在血清中的浓度就会突然增高。一般地讲，其增高程度与肝细胞的破坏程度成正比，通过选择性地进行这些酶类检验来识别肝细胞的破坏程度和通透性改变状况。目前选择最多的检验指标是丙氨酸氨基转移酶、天门冬氨酸氨基转移酶、碱性磷酸酶和 γ- 谷氨酰基转移酶等。

（三）反映肝内外胆管阻塞的检验指标

主要有血清碱性磷酸酶、γ- 谷氨酰基转移酶、铜蓝蛋白、胆红素以及胆汁酸检验等。

（四）反映肝脏纤维化的检验指标

主要有血清单胺氧化酶、腺苷脱氨酶、层粘连蛋白、Ⅳ型胶原、透明质酸、血清蛋白电泳等检验。

二、丙氨酸氨基转移酶（ALT）

肝脏内含有丰富的酶系统，以维持机体的正常生理代谢过程。不少酶是由肝脏合成并由肝胆系统排泄，当肝脏有病时，可由于酶生成亢进或释出异常，引起血清内酶的活性改变。这些改变在一定程度内反映了肝脏的功能状况。

人体转氨酶的种类甚多，而以血清丙氨酸氨基转换酶（ALT）、血清门冬氨酸氨基转换酶（AST）活性最强。此两种酶广泛存在于机体组织细胞内，以肝脏、心脏、肾脏及骨骼肌中较多。在肝脏中 ALT 含量较高，主要存在于肝细胞质内；AST 以心肌细胞内含量最高，但在肝细胞内含量也较多，在肝细胞内此酶主要存在于肝细胞的线粒体内，当肝细胞损害时，此两种转氨酶较多地释放在血液中，使血清中两种酶活性增高。

目前在实验室 ALT 的检测方法主要有三种，即速率法、丙酮酸氧化酶比色法及赖氏比色法。其中应用最多最广的 ALT 测定法是速率法，该法是国际临床化学联合会 (IFCC) 的推荐方法。以下主要介绍速率法及赖氏比色法以供参考。

(一) 速率法

原理：在 ALT 速率法测定中酶偶联反应式如下。

$$L\text{-丙氨酸} + \alpha\text{-酮戊二酸} \xrightarrow{ALT} \text{丙酮酸} + L\text{-谷氨酸}$$

$$\text{丙酮酸} + NADH + H^+ \xrightarrow{LDHL} \text{乳酸} + NAD^+$$

上述耦联反应中，NADH 的氧化速率与标本中酶活性呈正比，在 340 nm 波长处 NADH 呈现特征性吸收峰，而 NAD^+ 则没有。因此，可在 340 nm 监测吸光度的下降速率 ($-\triangle A/min$)，计算出 ALT 的活性单位。

1. 单试剂法

血清与 (试剂成分完整的) 底物溶液混合，ALT 催化反应立即开始，在波长 340 nm，比色杯光径 1.0 cm，37℃经 90 秒延滞期后连续监测吸光度下降速率。根据线性反应期吸光度下降速率 ($-\triangle A/min$)，计算出 ALT 活力单位。

(1) 试剂

1) 试剂成分和在反应液中的参考浓度

pH：7.15 ± 0.05

Tris-HCI 缓冲液：100 mmol/L

L- 丙氨酸：500 mmol/L

α- 酮戊二酸：15 mmol/L

NADH：0.18 mmol/L

磷酸吡哆醛：0.1 mmol/L

乳酸脱氢酶：1700 U/L

2) 市售 ALT 底物的复溶及保存。

按试剂盒说明书规定操作。但起始吸光度 (A) 必须＞ 1.2 A，试剂空白测定值必须＜ 5 U/L。达不到要求者，示为此试剂已不合格。不能使用。

(2) 操作

具体操作程序根据各医院拥有的自动分析仪型号及操作说明书而定。

1) 血清稀释度以 100 μl 血清加 1 000 μl ALT 底物溶液为例，稀释倍数为 11。血清占总反应液体积分数为 0.0 909。

2) 主要参数如下

系数：1 768

孵育时间：90 秒

连续监测时间：60 秒

比色杯光径：1.0 cm

波长：340 nm

吸样量：500 μl

温度：37℃

(3) 计算

$$ALT(U/L)=\triangle A/min\frac{10^6}{\epsilon}\times\frac{TV}{SV}=\triangle A/min\frac{10^6}{6220}\times\frac{1.1}{0.1}\triangle A/min\times1768$$

式中，6 220 为 NADH 在 340 nm 波长，比色杯光径 1.0 cm 时的摩尔吸光度。

2. 双试剂法

血清与 (缺少 α- 酮戊二酸的) 底物溶液混合，37℃保温 5 分钟，使样品中所含的 α- 酮酸 (如丙酮酸) 引起的副作用进行完毕，然后加入 α- 酮戊二酸启动 ALT 的催化反应，在 340 nm 波长处连续监测吸光度下降速率。根据线性期吸光度下降速率 (- $\triangle$ A/min)，计算出 ALT 活力单位。

(1) 试剂

1) 试剂 I

Tris 缓冲液：100 mmol/L

L- 丙氨酸：500 mmol/L-

NADH：0.18 mmol/L

LDH：1 700 U/L

Ph：7.15±0.05

磷酸吡哆醛 (P-5'-P)：0.1 mmol/L

2) 试剂 II

α- 酮戊二酸：15 mmol/L

(2) 操作：血清 100 μl，加试剂 (I)1 000 μl，混匀，37℃温育 5 分钟。然后加入试剂 (II)100 μl，混匀，启动 ALT 催化反应。在波长 340 nm，光径 1.0 cm，延滞期 30 秒，连续监测吸光度下降速率约 180 秒。根据线性期的 - $\triangle$ A/min，计算出 ALT 活力。

(3) 计算：血清稀释倍数为 12，血清占反应液体积分数为 0.0 833。

$$ALT(U/L)=\triangle A/min\frac{10^6}{6220}\times\frac{1.2}{0.1}=\triangle A/min\times1929$$

(4) 参考值：酶测定温度 37℃，底物溶液中不含 P-5'-P 成分。

健康成人 ALT 的参考值为：男性 5～40 U/L，女性 5～35 U/L。

(5) 附注：副作用为血清中存在的 α- 酮酸 (如丙酮酸) 能消耗 NADH。

$$丙酮酸+NADH+H^+\xrightarrow{LDH}乳酸+NAD$$

血清中谷氨酸脱氢酶 (GLDH) 增高时，在有氨存在的条件下，亦能消耗 NADH。

$$\alpha-酮戊二酸+NADH+H^++NH_4^+\xrightarrow{GLDH}L-谷氨酸+NAD^++H_2O$$

上述副作用都能消耗 NADH,使 340 nm 处吸光度下降值 (- △ A/min) 增加,使测定结果偏高。因此,在单试剂法中要有足量的 LDH(如 2 000 U/L,Scandinavia 法;1 200 V/L,IFCC),才能保证 α- 酮酸 (尤其当遇到丙酮酸含量升高的标本) 引起的副作用在规定的延滞期内进行完毕。这样 LDH 含量高,试剂成本提高。目前推荐双试剂法,因孵育期长能有效地消除干扰反应,提高测定准确性。是 ALT 测定的首选方法。双试剂法可适当地降低试剂中 LDH 的用量。至于 NH_4^+ 的干扰,除严重肝病时血清谷氨酸脱氢酶活性增高和血氨增高时外,一般说血清中 NHt 的含量甚微,此干扰反应不大,但 LDH 原试剂往往是用饱和硫酸铵配制的,厂方在使用前必须经过严格的脱氨处理。

在 AACC 或 IFCC 推荐的试剂盒中含有 p-5'-p,这是转氨酶的辅基,能使血清中 ALT 发挥最大活性。文献报道,某些病理状态下,血清中存在脱辅基的 ALT 酶蛋白,当使用含 p-5'-p 的底物时可使血清 ALT 活性提高 7% ~ 55%。变化幅度之大小与血清中原有 p-5'-p 含量有关,健康人血清中 p-5'-p 含量适中,底物中 p-5'-p 对增高 ALT 活性作用不大。但肾脏病患者血清 p-5'-P 水平偏低,底物中 p-5'-P 可显著升高血清 ALT 活性。

ALT 测定中有的用磷酸盐缓冲液,有的用 Tris 缓冲液。有报道:① NADH 在 Tris 缓冲液中稳定性较高;② p-5'-P 在 Tris 缓冲液中,显示出更有效的激活作用,而磷酸盐缓冲液有延缓 p-5'-p 与脱辅基酶蛋白的结合作用。

试剂空白测定值以蒸馏水代替血清,测定 ALT 活性单位,规定测定值< 5 U/L。试剂空白的读数是由于工具酶中的杂酶及 NADH 自发氧化所引起。在报道结果时应扣去每批试剂的试剂空白测定值。

正常 ALT 水平新生儿比成年人约高 2 倍,出生后约 3 个月降至成年人水平。新生儿,尤其未成熟儿,肝细胞膜通透性较大,ALT 从肝细胞膜通透性较大,ALT 从肝细胞渗入血浆,使血清 ALT 水平升高。

酶速率法测定中,要求使用的分光光度计,带宽≤ 6 nm,比色杯光径 1.0 cm,具有 30℃ 或 37℃恒温装置,能自动记录吸光度的动态变化。

血清不宜反复冰冻保存,以免影响酶活性。血清置 4℃冰箱一星期,酶活性无显著变化。不推荐冰冻保存 ALT 测定标本。

宜用血清标本。草酸盐、肝素、枸橼酸盐虽不抑制酶活性,但可引起反应液轻度混浊。红细胞内 ALT 含量为血清中 3 ~ 5 倍,应避免标本溶血。尿液中含有少量 (或没有)ALT,不推荐分析尿液中 ALT 活性。

(二) 赖氏比色法

1. 原理

ALT 在适宜的温度及 pH 条件下作用于丙氨酸及 α- 酮戊二酸组成的基质,生成丙酮酸及谷氨酸,反应至所规定时间后加入 2,4- 二硝基苯肼 - 盐酸溶液终止反应,同时 2,4- 二硝基苯肼与酮酸中羰基加成,生成丙酮酸苯胺。苯胺在碱性条件下呈红棕色,根据颜色深浅确定其酶的活力强弱。

2. 试剂

(1)0.1 mol/L 的磷酸盐缓冲液 (pH7.4):称取磷酸氢二钠 (AR)11.928 g,磷酸二氢钾

(AR)2.176 g，加少量蒸馏水溶解并稀释至 1 000 ml。

(2)ALT 底物液：称取 DL- 丙氨酸 1.79 g，α - 酮戊二酸 29.2 mg 于烧瓶中，加 0.1 mol/L 磷酸盐缓冲液 (pH7.4) 约 80 mL 煮沸溶解后，待冷，用 1 mol/LNaOH 调 pH7.4(约加 0.5 mL)，再加缓冲液到 100 mL 混匀，加氯仿数滴防腐，贮于冰箱内。

(3)2，4- 二硝基苯肼溶液：称取 2，4- 二硝基苯肼 19.8 mg，用 10 mol/L 盐酸 10 mL 溶解后，加蒸馏水至 100 mL，保存于棕色瓶中备用，此液可保存 3 个月。

(4)0.4 mol/L 的氢氧化钠溶液。

(5) 丙酮酸标准液 (2 μmol/mL) 精确称取纯丙酮酸钠22.0 mg 于 100 mL 容量瓶中，加 0.1 mol/L。磷酸盐缓冲液至刻度，因丙酮酸不稳定，故此液应新鲜配制。

3. 操作

按表 2-3 操作。

表 2-3 丙氨酸转氨酶测定 (赖氏法) 操作程序

试剂 (mL)	测定 (U)	对照 (C)
血清	0.1	0.1
ALT 底物	0.5	-
置 37℃水溶 30 分钟		
2，4- 二硝基苯肼	0.5	0.5
ALT 底物液	-	05
置 37℃水溶 20 分钟		
NaOH0.4 Mol/L	5.0	5.0

混匀 10 分钟后，用 500 nm 波长比色，以蒸馏水调零点，读取吸光度，用测定管吸光度减去对照管吸光度查校正曲线得 ALT 活力单位。

4. 校正曲线绘制

按表 2-4 操作。

表 2-4 校正曲线绘制操作程序

试剂 (mL)	对照	1	2	3	4
丙酮酸标准液	0	0.05	0.10	0.15	0.20
ALT 底物液 0	0.50	0.45	0.40	0.35	0.30
0.1 mol/L 磷酸	0.1	0.1	0.1	0.1	0.1
盐缓冲液					
相当于 ALT 酶活力单位	0	28	57	97	150

置37℃水浴5分钟,各管加2,4-二硝基苯肼溶液0.5 mL,混匀,再在37℃水浴放置20分钟,各管加0.4 mol/L氢氧化钠溶液5 mL,混匀,10分钟后,以蒸馏水调零点,用500 nm波长比色,读取各管吸光度读数。各管吸光度减去对照管吸光度,然后以各管对应的单位为横坐标,以相应的吸光度值为纵坐标绘制成校正曲线。

5. 附注

(1) 本比色法是对照卡门分光光度法来定单位的。

(2)ALT只作用于L-丙氨酸,若用L-丙氨酸只取DL-丙氨酸的一半即可。

(3) 测定结果超过150 U时,应将血清稀释后再测定,结果乘以稀释倍数。

(4) 在本方法中,L-丙氨酸及α-酮戊二酸的最终浓度分别为833 mmol/L及1.67 mol/L。根据乒乓机制动力学方程计算其反应速度是最大速度的60.1%(按30℃时,KmA、KmB的值为21.9 mol/L、0.67 mmol/L计算的)。而Bergmey法上述两者的最终浓度为500 mmol/L及15 mmol/L,反应速度是最大速度的90%。由此可以看出赖氏法的主要缺点是基质浓度太低。

(5) 血清中的ALT在室温(25℃)可保存2天,在冰箱(0～4℃)可保存1周,冷冻(-25℃)可保存1个月。

6. 参考值

25 U/L以下。

7. 临床意义

肝脏中此酶含量最多,其次,按顺序为肾脏、心脏、骨骼肌和其他器官。此酶主要用于诊断肝脏疾病,急性肝炎黄疸前期,药物中毒性肝细胞坏死ALT可明显增高;肝癌、肝硬化、慢性肝炎ALT中度增高;阻塞性黄疸,胆管炎ALT可轻度增高;无黄疸性肝炎此酶增高,可能是唯一异常的肝功能项目。但其他肝外疾病如心肌梗死、心肌炎、心力衰竭时的肝脏瘀血、脑出血、骨髓肌疾病、多发性肌炎、肌营养不良,以及某些药物,如异烟肼、甲巯咪唑等也可导致血清ALT增高。所以,应多方面分析综合考虑,决不能一发现谷丙转氨酶增高就诊断为肝炎。

三、天门冬氨酸氨基转移酶(AST)

(一)速率法

1. 单试剂法

(1) 原理:在血清天门冬氨酸氨基移换酶(AST)速率法测定中酶耦联反应式如下。

$$L\text{-天门冬氨酸}+\alpha\text{-酮戊二酸} \xrightarrow{\text{AST}} \text{草酰乙酸}+L\text{-谷氨酸}$$

$$\text{草酰乙酸}+NADH+H^+ \xrightarrow{\text{MDH}} L\text{-苹果酸}+NAD^+$$

在340 nm波长下,监测NADH的氧化速率,即吸光度的下降速率与AST活性呈正比。

血清与(试剂成分完整的)底物溶液混匀,酶促反应立即开始,在波长340 nm,比色杯光径1.0 cm,37℃经90秒延滞期后连续监测吸光度下降速率。根据线性反应期吸光度下降速率(-△A/min),计算出AST活力单位。

(2) 试剂:试剂成分和在反应液中的参考浓度如下。

Tris缓冲液:80 mmol/L

L- 门冬氨酸：240 mmol/L

α- 酮戊二酸 12 mmol/L。

NADH：0.18 mmol/L

磷酸吡哆醛：0.1 mmol/L

苹果酸脱氢酶：1 600 U/L

乳酸脱氢酶：2 500 U/L

pH：7.65

市售 AST 底物的复溶及保存：按试剂盒说明书规定。但起始吸光度必须＞ 1.2 A，试剂空白测定值必须＜ 5 U/L。达不到要求者，示为此试剂已不合格，不能使用。

(3) 操作：具体操作程序根据各医院拥有的自动分析仪型号及操作说明书而定。

血清稀释度：以血清 100 μl，加预温 AST 底物 1 000 μl 为例，血清稀释倍数为 11，血清占反应液体积分数为 0.0 909。

主要参数：

系数：1 768

孵育时间：90 秒

连续监测时间：60 秒

比色杯光径：1.00 cm

波长：340 nm

吸样量：500 μl

温度：37℃

(4) 计算

$$AST(U/L)=\triangle A/min\frac{10^6}{6220}\times\frac{1.1}{0.1}=A/min\times 1768$$

式中 6 220 为 NADH 在 340 nm 的摩尔吸光度。

2. 双试剂法

(1) 原理：酶耦联反应式同单试剂法。血清与 (缺少 α 酮戊二酸的) 底物溶液混合，37℃保温 5 分钟，使样品中所含内源性 α 酮酸引起的副作用进行完毕。然后，加入 α 酮戊二酸启动 AST 的催化反应，在波长 340 nm 处连续监测吸光度下降速率，根据线性反应期吸光度下降速率 (- △ A/min)，计算出 AST 活力单位。

(2) 试剂

1) 试剂（Ⅰ）

试剂成分与反应液中的参考浓度试剂（Ⅰ）：

Tris 缓冲液：80 mmol/L

L- 门冬氨酸：240 mmol/L

NADH：0.18 mmol/L

磷酸吡哆醛：0.1 mmol/L

苹果酸脱氢酶：600 U/L

乳酸脱氢酶：900 U/L

pH：7.65±0.05

2) 试剂（Ⅱ）

α- 酮戊二酸 12 mmol/L。

(3) 操作：血清 100 μl，加试剂 (1)1 000 μl，混匀，37℃温育 5 分钟。然后，加入试剂（Ⅱ)100 μl，混匀，启动 AST 催化反应。在波长 340 nm，比色杯光径 1.0 cm，延滞期 30 秒，连续监测吸光度下降速率约 180 秒。根据线性反应期吸光度下降速率 (- △ A/min)，计算出 AST 活力单位。

(4) 计算：血清稀释倍数为 12，血清占反应液体积分数为 0.0 833。

$$AST(U/L) = \triangle A/min \frac{10^6}{6220} \times \frac{1.2}{0.1} = A/min \times 1929$$

(5) 参考值：酶测定温度 37℃，底物中不加一时健康成年人为 8 ～ 40 U/L。IFCC，反应温度 37℃，试剂中含 P-5'-P，国外健康成年人参考值为：男性 13 ～ 40 U/L，女性 10 ～ 28 U/L。

(二) 赖氏法

1. 原理

AST 催化门冬氨酸与 α- 酮戊二酸间的氨基移换反应，生成草酰乙酸和谷氨酸：

$$L-门冬氨酸 + α-酮戊二酸 \xrightarrow{AST} 草酰乙酸 + L-谷氨酸$$

经 60 分钟反应后，加入 2，4- 二硝基苯肼终止反应，并与反应液中的二种仅 α- 酮酸生成相应的 2，4- 二硝基苯胺。在碱性条件下，两种苯肼的吸收光谱曲线有差别，在 500 ～ 520 nm 处差异最大，草酰乙酸生成的苯胺的呈色强度显著＞ α- 酮戊二酸苯胺。据此可用比色法测定 AST 活力。

2. 试剂

(1)0.1 mol/L 磷酸盐缓冲液，pH7.4。

(2)1 mmol/L2，4- 二硝基苯肼溶液。

(3)0.4 mol/L 氢氧化钠溶液。

(4)2 mmol/L 丙酮酸标准液。

(5)AST 底物溶液 (DL- 门冬氨酸 200 mmol/L，α- 酮戊二酸 2 mmol/L)；称取。α- 酮戊二酸 29.2 mg 和 DL- 门冬氨酸 2.66 g，置于一小烧杯中，加入 1 mol/L 氢氧化钠约 1.5 mL，溶解后加 0.1 mol/L 磷酸盐缓冲液约 80 mL，用 1 mol/L NaOH 调节至 pH7.4，然后将溶液移入 100 mL 容量瓶中，用磷酸盐缓冲液稀释至刻度，放置冰箱保存。上述前四种试剂与 ALT 比色法相同。

3. 操作

同 ALT 比色测定法，但酶反应作用时间改为 60 分钟，查 AST 校正曲线。

4. 校正曲线绘制

按表 2-5 向各管加入相应试剂。其余步骤同 ALT 校正曲线的绘制。

表 2-5　AST 各标准管配制 (mL)

试剂	管号				
	0	1	2	3	4
0.1 mol/L 磷酸盐缓冲液	0.10	0.10	0.10	0.10	0.10
2 mol/L 丙酮酸标准液	0	0.05	0.10	0.15	0.20
底物缓冲液	0.50	0.45	0.40	0.35	0.30
相当于酶活力（卡门单位）	0	24	61	114	190

5. 参考值

健康成年人血清 AST 为 8 ～ 28 卡门单位。

6. 附注

(1) 本法的缺点是当标本 AST 活性高时，草酰乙酸对 AST 显示反馈抑制，使测定结果偏低。酮血症中乙酰乙酸及 β- 羟基丁酸，因设对照管不会引起测定结果假性增高。

(2) 若用 L- 门冬氨酸，称量为 1.33 g。

(3) 注意事项同 ALT 测定的附注。

7. 临床意义

(1)AST 在心肌细胞内含量较多，当心肌梗死时，血清中 AST 活力增高，在发病后 6 ～ 12 小时之内显著增高，在 48 小时达到高峰，约在 3 ～ 5 天恢复正常。血清中 AST 也可来源于肝细胞，各种肝病可引起血清 AST 的升高，有时可达 1200 U，中毒性肝炎还可更高。

(2) 肌炎、胸膜炎、肾炎及肺炎等也可引起血清 AST 的轻度增高。

(3) 临床上还可通过计算 AST/ALT 对肝病进行诊断和鉴别诊断。

四、γ- 谷氨酰转肽酶 (γ-GT)

L-γ 谷氨酰基移换酶 (GGT) 是催化 L-γ 氨酰基移换反应的一种酶，γ- 谷氨酰的天然供体为谷胱甘肽 (GSH)，天然受体是 L- 氨基酸，在体内主要功能是参与“L-γ 谷氨酰循环”，与氨基酸通过细胞膜的转运及调节 GSH 的水平有关。人体各器官中 GGT 含量按下列顺序排列：肾、前列腺、胰、肝、盲肠和脑。在肾脏、胰腺和肝脏中，此酶含量之比为 100：8：4。肾脏中 GGT 含量最高，但肾脏疾病时，血液中该酶活性增高却不明显。有人认为，肾单位病变时，GGT 经尿排出，测定尿中酶活力可能有助于肾脏疾患。GGT 在体外测定方法为连续监测法与重氮反应比色法。底物多用人工合成的如 γ- 谷氨酰 - 萘胺或 γ- 谷氨酰 - 对硝基苯胺等为供体，甘氨酰甘氨酸（双甘肽）为受体，最适 pH 因底物缓冲液种类而异。

(一)L-γ- 谷氨酰 -3- 羧基 - 对硝基萘胺为底物的速率法

1. 原理

本法以溶解度较大的 L-γ- 谷氨酰 -3- 羧基一对硝基苯胺为底物，双甘肽为 γ- 谷氨酰基的受体。在 GGT 的催化下，谷氨酰基转移到双甘肽分子上，同时释放出黄色的 2- 硝基 -5- 氨基苯甲酸，引起 405 ～ 410 nm 处吸光度的增高。吸光度增高速率与 GGT 活性呈正比关系。

2. 试剂

(1) 试剂成分和在反应液中的终末浓度如下。

pH(37℃)：7.7

甘氨酰甘氨酸缓冲液：150 mmol/L

L-γ- 谷氨酰 -3- 羧基一对硝基苯胺：6 mmol/L

样品体积分数：0.0 909(1 ：11)

(2) 甘氨酰甘氨酸缓冲液 (206.3 mmol/L)：2.73 g 甘氨酰甘氨酸 (双甘肽，MW132.1) 溶于 80 mL 蒸馏水中，用 2 mol/L 氢氧化钠溶液调节至 pH7.7(37℃)，转移入 100 ml 容量瓶中，待温度平衡至 20℃后，再加水至 100 mL 刻度。置 2℃～ 8℃保存，可稳定 2 周。

(3) 启动试剂 (33 mmol/L L-γ- 谷氨酰 -3- 羧基一对硝基苯胺)0.229 gL-γ- 谷氨酰 -3- 羧基 -对硝基苯胺 (单氨盐，含 1 分子水，MW346.3) 溶于 15 mL 蒸馏水中，转移入 20 mL 容量瓶中，待温度平衡至 20℃后，再加水至 20 mL 刻度。置 2℃～ 8℃保存，可稳定 1 周。

3. 操作

(1) 主要参数如下。

温度：37℃

波长：410 nm

带宽：≤ 2 nm

比色杯光径：1.0 cm

孵育时间：180 秒

延滞时间：60 秒

监测时间：180 秒

读数点：≥ 6

系数：1159

(2) 操作步骤：2.0 mL 底物溶液，温浴至 37℃。加 0.250 mL 血清，混匀，孵育 180 秒，使反应杯中溶液的温度达到 37℃。加 0.50 mL 启动试剂，混匀，延滞时间 60 秒，然后监测吸光度 (升高速率)180 秒。在此期间，吸光度读数点≥ 6。

4. 计算

$$GGT(U/L)=\triangle A/min\frac{10^6}{9490}\times\frac{2.75}{0.25}=\triangle A/min\times 1159$$

式中，9 490 为 2- 硝基 -5- 氨基苯甲酸在 405 nm 处的摩尔吸光度。

5. 参考值

(1) 男性：11 ～ 50 U/L(37℃)。

(2) 女性：7 ～ 32 U/L(37℃)。

6. 附注

(1) 对硝基苯胺的吸收峰在 380 nm。L-γ- 谷氨酰 -3- 羧基一对硝基苯胺的吸收峰在波长 310 nm，但在 380 nm 处仍保持较高的吸光度。在波长 405 ～ 410 nm 处，L-γ- 谷氨酰 -3- 羧基 - 对硝基苯胺的吸光度降到最低，而对硝基苯胺仍保持一定的吸光度，两者吸光度差值 (AA) 最大，所以测定波长选择在 405 ～ 410 nm。需要注意的是，405 nm 波长正好处在对硝基苯胺吸光度的误差，所以分光光度计的波长要准确。各实验室要经常用标准对硝基苯胺溶液校准摩尔吸光度。

(2)L-γ- 谷氨酰 -3- 羧基—对硝基苯胺由于分子中具有羧基，因此它的溶解度比 L-γ- 谷氨酰 -3- 羧基 - 对硝基苯胺的溶解度大得多。因此，容易配制底物溶液，又没有明显的自然水解，所测得的 GGT 活力较高。该底物在临床检验中已经推广应用。由于酶动力学的复杂性，同时有几个"最适方法"被推荐是不足为奇的。根据计算机进行"应答面方法学"处理，在下列范围内的测定条件，均能得到较大的 GGT 活力：pH7.8 ～ 8.5，双甘肽 100 ～ 250 mmol/L，L-γ- 谷氨酰 -3- 羧基 - 对硝基苯胺 6.6 ～ 10.2 mmol/L，Tris-HCI 缓冲液 100 mmol/L，反应液中血清与试剂的体积比例为 1 ∶ 11。用含羧基底物所测得的参考值要比用不含羧基底物所测得的参考值要高一些，原因是含羧基底物的溶解度大，能配制较高浓度的底物溶液。

(3) 甘氨酸对 GGT 反应有抑制作用，所用的双甘肽制剂中不应含有甘氨酸。D-γ- 谷氨酰对硝基苯胺只有 L 型立体异构物的 30% 酶反应活性。要注意不同批号底物之间对测定结果有无差异。

(4)2- 硝基 -5- 氨基苯甲酸的摩尔吸光度在波长 405 nm 处为 9 490，在波长 410 nm 处为 7 908。由于各仪器的性能与精度有差别，建议各实验室应自行测定摩尔吸光度。

(5) 试剂中的游离对硝基苯胺和其他不纯物质对酶活性有抑制作用。如果试剂空白过高，表示该试剂已不能应用。

(6) 红细胞中 L-γ- 谷胺酰基移换酶含量低，溶血标本对测定结果影响不大。酶活力超过 1 000 U 时，血清可用 150 mmol/L NaCl 稀释后再测定。

(7) 血清中 GGT 的活力，在室温或 4℃可稳定 7 天；在冷冻状态下可稳定 2 个月。

(二) 重氮试剂比色法

1. 原理

γ- 谷氨酰 -α- 萘胺在 γ- 谷氨酰转肽酶作用下发生转肽作用，释放出 α- 萘胺与重氮试剂作用，生成红色化合物 (N-α- 萘胺偶氮苯磺酸)，其色度深浅与酶活力成正比。

2. 试剂

(1)pH9.0 硼酸缓冲液。

(2) 基质液 (10 μmol/ml) 称取 γ- 谷氨酰 -α- 萘胺 54.2 mg 加 pH9.0 硼酸缓冲液 20 ml，加热助溶，冷却后保存冰箱备用，可用 1 周。注意加热时间不要过长，溶解后即置于冷水中冷却，防止基质分解。

(3) 重氮试剂：① 11.6 mmol/L 氨基苯磺酸溶液，称取对氨基苯磺酸 2 g，溶于 400 mL 蒸馏水中，加热助溶，冷却后加冰醋酸 200 mL，再加蒸馏水稀释至 1 000 mL。② 14 mmol/L 亚硝酸钠溶液，此液应经常新鲜配制，置冰箱内保存，一般可用 1 周。临用前 (1)、(2) 以 29 ∶ 1 混合，不可久贮。

(4) α - 萘胺标准液 (2 μmol/L) 称取 α- 萘胺 143 mg 溶于 10 mL 无水乙醇中，加蒸馏水至 500 mL。临用前配制。

3. 操作

按表 2-6 操作。

表 2-6 γ- 谷氨酰转移酶测定操作程序

试剂 (mL)	测定 (U)	空白 (B)
基质液	0.5	0.5
	37℃水溶 3 分钟	
血清	0.1	-
	37℃水溶 12 分钟	
血清	-	0.1
重氮试剂	10.0	10.0

室温放置 10 分钟后，用 520 nm 波长比色，以蒸馏水调 "0" 点，读取各管吸光度，以测定管吸光度减去空白管吸光度查校正曲线。

4. 校正曲线绘制

取 α- 萘胺标准液 (2 μmol/L) 用 pH9.0 硼酸缓冲液稀释至每毫升含 0.1，0.2，0.3，0.4，0.5，0.6 μmol α- 萘胺，用此系列制备校正曲线，按表 2-7 操作。

表 2-7 校正曲线绘制操作程序 (ml)

试剂	管号						
	空白	1	2	3	4	5	6
不同浓度的 α- 萘胺标准液	-	0.5	0.5	0.5	0.5	0.5	0.5
Ph9.0 硼酸缓冲液	0.6	0.1	0.1	0.1	0.1	0.1	0.1
重氮试剂	10.0	10.0	10.0	10.0	10.0	10.0	10.0
相当于 γ-GT 活力单位	0	50	100	150	200	250	300

混匀放置 10 分钟，用 520 nm 波长以空白调 "0" 点，读取各管吸光度，绘制成曲线。

5. 单位定义

每 100 mL 血清 37℃作用 2 h 释放出 1 μmol α- 萘胺为 1 活力单位。

6. 附注

超过 300 U 要将血清稀释后重做，结果乘以稀释倍数。

7. 参考值

50 U 以下。

8. 临床意义

GGT 主要用于诊断肝脏疾病。原发性肝癌、胰腺癌和乏特壶腹癌时，血清 GGT 活力显著升高，特别在诊断恶性肿瘤患者有无肝转移和肝癌术后有无复发时，阳性率可达 90%。嗜酒或长期接受某些药物如苯巴比妥、苯妥英钠、安替比林者，血清 GGT 活性常常升高。口服避孕药会使 GGT 值增高 20%。但是，GGT 作为肝癌标志物的特异性较差，急性肝炎、慢性肝炎活动期、阻塞性黄疸、胆道感染、胆石症、急性胰腺炎时都可升高。

五、血清 α-L- 岩藻糖苷酶活性

血清 α-L- 岩藻糖苷酶 (AFU) 测定有荧光法和比色法二类。荧光法的底物为 4- 甲基伞形酮 α-L- 岩藻吡喃糖苷，方法灵敏度高，但需专门的仪器，常规应用有困难。比色法常用的底物是对硝基酚 α-L- 岩藻吡喃糖苷 (PNP-F)，适用于手工法测定，同时设定血清空白管以除去胆红素引起的负干扰，但自动分析则难以做到。有人将此法改为速率法，灵敏度很低，常出现负值。新底物 2- 氯 -4- 硝基酚 α-L- 岩藻糖吡喃苷 (CNP-F)，经 AFU 水解释放出的 CNP(pKa5.5)，在 AFU 活性测定的最适 pH4.8 介质中有较大的离解度，具有相当高的显色强度，适合速率法测定。

（一）速率法

1. 原理

血清中 AFU 催化 2- 氯 - 对硝基酚 α-L- 岩藻吡喃苷 (CNP-F) 水解生成 2- 氯 - 对硝基酚 (CNP)，自动分析仪用 405 nm 或 410 nm 波长监测 CNP 的生成速率 (吸光度增高速率)，计算出 AFU 活性。

2. 试剂

5 mmol/LCNP-F 底物溶液 160 mg CNP-F 溶于 100 mmol/L 柠檬酸磷酸氢二钠缓冲液 (pH4.8)100 ml 中。

3. 操作

自动分析仪参数设定如下。

方法：速率法

温度：37℃

主波长：405 nm 或 410 nm

次波长：500 nm

样品体积：25 μl

试剂体积：225 μl

延迟时间：90 秒

测定时间：90 秒

因素 K：2 127(405 nm)、2 214(410 nm)

4. 计算

$$AFU(U/L) = \triangle A/min \frac{10^6}{4700} \times \frac{250}{25} = \triangle A/min \times 2127$$

式中，ε= 本测定条件下的摩尔吸光度，405 nm 为 4 700；410 nm 为 4516。

5. 参考区间

健康成年人血清 AFU 活性为 27.1±12.8 U/L。不同年龄和性别间无显著性差异。

6. 附注

本法(y)与 PNP-F 终点法(x)比较有良好相关：y=3.823 x-3.884，r=0.950，n=32。批内 CV ＜ 2.6%，线性范围为 244.5 U/L。胆红素 250 mg/L、血红蛋白 230 mg/L、抗坏血酸 6 g/L 对测定无明显干扰。

（二）终点法

1. 原理

对硝基苯酚 α-L- 岩藻糖苷在 AFU 催化下水解，生成 α-L- 岩藻糖和对硝基苯酚，后者在

碱性溶液中呈黄色。

2. 试剂

(1)0.1 mol/L 醋酸盐缓冲液：醋酸钠 $(NaAc \cdot 3 H_2O)$13.61 g，氯化钠 5.85 g，冰醋酸 3.0 mL，加蒸馏水溶解后在 pH 计下用冰醋酸或氢氧化钠调节 pH 至 5.0，加蒸馏水至 1 L。冰箱保存。

(2)0.2 mol/L 甘氨酸缓冲液：甘氨酸 15.01 g，氯化钠 5.85 g，1 mol/L 氢氧化钠 192.2 mL，加蒸馏水至 1 L。在 pH 计下用氢氧化钠或盐酸调节至 pH 10.7，冰箱保存。

(3)1.5 mmol/L 对硝基苯酚 -α-L- 岩藻糖苷 (底物溶液)：精确称取对硝基苯酚 -α-L- 岩藻糖苷 42.8 g，溶于 100 mL 0.1 mol/L 醋酸盐缓冲液中，冰箱保存。

3. 操作

按表 2-8 操作。

上述各管混匀，置 37℃ 水浴中准确保温 60 分钟，立即向各管中加入 0.2 mol/L 甘氨酸缓冲液 2 mL，混匀，终止酶促反应并显色。分光光度波长 405 nm，比色杯光径 1.0 cm，空白管调零，分别读取测定管吸光度 A_u 和对照管吸光度 A_{co} 测定管净吸光度 $\triangle A = A_u - A_{co}$

表 2-8 血清 AFU 操作程序

加入物 (ml)	测定管	对照管	空白管
血清	0.10	0.10	
蒸馏水			0.10
醋酸缓冲液		1.0	
底物溶液 (37℃)	1.0		1.0

4. 计算

$$AFU(U/L) = \triangle A \frac{10^6}{18600} \times \frac{1}{60} \times \frac{3.1}{0.1} = \triangle A \times 27.77$$

上述条件下，对硝基苯酚的摩尔吸光度为 18 600 L/(cm · mol)。

单位定义：上述条件下，每分钟产生 1 μmol/L 的 PNP 为 1 个酶活性单位。

5. 参考区间

健康人血清 AFU 水平呈正态分布，男女间无显著差异。酶活性为 (6.9±3.4)U/L(2 s)，n-128。

6. 附注

(1)0.1 mol/L 醋酸盐缓冲液和 0.1 mol/L 柠檬酸盐缓冲液的最适 pH 均为 5.0(手工法)，需严格控制。

(2) 本法的线性范围≤ 48 U/L，酶促反应的线性时间为 60 分钟。

(3) 批内 CV1.41%，批间 CV2.20%。

(4) 原文测定结果以 "nkat/L" 表示，鉴于目前酶活性仍以 "U/L" 报道，因此 AFU 亦以 "U/L" 较妥。两者的换算系数为 16.67，即 1 U/L=16.67 nkat/L。

7. 临床意义

(1) 原发性肝癌 (PHC) 患者血清中 AFU 活性不仅显著高于正常对照，而且也显著高于转移性肝癌、胆管细胞癌、恶性间皮瘤、恶性血管内皮细胞瘤、肝硬化、先天性肝囊肿和其他良性肝占位性病变。一般认为，AFU 的敏感性高于甲胎蛋白 (AFP)，特异性则差于 AFP。AFU 与 AFP 无明显相关，两者联合监测可提高肝癌的检出率，特别是对 AFP 阴性和小细胞肝癌的诊断价值更大。慢性肝炎和肝硬化患者血清 AFU 亦增加，但一般仅轻度升高，且随疾病的治愈和好转而下降；PHC 患者的血清 AFU 持续升高，幅度较大。有助于鉴别诊断。

血清 AFU 活性与转移性肝癌患者原病灶是否在消化道、PHC 患者肿瘤转移与否及分化程度无关。血清 AFU 还可作为 PHC 术后监测、追踪观察的较理想指标，其变化与病情严重程度相平行，且早于临床表现 1 ～ 2 个月，故可作为 PHC 疗效和预后判断的指标。

(2) 血清 AFU 随妊娠周数的增加而增加，在自然分娩后或人工终止妊娠后，迅速下降，5 天后降至正常水平。

(3) 有人认为，AFU 与 CA125 对于卵巢上皮癌的灵敏度和特异性基本一致，尚待更多研究证实。

六、碱性磷酸酶 (ALP)

碱性磷酸酶 (ALP) 是催化有机单磷酸酯水解的非特异性酶类，其最适 pH 为 8.6 ～ 10.3，分布于很多组织的细胞膜上，以小肠黏膜和胎盘最高，肾和骨骼次之，肌肉和红细胞中无活性。ALP 的生理功能至今尚未了解，不同组织中的 ALP 可能有不同的功能。如小肠 ALP 可能参与脂肪和钙、磷的吸收，肾和肝中的 ALP 分别与重吸收和排泄功能有关；而骨中的 ALP 可能在成骨过程中起一定作用。

(一) 速率法

1. 原理

以磷酸对硝基苯酚 (4-NPP) 为底物，2- 氨基 -2- 甲基 -1- 丙醇 (AMP) 或二乙醇胺 (DEA) 为磷酸酰基的受体物质，增进酶促反应速率。4-NPP 在碱性溶液中为无色，在 ALP 催化下，4-NPP 分裂出磷酸基团，生成游离的对硝基苯酚 (4-NP)，后者在碱性溶液中转变成醌式结构，呈现较深的黄色。在波长 405 nm 处监测吸光度增高速率，计算 ALP 活性单位。

2. 试剂

(1)1.8 mol/L 2- 氨基 -9- 甲基 -1- 丙醇 (AMP) 缓冲液 (pH10.3) 称取 160 gAMP(MW89.14)，加 1 mol/L 盐酸 320 mL，混合，加约 500 ml 新煮沸 (去 CO_2) 并已冷却的蒸馏水，调节 pH 至 $10.3 \pm 0.02(30℃)$，再以上述蒸馏水稀释至 1 000 ml，置紧塞瓶中，防止吸收 CO_2，放冰箱中保存 (室温中约可稳定 2 个月)。

(2) 氯化镁贮存液 (10.5 mmol/L) 称取 0.21 g 氯化镁 ($MgCI-6 H_2O$，MW203.31)，溶于水中并稀释到 100 mL，室温稳定 1 个月。

(3)31.5 mmol/L 磷酸对硝基苯酚溶液：精确称取磷酸对硝基苯酚二钠盐 (含 6 分子结晶水，MW 为 371.15)120.8 mg，溶于 100 mL 蒸馏水中，置棕色瓶内放冰箱保存。

(4) 底物缓冲液 (0.84 mol/L AMP.15 mmol/L 4-NPP，0.5 mmol/L $MgCI_2$，Ph10.3) 根据当天测定标本的需要量，取 1.8 mol/L AMP 缓冲液 10 份，31.5 mmol/L 4-NPP 溶液 10 份和 10.5 mmol/L $MgCl_2$ 溶液 1 份混合，置 37℃ 余温待用。

3. 操作

以半自动分析仪为例。

(1) 血清稀释度：血清 0.02 mL，加 37℃ 预温底物溶液 1.0 mL，立即吸入自动分析仪。血清稀释倍数为 51。

(2) 主要参数如下

系数：2 757

孵育时间：30 秒

连续监测时间：60 秒

波长：405 nm

吸样量：500 μl

温度：37℃

4. 计算

$$ALT(U/L)=\triangle A/min\frac{10^6}{18500}\times\frac{1.02}{0.02}=\triangle A/min\times2757$$

式中 18 500 是对硝基苯酚在 0.84 mol/LAMP 缓冲液 (pH10.0，25℃) 中的摩尔吸光度。

5. 参考值

(1)37℃，女性：1～12 岁＜500 U/L，＞15 岁 40～150 U/L。

(2)37℃，男性：1～12 岁＜500 U/L，12～15 岁＜750 U/L，＞25 岁 40～150 U/L。

6. 附注

(1)ALP 能水解多种天然存在的或合成的有机磷酸酯 (底物)。在体内，ALP 的真正底物尚不清楚。ALP 先天缺陷的个体，尿中大量排出磷酸乙醇胺，推测它可能是一种真正的生理性底物。

(2) 在大多数 ALP 测定方法中，释放出的磷酸酰基转移给水分子生成磷酸，此时 ALP 的酶促反应属水解类反应。使用某些氨基醇缓冲液时，ALP 的催化速率增强。常用于 ALP 测定的缓冲液可归类为三种：惰性型，如碳酸盐缓冲液和巴比妥缓冲液；抑制型，如甘氨酸缓冲液；激活型，如 AMP、Tris 和 DEA 等缓冲液。激活型缓冲液，缓冲物质作为酶的一种底物 (磷酸酰基的受体)，参与磷酸酰基的移换反应，因此能增进酶促反应速率。使用最适浓度的激活型缓冲液时，所测的 ALP 活性要比使用惰性型缓冲液 (如碳酸盐缓冲液) 时高 2～6 倍。DEA 的激活作用比 AMP 的激活作用更强。因此，用不同缓冲液测定 ALP 活性时，其参考值不同。

(3) 血清置室温 (25℃)，ALP 活性显示轻度升高。例如，室温置 6 小时，酶活性约增高 1%，置 1～4 天，酶活性增高 30%～60%。血清贮放冰箱 (4℃)，酶活性亦出现缓慢地升高。冷冻血清，ALP 活性降低，但当血清复温后，酶活性会慢慢恢复。质控血清或冻干质控血清亦呈现类似的 ALP 活性升高现象。

(4)ALP 活性与血清在反应液中所占体积分有关。已发现当血清体积分数从 1∶26 减低到 1∶51 时，测出的酶活性随之增高。但低于 1∶51 时，酶活性没有进一步增加。这一效应的原因还不清楚，可能是因为在较高稀释度下 ALP 多聚体解聚所致。

(5) 用血清或肝素抗凝血浆测定：抗凝剂如草酸盐、枸橼酸盐和 EDTA·2 Na 能抑制 ALP 活性，不能使用这类抗凝血浆做 ALP 活性测定。

(6) 做摩尔吸光系数校正用的标准物对硝基苯酚必须达到的规格：①色泽：无色到淡黄色；②熔点：113 ~ 114℃；③含水量：< 0.1 g/100 g 4 - NP；④摩尔吸光度：溶于 10 mmol/L NaOH 中，波长 401 nmNaOH 中，波长 401 nm，24℃，ε=(18 380±90)L/(mol·cm)。

(7) 磷酸对硝基苯酚必须达到的规格：①酶水解转换率 (4-NPP4-NP) 必须＞98%；② 4-NPP 的摩尔吸光度：311 nm 波长，10 mmol/L NaOH 介质，25℃，ε=(9 867±76)L/(mol·cm)；③游离 4-NP < 0.3 mmol/L 4-NPP；④无机磷酸盐＜ 10 mmol/L 4-NPP。

(二) 比色法

1. 原理

在 pH10 的反应液中，碱性磷酸酶催化磷酸苯二钠水解，生成游离酚和磷酸，酚在碱性溶液中与 4- 氨基安替比林结合，并经铁氰化钾氧化生成红色的醌的衍物，根据红色深浅计算酶活力的高低。

2. 试剂

(1)0.1 mol/L 碳酸盐缓冲液 (pH10.0) 溶解无水碳酸钠 6.36 g、碳酸氢钠 3.36 g、4- 氨基安替比林 1.5 g 于 800 mL 蒸馏水中，将此溶液转入 1 000 mL 容量瓶内，加蒸馏水至刻度，置棕色瓶中贮存。

(2)20 mmol/L 磷酸苯二钠溶液先将 500 mL 蒸馏水煮沸消灭微生物，迅速加入磷酸苯二钠 2.18 g(磷酸苯二钠如含 2 分子结晶水，则应称取 2.54 g)，冷却后加氯仿 2 mL 防腐，置冰箱保存，称为底物溶液。

(3) 铁氰化钾溶液：分别称取铁氰化钾 2.5 g，硼酸 17 g，分别溶于 400 mL 蒸馏水中，然后将二液混合，再加蒸馏水至 1 000 mL，置棕色瓶中避光保存，如出现蓝绿色即弃去。

(4) 酚标准贮存液 (1 mg/ml) 建议购买商品标准液，若自行配制，方法如下。重蒸馏苯酚 1.0 g 于 0.1 mol/L 盐酸中，并用 0.1 mol/L 盐酸稀释至 1 L。

(5) 酚标准应用液 (0.5 mg/ml) 酚标准贮存液 5 mL，加蒸馏水至 100 mL，此液只能保存 2 ~ 3 天。

3. 操作

取 16 mm×100 mm 试管，按表 2-9 进行编号与测定。

表 2-9　血清碱性磷酸酶测定步骤

加入物 (ml)	测试管	对照管
血清	0.1	
碳酸缓冲液	1.0	1.0
37℃水浴 5 分钟		
底物浓度 (预温至 37℃)	1.0	1.0
混匀，37℃水浴准确保温 15 分钟		
铁氰化钾溶液	3.0	3.0
血清		0.1

各管即混立匀，在波长 510 nm，以蒸馏水调零点，读取各管吸光度。测定管吸光度减去对照管吸光度，查校正曲线，求出酶活力单位。

金氏单位定义：反应温度 37℃，100 mL 血清与底物作用 15 分钟，产生 1 mg 酚为 1 个金氏单位。

4. 校正曲线

按表 2-10 操作。

表 2-10 校正曲线绘制操作步骤

加入物	管号					
	0	1	2	3	4	5
酚标准应用液	0	0.2	0.4	0.6	0.8	1.0
蒸馏水	1.1	0.9	0.7	0.5	0.3	0.1
碳酸缓冲液	1.0	1.0	1.0	1.0	1.0	1.0
铁氰化钾溶液	3.0	3.0	3.0	3.0	3.0	3.0
相当于金氏单位	0	10	20	30	40	50

各管立即混匀，在波长 510 nm，以零号管调"0"点，读取各管吸光度，并和相应酶活力单位绘制校正曲线。

5. 参考值

(1) 成人 3 ～ 13 金氏单位。

(2) 儿童 5 ～ 30 金氏单位。

6. 附注

(1) 铁氰化钾溶液中加入硼酸有稳定显色作用。

(2) 底物中不应含有游离酚，如空白管显红色，说明磷酸苯二钠已开始分解，应弃去不用。

(3) 加入铁氰化钾化必须迅速混匀，否则显色不充分。

(4) 黄疸血清及溶血血清分别做对照管，一般血清标本可以共用对照管。

7. 临床意义

(1)ALP 广泛存在于身体各器官，尤以肠上皮、成骨细胞、肝脏、胎盘，白细胞含量较高。正常人血清中 ALP 主要来自肝和骨骼。ALP 测定主要用于诊断肝胆和骨骼系统疾病。

(2) 黄疸患者同时测定 ALP 和 ALT 活性有助于黄疸的鉴别诊断。有人统计 80% 梗阻性黄疸患者 ALP 活性高于 30 金氏单位，ALT 仅轻度增高。ALT 活性很高，ALP 正常或稍高则说明是肝细胞性黄疸。ALP 明显增高，胆红素不高多为肝内局限性胆道阻塞，常见于肝癌。毛细胆管性肝炎时 ALP 和 ALT 活力都明显增高，诊断较为困难。溶血性黄疸时 ALP 正常。

(3) 成骨细胞中含有丰富的 ALP，很多骨骼疾病时血中 ALP 升高，不少学者认为在骨骼疾患时 ALP 升高与其说与某种疾病有关，还不如说是反映了成骨细胞功能亢进。任何引起成骨细胞增生和活动旺盛的因素都可以使血清 ALP 活力增高。例如，儿童在生理性的骨骼发育期，ALP 活力可比正常人高 1 ～ 2 倍。

(4) 在畸形性骨炎、维生素 D 缺乏病、软骨病、骨恶性肿瘤、转移性癌肿和甲状旁腺功能亢进时血清 ALP 都可有不同程度增高。

(5)ALP 增高是检测维生素 D 缺乏病一个很敏感的指征。在临床症状尚不明显，血清钙浓度正常时，ALP 就已增高。它又可作为维生素 D 缺乏病疗效指标，接受有效治疗后 ALP 迅速下降。

(6) 偶见血清 ALP 下降，可见于甲状腺功能低下、恶性贫血等，但无临床意义。临床上罕见的有先天性 ALP 缺乏或减少症，可引起骨中矿物质严重缺乏，并易发生骨折。

七、乳酸脱氢酶 (LDH)

乳酸脱氢酶(LDH) 催化反应是无氧酵解中的最终产物。LDH 广泛存在于各种组织中，以肝、心肌、肾脏、骨骼肌、胰腺、肺最多，组织中酶活力约为血清的 1 000 倍，故少量的组织坏死而释放的酶即可使血清 LDH 活力增高。因其分布广泛，特异性差，心肌梗死、肝炎、肝硬化、肾脏疾 - 病、恶性肿瘤、某些贫血患者均增高。在心肌梗死患者中 LDH8 ～ 18 小时开始超过参考上限，24 ～ 72 小时达高峰值，6 ～ 10 天恢复正常，所以此酶与 CK 相比增高出现较慢，阳性率也较低，但维持时间长，故仍作为诊断心肌梗死的一个有用指标。LDH 的同工酶分布大致可将组织分为三类：①以 LDH_1 为主，此类组织以心肌为代表，其 LDH_1 活力占该组织酶总活力一半以上；肾、胰、膈肌与红细胞次之；②含 LDH_5 主为，以肝脏为代表：其 LDH_5 占该组织总活力的一半以上；皮肤、骨髓、关节滑液、白细胞、血小板和胆汁次之；③LDH_3 为主：以肺、脾为代表，脑、肠、淋巴液与内分泌腺等次之。

乳酸脱氢酶活性的测定方法有两种：①根据从乳酸氧化成丙酮酸的正向反应，乳酸和 NAD 作为酶底物，在 340 nm 波长监测吸光度上升速率，称 LD-L 法；②根据从丙酮酸还原成乳酸的逆向反应，丙酮酸和 NADH 作为酶底物，在 340 nm 波长监测吸光度下降速率，称 LD-P 法。340 nm 波长吸光度上升或下降速率与标本中 LDH 活性呈正比关系。

(一) 乳酸为底物的速率法

1. 原理

乳酸脱氢酶催化反应式：

$$\text{L-乳酸+NAD+} \xrightarrow{\text{LDH}} \text{丙酮酸+NADH+H}^+$$

在反应过程中，乳酸氧化成丙酮酸，同时 NAD^+ 还原成 NADH，引起 340 nm 吸光度的升高。吸光度升高速率与标本中 LDH 活性呈正比关系。

2. 试剂

(1) 试剂成分和在反应液中的终末浓度

甲基葡糖胺：325 mmol/L

L-(+)- 乳酸盐：50 mmol/L

β-NAD^+：10 mmol/L

样品体积分数：0.0 435(1 ∶ 23)

(2) 底物溶液：373.8 mmol/L 甲基葡糖胺，57.5 mmol/L 乳酸锂。甲基葡糖胺 (N-methyl-D-

glucamine，MW195.22)7.30 g，乳酸锂 (MW96.01)0.552 g，溶于 80 mL 蒸馏水中，用 2 mol/L 盐酸溶液调节至 pH9.4(37℃)，转移入 100 mL 容量瓶中，再加水至 100 mL。保存在 2℃～8℃，可稳定 1 个月。

(3) 启动试剂：115 mmol/LNAD 溶液。此溶液由 36.23 mmol/LNAD 游离酸和 78.78 mmol/LNDA 锂盐组成的混合液。

3. 操作

(1) 主要参数

温度：37.0℃

波长：340 nm

带宽：≤ 2 nm

比色杯光径：1.0 cm

孵育时间：180 秒

延滞时间：90 秒

监测时间：180 秒

读数点：≥ 6

系数：3 697.7

(2) 操作步骤：2.0 mL 底物溶液，温浴至 37℃。

加 0.10 mL 血清，混匀，孵育 180 秒，使反应杯中溶液的温度达到 37℃。

加 0.20 mL 启动试剂，混匀，延滞时间 90 秒，然后监测吸光度 (升高速率)180 秒。在此期间，吸光度读数点≥ 6。

4. 计算

$$LD(U/L) = \triangle A/min \frac{10^6}{6220} \times \frac{2.3}{0.1} = \triangle A/min \times 3697.7$$

5. 参考值

109 ～ 245 U/L。

6. 附注

(1) 乳酸脱氢酶是临床上应用较多的一种脱氢酶，属于氧化还原酶类，催化乳酸氧化成丙酮酸，NAD 为氢的受体。正向反应 (乳酸丙酮酸) 最适 pH 为 8.8 ～ 9.8；逆向反应 (丙酮酸乳酸) 最适 pH7.4 ～ 7.8。最适 pH 随着酶的来源、反应温度以及底物和缓冲液浓度的不同而有所差异。根据正向反应所建立的 LDH 速率法测定，是以 L- 乳酸盐和 NAD 为底物，在 340 nm 监测吸光度增高速率，简称 LD-L 法。根据逆向反应所建立的 LDH 速率法测定，是丙酮酸和 NADH 为底物，在 340 nm 监测吸光度下降速率，简称 LD-P 法。两法相比，LD-L 法的主要优点有：①乳酸盐和 NAD^+ 底物液的稳定性比丙酮酸盐和 NADH 底物液的稳定性大，试剂若冰冻保存，前者可稳定 6 个月以上，而后者只能保存数天；②保持线性速率反应的线性范围 (吸光度对监测时间 t 作图) 较宽；③重复性比 LD-P 法好。由于逆向反应速度比正向反应速度快，所以测定方法不同，正常值也有差别。LD-P 法的参考值约 2 倍于 LD-L 法。

(2) 不同的 LD 同工酶对冷的敏感性有差异。LD_4 和 LD_5 对冷特别不稳定。组织提取液如

果储放 -20℃过夜，LD_4 和 LD_5 将丧失全部活性。加入 NAD^+ 或谷胱甘肽可以阻止活性丧失。在血清中白蛋白和其他蛋白分子的巯基能延缓 LD_4 或 LD_5 的失活作用。血清标本应存放在室温中，室温存放 2～3 天将不出现活性的丧失。如果血清标本必须存放较长时间，应加入 NAD(10 mg/mL) 或谷胱甘肽 (3.1 mg/ml) 后保存于 4℃环境中以降低 LD_4 和 LD_5 的失活速率。

(3) 用血清或肝素抗凝血浆测定 LDH 活性的效果令人满意，草酸盐抗凝剂对 LDH 活性有抑制作用。

(4) 标本应严格避免溶血。

(二) 丙酮酸为底物的速率法

1. 原理

乳酸脱氢酶催化：

$$丙酮酸+NADH+H^+ \xrightarrow{LDH} L\text{-}乳酸+NAD^+$$

在反应过程中，丙酮酸还原成乳酸，同时 NADH 氧化成 NAD^+，引起 340 nm 吸光度的下降，吸光度下降速率与标本中 LD 活性呈正比关系。

2. 试剂

(1) 试剂成分和在反应液中的参考浓度如下。

Tris 缓冲液：50 mmol/L

EDTA·2 Na：5 mmol/L

丙酮酸：1.2 mmol/L

NADH：0.2 mmol/L

温度：37℃

pH(反应混合液 37℃)：7.4

(2)Tris-EDTA 缓冲液 (pH7.4，37℃)

称取 Tris6.8 g(56 mmol/L)，EDTA.2 Na2.1 g(5.6 mmol/L)，溶于约 900 mL 蒸馏水中，温热至 37℃，pH 计下用 1 mol/LHCl(约加 47 mL) 调节至 pH7.4，再加水至 1 000 mL。

(3)0.2 mmol/LNADH(Tris-EDTA) 缓冲液

称取 (β-NADH(二钠盐，MW=709.4)14.2 mg，溶于 100 mlTris-EDTA 缓冲液中，置棕色瓶放冰箱保存，称 NADH-Tris-EDTA 缓冲液。

(4)14 mmol/L 丙酮酸溶液

称取 154 mg 丙酮酸钠 (MW=110.06)，溶于 100 mL 蒸馏水中，4℃保存，可稳定 20 天。

3. 操作

在光径 1.0 cm 比色杯中，加入血清 50 μl，和 2.0 ml NADH-Tris-EDTA 缓冲液混匀，37℃预温 5 分钟 (消除血清标本中内源性 α- 酮酸对 NADH 的消耗)。再加入 0.2 mL 丙酮酸溶液 (已预温)，混匀，立即记录 340 nm 吸光度的下降速率 (- △ A/min)。

4. 计算

$$LDH(U/L)=\triangle A/min \frac{10^6}{6220} \times \frac{2.25}{0.05}=\triangle A/min \times 7235$$

5. 参考值

200 ~ 380 U/L。

6. 附注

(1) 本法检测线性高达 3 000 U/L(37℃)，超过此值，血清最好用 50 g/L 白蛋白溶液或 Tris-EDTA 缓冲液适当稀释，得出结果乘以稀释倍数。本法的大多数实验数据是在 37℃ 获得，但只要建立相应的参考值范围在 30℃ 亦能获得满意的结果。

(2) 当有微量金属离子存在时，NADH 的稳定性较差，试剂中加入 EDTA 以结合金属离子，增加 NADH 的稳定性。

(3) 在 37℃、pH7.4 时，Tris 缓冲液具有适宜的缓冲液容量。NADH 在 Tris-EDTA-HCI 缓冲液中的稳定性比在磷酸缓冲液中大。用 Tris-EDTA-HCI 缓冲液配制 10 mmol/LNADH 溶液，可于 -20℃ 存放 2 周，4℃ 存放 1 周或 25℃ 存放 24 小时。

(4) 关于预孵育期：有学者认为，内源性反应不会显著改变△ A/min 值；另有学者认为需要 3 ~ 5 分钟预孵育期。最好根据自己的实验确定。

7. 临床意义

乳酸脱氢酶增高主要见于心肌梗死、肝炎、肺梗死、某些恶性肿瘤、白血病等。某些肿瘤转移所致的胸腹水中乳酸脱氢酶活力往往升高。目前，常用于心肌梗死、肝病和某些恶性肿瘤的辅助诊断。

八、腺苷脱氨酶测定

腺苷脱氨酶 (ADA) 系一种氨基水解酶，可将腺苷水解为次黄苷和氨，该酶以同工酶的形式广泛分布于肝、小肠黏膜、脾、肾、肺、心、肌肉和淋巴细胞等中，在氨基酸分解代谢中起重要作用，并与核酸代谢和机体的免疫功能密切相关。

血清 ADA 的测定一般利用其水解酶的特性，以腺嘌呤核苷为底物，水解后产生次黄嘌呤和氨，再用波氏显色反应测定氨的含量，从而计算出 ADA 的活性。

参考范围：0 ~ 25 U/L。

临床上测定血清 ADA 主要用于肝胆疾病的诊断和鉴别诊断，ADA 升高可见于急性肝实质损伤、慢性活动性肝炎、肝硬化等。与转氨酶相比，ADA 在慢性肝脏疾病时阳性率和升高幅度远远高于转氨酶。在黄疸的鉴别诊断中，肝细胞性黄疸 ADA 明显升高，而阻塞性黄疸一般不升高。

渗出液 ADA 测定在鉴别诊断上有重要参考价值，尤其对诊断结核性渗出液的特异性和敏感性较其他方法好。结核性胸、腹水 ADA 活性显著升高，而癌性胸、腹水 ADA 活性不高，血清 ADA 活性在两者中无明显差别。

脑脊液中 ADA 测定也具有鉴别诊断意义，结核性脑膜炎 ADA 显著升高，颅内肿瘤及中枢神经系统白血病轻度升高，病毒性脑炎不升高。此外，血清 ADA 升高还可见于传染性单核细胞增多症、粟粒性肺结核、伤寒等。

九、单胺氧化酶 (MAO)

单胺氧化酶 (MAO) 为反映肝纤维化的酶，MAO 大致可分为两类：一类存在于肝、肾等组织的线粒体中，以 FAD 为辅酶，对伯、仲、叔胺均能氧化，参与儿茶酚胺的分解代谢。另一类存在于结缔组织，是一种细胞外酶，无 FAD 而含有磷酸吡哆醛，只对伯胺起作用，受山黧豆素及 β- 氨基丙腈的抑制，催化胶原分子中赖氨酰或羟赖氨酰残基的末端氧化成醛基。血清中 MAO 和结缔组织中的 MAO 性质相似，能促进结缔组织的成熟，在胶原形成过程中，参与胶原成熟的最后阶段架桥形成，使胶原和弹性硬蛋白结合。

(一) 速率法

1. 原理

$$C_6H_5\text{-}CH_2\text{-}NH_2+O_2+H_2O \xrightarrow{MAO, pH9} C_6H_5CHO+H_2O_2+NH_3$$

$$NH_3+\alpha\text{-}酮戊二酸+NADH+H^+ \xrightarrow{GLDH} 谷氨酸+NAD^+$$

在 340 nm 波长下监测 NADH 吸光度的下降速率 ($\triangle$ A/min)，计算 MAO 活性。

注：反应式中，$C_6H_5\text{-}CH_2\text{-}NH_2$ 为苄胺；$C_6H_5\text{-}CHO$ 为苄醛。

2. 试剂

(1)R_1 试 剂：100 mmol/L Tris-HCI 缓 冲 液，14 mmol/L α- 酮 戊 二 酸，3 mmol/L EDTA·2 Na，0.25 mmol/L NADH，5 mmol/L ADP，GLDH(> 3 000 U/L) 和稳定剂。

R1 试剂用蒸馏水溶解，pH 为 (8.9±0.05)。

(2)R_2 试剂：10 mmol/L 苄胺 (水溶液)。

3. 操作

(1) 单试剂法：R_1 试剂和 R_2 试剂按 5 : 1 混合，放置 37℃稳定 30 分钟后应用，样品与试剂体积比为 1 : 10。速率法 (吸光度下降型)，温度 37℃，主波长 340 nm，次波长 410 nm(可以不用)，比色杯光径 1.0 cm，样品量 25 μl，试剂量 250 μl，孵育时间 180 ～ 300 秒，连续监测时间 180 秒，F 为 1 768，线性 0 ～ 100 U/L。

(2) 双试剂法：速率法 (吸光度下降型)，温度 37℃，主波长 340 nm，次波长 410 nm，比色杯光径 1.0 cm，样品量 25 μl，试剂量 50 μl，混匀，孵育时间 180 ～ 300 秒，再加 R2 试剂 200 μl，混匀后 60 秒，开始连续监测 180 秒，F 为 1 768，线性 0 ～ 100 U/L。

(3) 注意：详细操作方法，须根据自动分析仪和试剂盒说明书。

4. 计算

$$MAO(U/L)=\triangle A/min\frac{10^6}{6220}\times\frac{275}{25}=\triangle A/min\times 1768$$

5. 附注

(1) 本法是测定 MAO 催化单胺氧化脱氨反应中产生的氨。试剂中若有氨污染，将造成测定结果假性增高。因此，试剂必须经过脱氨处理，尤其苄胺和 GLDH 需经 sephadex-25 脱氨处理后方可使用。

(2) 要求用新鲜血清，当日测定。肝素抗凝血浆对测定有干扰。

(3) 本法反应液的 pH 为 (8.9±0.05)，pH 过低易产生非特异性反应，pH 过高对 GLDH 活性有抑制作用。

(4) 重金属离子对 MAO 活性有抑制作用，需加入 EDTA 络合金属离子。

6. 临床意义

(1)MAO 为广泛分布于肝、肾、胃、小肠和脑组织的中的酶，在细胞内定位于线粒体膜外。血清 MAO 活性测定是检查肝纤维化病变的重要指标。纤维化发生在汇管区之间或汇管中心区之间时，MAO 活性明显增高，阳性率达 80% 以上；在假小叶周围有广泛纤维化形成时，则几乎全部增高，且升高幅度最大。纤维化病变侵入肝实质内时，升高率仅为 30%。

(2) 血清中 MAO 和结缔组织中的 MAO 性质相似，能促进结缔组织的成熟，在胶原形成过程中，参与胶原成熟的最后阶段架桥形成，使胶原和弹性硬蛋白结合，因此，临床上测定血清 MAO 主要用于诊断肝硬化。

(二) 醛苯胺法

1. 原理

底物苄胺在 MAO 作用下氧化生成苄醛，苄醛与二硝基苯肼反应生成醛苯胺，在碱性溶液中呈红棕色，在 470 nm 比色测定。

2. 试剂

(1) 磷酸盐缓冲液 (pH7.4，50 mmol/L)：① 50 mmol/L 磷酸二氢钾：称取 KH2P043.4 g，以蒸馏水溶解并稀释到 500 mL；。② 50 mmol/L 磷酸氢二钠：称取 $Na_2HPO_4$7.11 g 或 $Na_2HPO_4 \cdot 12H_2O$17.91 g，以蒸馏水溶解并稀释到 1 L。③取①液 80 mL，②液 420 mL，混合，即为 pH7.4，50 mmol/L 磷酸盐缓冲液。

(2) 苄胺缓冲液 (50 mmol/L)：称取苄胺盐酸盐 (MW=143.62)718 mg，以 pH7.4 磷酸盐缓冲液溶解到 100 mL，此为底物。置棕色瓶 4℃保存。

(3) 二硝基苯肼溶液 (0.75 mmol/L)：称取分析纯 2，4- 二硝基苯肼 (DHPH)14.9 mg，加入 10 mol/L 盐酸 10 mL，完全溶解后，用蒸馏水稀释到 100 mL。保存于棕色瓶中。

(4) 氢氧化钠溶液 (1.25 mol/L) 内含 5 g/LTritonX-100。

(5) 苄醛标准液 (0.5 mmol/L)：称取苯甲醛 26.5 mg，以蒸馏水缓慢溶解并稀释至 500 mL，棕色瓶保存。

3. 操作

按表 2-11 操作。

表 2-11 血清 MAO 测定醛苯胺法操作步骤

加入物 (ml)	测定管 (U)	对照管 (C)
血清	0.2	0.2
50 mmol/LPB	0.5	0.5
50 mmol/L 苄胺缓冲液	0.05	-
混匀，37℃水浴 2 小时		
0.75 mmol/LDHPH	0.5	0.5
50 mmol/L 苄胺缓冲液	-	0.05
混匀，37℃水浴 2 分钟		
1.25 mol/LNaOH	2.0	2.0

混匀，470 nm 波长，1 cm 光径比色杯，以蒸馏水调零比色，根据 (A_u-A_c) 之差值在校正曲线上查出 MAO 活力单位。酶活力高于 300 U 者，将标本稀释后重新测定。

4. 参考值

＜ 36 U/mL。

5. 单位定义

在 37℃，1 mL 血清中 MA01 小时催化底物产生 1 nmol/L 苄醛为 IU。

6. 校正曲线的制作

按表 2-12 加入有关试剂后，再按加 DNPH 步骤开始操作。

表 2-12 测定醛苯胺法校正曲线制作表

加入物	管号								
	B	1	2	3	4	5	6	7	8
0.5 mmol/L 苄醛 (ml)	0	0.01	0.02	0.04	0.08	0.12	0.16	0.20	0.24
50 mmol/LPB, pH7.4(ml)	0.75	0.74	0.73	0.71	0.67	0.63	0.59	0.55	0.51
相当于苄醛 nmol/ 管	0	5	10	20	40	80	80	100	120
相当于 MAO 单位 [nmol/(h·ml)]	0	12.5	25	50	100	150	200	250	300

7. 附注

(1) 胆红素浓度在 43 ～ 257 μmol/L、血红蛋白浓度在 0.5 ～ 4 g/L 对 MAO 活力无影响。

(2) 校正曲线制作各管中苄醛纳摩数乘以 2.5 得 MAO 单位数。

MAO[U/ml 或 nmol/(h·m l)]= 苄醛 (nmol)×1/0.2×1/2

式中，0.2 是样品用量 mL 数，2 是催化反应 2 小时。

(3) 若需将上述习惯用的单位变换为国际单位，需乘以击 (U/L= 上述单位 ×1/60×1 000×1/1 000)。

(4) 苄胺的终浓度为 3.33 mmol/L，是 Km 的 25 倍。

8. 临床意义

同速率法。

十、β- 脯氨酸羟化酶 (β-PH)

脯氨酸羟化酶 (PH) 是胶原合成的关键酶，由 α、β 亚单位构成四聚体。肝硬化患者肝活组织中，PH 含量明显升高。血清 PH 检测较为困难，因有活性的 PH 四聚体不到 10%，且血中存在抑制物。应用 RIA 法测定血清免疫性 PH(SIRPH) 发现，其水平与肝组织中 PH 活性相关，但特异度不高。有人应用 PHB 亚单位单抗测定血清免疫性 PH 亚单位 (SIR-PH)，认为可提高特异度。

第五节　糖类测定

一、葡萄糖测定

临床上葡萄糖 (glucose) 测定的标本有血液、尿液和脑脊液。过去测定血糖多采用全血，现多用血清或血浆，葡萄糖全血浓度比血清或血浆约低 15%。葡萄糖定量测定的常规方法有氧化还原法、芳香胺缩合法和酶法三大类。氧化还原法原理基于葡萄糖的还原性，因其特异性差已被淘汰；芳香胺缩合法中常用的是邻甲苯胺法，操作时需在 100℃ 煮沸且试剂配制麻烦；葡萄糖氧化酶法特异性较好，试剂也便宜，可代替前者；己糖激酶法特异性更好，是测定葡萄糖的参考方法。

(一) 葡萄糖氧化酶 - 过氧化物酶法

1. 原理

葡萄糖氧化酶 (GA) 对 β-D- 葡萄糖的特异性的很强。溶液中的葡萄糖有 α-D- 葡萄糖和 β-D- 葡萄糖两型，两者处于动态平衡。当 β-D- 葡萄糖不断受酶催化而减少时，α-D- 葡萄糖便依靠平衡移动，全部转变为 β-D- 葡萄糖参与反应。

GA 催化 β-D- 葡萄糖分子中的醛基氧化生成葡萄糖酸和 H_2O_2，后者在过氧化物酶 (PA) 作用下放出氧，其可将色原性氧受体 "4- 氨基安替吡啉偶联酚" 的酚氧化，并与 4- 氨基安替吡啉缩合生成红色化合物，其反应如下。于 505 nm 与同样处理的标准葡萄糖溶液比色，可测得葡萄糖含量。

2. 试剂

(1) 葡萄糖校准液：浓度 5.55 mmol/L 左右。需使用可溯源的校准液。

(2) 酶试剂：取 GOD1 200 U，POD1 200 U，4- 氨基安替比林 10 mg，叠氮钠 100 mg，加 0.1 mmol/LL 磷酸盐缓冲液 (PBS，pH7.0)80 mL 左右，调节 pH 至 7.0±0.1，加 PBS 到 100 mL，置 4℃ 保存，可稳定 4 个月。

(3) 酚溶液：称酚 100 mg 溶于去离子水 100 mL 中，用棕色瓶储存。

(4) 酶酚混合试剂：酶试剂和酚溶液等量混合，4℃ 可存放 1 个月。两者也可分开使用，稳定期更长。

3. 操作

(1) 血浆直接测定：取试管 3 只，标明测定、标准、空白，分别加入血清 20 μl，磷酸盐缓冲液 20 μl，然后各管均加酶 - 酚混合剂各 3 mL，混匀后将 3 管同时置 37℃ 水浴保温 15 分钟，到时取出冷却。用 505 nm 波长，以空白管调整零，读取各管吸光度值。

(2) 全血去蛋白血滤液测定：取蛋白沉淀剂 1 mL 加全血 50 μl 混匀，放置 7 分钟后，离心取上清 0.5 mL 于测定管内；取蛋白沉淀剂 1 mL 加葡萄糖应用标准液 50 μl，混匀后从中取 0.5 mL 于标准管内；另取蛋白沉淀剂 0.5 mL 于空白管内。以上三管各加酶 - 酚混合试剂 3 mL，各管分别混匀同时放入 37℃ 水恒温箱浴保温 15 分钟后，取出如前比色测定。

4. 计算

葡萄糖浓度 (mmol/L) ＝测定管吸光度值 / 标准管吸光度值 × 校准液葡萄糖浓度 (mmol/L)

(二) 己糖激酶法

1. 原理

在己糖激酶 (HK) 催化下，葡萄糖与三磷腺苷 (ATP) 发生磷酸化反应，生成葡萄糖 -6- 磷酸 (G-6-P) 和二磷酸腺苷 (ADP)。G-6-P 在葡萄糖 -6- 磷酸脱氢酶 (G6 PD) 催化下脱氢，生成 6- 磷酸葡萄糖酸内酯 (6-PGA)。

2. 试剂

(1) 葡萄糖校准液：同 GOD-POD 法。

(2) 酶混合试剂的成分与浓度如下：三乙醇胺盐酸缓冲液 (pH7.5)50 mmol/L，硫酸 2.0 mmol/L，ATP2.0 mmol/L，NADP2.0 mmol/L，HK ≥ 1 500 U/L，G6 PD2 500 U/L。

3. 操作

自动分析法多用速率法，具体按试剂盒说明书要求设置分析参数。主要分析参数：样品 / 试剂体积比一般为 1/50，孵育时间 30 s，监测时间 60 s。

4. 计算

葡萄糖浓度 (mmol/L) ＝ (测定△ A/min- 空白△ A/min)/(标准△ A/min- 空白△ A/min)× 校准液葡萄糖浓度 (mmol/L)

5. 注意事项

(1)HK 法适合于血、尿和脑脊液葡萄糖浓度测定。此外，测定氧消耗量的葡萄糖氧化酶法 (如氧电极法) 和邻甲苯胺法亦可测定尿液葡萄糖浓度。尿糖浓度很高时，需适当稀释。

(2)HK 和 G6 PD 是关键的工具酶，必须使用合格产品。HK 最适 pH6.0 ～ 9.0，Mg^{2+} 为激活剂，EDTA 为抑制剂。G6 PD 以 NADP ＋为辅酶的最适 pH 值大于 8.5，以 NAD ＋为辅酶的最适 pH 为 7.8；但来源于酵母和人血细胞的 G6 PD 只能以 NADP ＋为辅酶，而来源于明串珠菌属的 G6 PD 以 NADP ＋或 NAD ＋为辅酶均可。

(3) 方法学评价：线性范围可达 33.3 mmol/L；回收率 99.4% ～ 101.6%；变异系数日内 0.6% ～ 1.0%，日间 1.3% 左右；特异性高，干扰少。

(4) 严重溶血标本 (血红蛋白含量 200 ～ 5.12 g/L)，因红细胞内有机磷酸酯及一些酶类释放，而消耗 NADP ＋，可导致葡萄糖浓度测定值减小。

6. 参考值

空腹血液葡萄糖 (简称血糖)：3.89 ～ 6.11 mmol/L(70 ～ 110 mg/dl)

脑脊液葡萄糖：成人 2.5 ～ 4.5 mmol/L(45 ～ 80 mg/dl)，儿童 2.8 ～ 4.5 mmol/L(50 ～ 80 mg/dl)。

尿液葡萄糖：0.28 ～ 0.83 mmol/L(5 ～ 15 mg/dl)，24 小时尿糖为 0.56 ～ 1.67 mmol(100 ～ 300 mg)。

二、口服葡萄糖耐量试验

口服葡萄糖耐量试验是一种葡萄糖负荷试验，用以了解胰岛 β 细胞功能和机体对血糖的调节能力，是诊断糖尿病的确诊试验，广泛应用于临床实践中，对于处于其他疾病急性期的患者，可能需要重复进行以明确糖尿病的诊断。

（一）原理

正常人进食糖类后血糖会暂时升高，0.5～1 小时后升到最高峰，但不超过 8.9 mmol/L，2 小时后回到空腹水平。糖尿病患者及糖耐量异常者则不遵循此规律，出现血糖值升高及节律紊乱。

（二）方法

1. 晨 7～9 时开始，受试者空腹（8～10 小时）后口服溶于 300 mL 水内的无水葡萄糖粉 75 g，如用 1 分子水葡萄糖则为 82.5 g。儿童则予每千克体重 1.75 g，总量不超过 75 g。糖水在 5 分钟之内服完。

2. 从服糖第一口开始计时，于服糖前和服糖后半小时、1 小时、2 小时分别在前臂采血测血糖。

3. 试验过程中，受试者不喝茶及咖啡，不吸烟，不做剧烈运动，但也无须绝对卧床。

4. 血标本应尽早送检。

5. 试验前 3 天内，每日碳水化合物摄入量不少于 150 g。

（三）注意事项

1. 非应激状态。

2. 试验前 3 天每天摄入足够的碳水化合物 200 g 以上。

3. 胃肠功能正常，禁食至少 10 小时。戒烟。

4. 不应绝对卧床，也不宜剧烈运动。

5. 务必在上午进行。排除药物影响（如避孕药、利尿剂、苯妥英钠）。

（四）参考值

空腹血糖＜6.11 mmol/L，服糖后 0.5～1.0 小时血糖浓度达到峰值（＜10 mmol/L），服糖后 2 小时血糖浓度＜7.78 mmol/L，每次尿糖定性试验结果均为阴性。

（五）临床意义

正常的空腹血糖在 3.9～6.1 mmol/L（餐后 2 小时应恢复至空腹血糖水平），空腹血糖达 6.1～7.0 mmol/L 为空腹血糖受损，餐后 2 小时血糖在 7.8～11.1 mmol/L 为糖耐量减低，若空腹血糖高于 7.00 mmol/L，和／或餐后 2 小时血糖高于 11.10 mmol/L 即为糖尿病。

三、糖化血红蛋白测定

专用于测定 GHb 的仪器，有利用离子交换层析法、高效液相色谱法、亲和层析法，也有胶乳免疫凝集法。这些仪器操作简单、重复性好、准确度高。例如，利用离子交换层析及梯度洗脱技术的仪器，可分离检测血红蛋白 A1 C 和各种血红蛋白变异体，仪器具有恒温装置、自动洗脱功能，以及由内置比色计检测 415 nm 处的吸光度并计算结果，打印出各血红蛋白组分的洗脱峰。这种仪器比手工离子交换层析法的精密度和准确度均好。有一种专用的高效液相色谱法血红蛋白分析系统，能自动进样，适合标本量大的检测中心，能检测血红蛋白 A1 C、血红蛋白 F 和各种血红蛋白变异体。在生化分析仪上可进行 GHb 胶乳免疫凝集法测定，但精密度较差；专用的胶乳免疫凝集法 GHb 测定仪则各种性能均较好。

1. 原理

离子层析法精密度高、重复性好且操作简单，被临床广泛采用。检测原理由于血红蛋白β-链 N 末端缬氨酸糖化后所带电荷不同，在偏酸溶液中总糖化血红蛋白 (GHb) 及 HbA 均具有阳离子的特性，因此经过阳离子交换层析柱时可被偏酸的缓冲液平衡过的树脂来吸附，但两者吸附率不同，GHb 正电荷较少吸附率较低，HbA 正电荷较多吸附率较高。用不同 pH 的磷酸盐缓冲液可以分次洗脱出 GHb 和 HbA，用 KCN 可将 Hb 转化为高铁氰化血红蛋白，用分光光度计测定。或者得到相应的 Hb 层析谱，其横坐标是时间，纵坐标是百分比。HbA1 c 值以百分率来表示。现在大部分都用全自动测定仪测定。

2. 试剂

所采用的商品试剂盒中应包含如下试剂：

(1) 缓冲液 I(pH6.8)：磷酸二氢钠 5.18 g，磷酸氢二钠 1.18 g，氰化钾 0.65 g，溶于去离子水中，并稀释至 1 L。

(2) 缓冲液 II (PH6.4)：磷酸二氢钠 14.35 g，磷酸氢二钠 6.25 g，溶于去离子水中，并稀释至 1 L。

(3) 溶血剂：皂素 0.3 g，氰化钾 0.5 g，溶于缓冲液 I 中，并稀释至 1 L。

(4) 离子交换树脂：Bio-Rex70 阳离子交换树脂 (200 ～ 400 目)100 g，加缓冲液 I 500 ml，充分搅拌后加磷酸，调 pH 至 6.7 ～ 6.8，再将树脂用缓冲液 I 洗涤 2 次，倾去过剩的缓冲液，所得匀浆即可灌柱。

3. 操作

具体按试剂盒说明书。一般步骤如下。

(1) 血红蛋白溶液的制备：将 EDTA 抗凝血离心，吸取 50 µl 沉积红细胞加入溶血剂 0.45 mL 中混匀，37℃放置 10 分钟后离心，除去不稳定 GHb。

(2) 装柱：将树脂加缓冲液 I 搅匀，用毛细滴管加入塑料微柱内，使树脂床高度达 3 ～ 4 cm。树脂层应均匀，无气泡断层。商品试剂盒中柱已装好，使用前注意先打开上盖，再摘去下帽。

(3) 上样：吸溶血液 0.1 mL 加到柱中树脂床表面，待其完全进入树脂床后，将柱移入 1.5 cm×10.0 cm 试管中。

(4) 洗脱：取缓冲液 I 3 mL 缓缓加至树脂床上，注意勿冲动树脂。收集洗脱液，混匀，在 415 nm 波长处，以去离子水作空白，测定其吸光度值，此为 AHbA1。

(5) 测定总血红蛋白：取 0.1 mL 溶血液，加去离子水 9mL，混匀，同上比色，此为 A 总 Hb。

(6) 柱的清洗：用过的柱先加缓冲液 II 3 mL，使血红蛋白全部洗下，再用缓冲液 I 洗 3 次，每次 3 mL，最后加 3 mL，盖好上下盖，保存备用。

4. 计算

HbA1(%) = (AHbA1×3.1)/(A 总 Hb×9.1)×100%

式中 3.1 是上样量和缓冲液 I 之和，9.1 是总血红蛋白测定管中溶液量。

5. 注意事项

(1) 标本置室温下超过 24 小时可影响检测结果，如贮 4℃冰箱可保存 5 天。

(2) 试剂充填、溶液的离子浓度和 pH 值等，可影响层析结果，应严格控制这些条件。操作条件要严格规范化和程序化，以提高精密度。层析时环境温度对检测结果有较大影响，一般在 28℃ 较为适宜，冬天可将柱置于 28℃ 温箱中洗脱。

(3)HbA1 不能和 HbF、HbH 及 HbBart 等分离，导致检测结果增高，故有这些异常血红蛋白病者不宜用此法测定。而有 HbS2 和 HbC 者检测结果降低。

6. 参考值

HbA1 占总血红蛋白的 7.0%±0.9%。

不同检测方法参考值不同，HbA1 C 与 HbA1 参考值也不同。可参考仪器或试剂厂家提供的参考值，最好建立本实验室的参考值。

7. 临床意义

糖化血红蛋白的特点决定了它在糖尿病监测中有很大的意义：

(1) 与血糖值相平行：血糖越高，糖化血红蛋白就越高，所以能反映血糖控制水平。

(2) 生成缓慢：由于血糖是不断波动的，每次抽血只能反映当时的血糖水平，而糖化血红蛋白则是逐渐生成的，短暂的血糖升高不会引起糖化血红蛋白的升高；反过来，短暂的血糖降低也不会造成糖化血红蛋白的下降。由于吃饭不影响其测定，故可以在餐后进行测定。

(3) 一旦生成就不易分解：糖化血红蛋白相当稳定，不易分解，所以它虽然不能反映短期内的血糖波动，却能很好地反映较长时间的血糖控制程度，糖化血红蛋白能反映采血前 2 个月之内的平均血糖水平。

(4) 较少受血红蛋白水平的影响：糖化血红蛋白是指其在总血红蛋白中的比例，所以不受血红蛋白水平的影响。

四、糖化血清蛋白测定

血液中的葡萄糖与白蛋白和其他蛋白分子 N 末端发生非酶促糖化反应，形成糖化血清蛋白。由于血清中白蛋白的半衰期约 21 天，糖化血清蛋白测定可有效反映患者过去 1～2 周内平均血糖水平，而且不受当时血糖浓度的影响，是糖尿病患者血糖控制非常适宜的良好指标。目前国内外相继报道酶法检测 GSP，其原理基于酮胺氧化酶酶促反应和 Trinder 反应。该法有较好的精密度和线性，可自动分析，受干扰物影响小，与高效液相色谱法测定结果有极好的相关性。

(一) 硝基四氮唑蓝还原法

1. 原理

GSP 中的白蛋白和其他蛋白质分子上非离子型的氨基，与葡萄糖上的羧基生成稳定的高分子氨基 -1- 脱氧 -2- 酮糖结构。以具有同样氨基 -1- 脱氧 -2- 酮糖结构的 1- 脱氧 -1- 吗啉果糖 (DMF，又称果糖胺) 为对照，可通过比色测定。

2. 试剂

(1)0.1 mol/L 碳酸盐缓冲液 (pH10.8)：无水碳酸钠 9.54 g，碳酸氢钠 0.84 g，溶于去离子水并稀释至 1 L。

(2)0.11 mmol/LNBT 试剂：氯化硝基四氮唑蓝 100 mg，用上述缓冲液配至 1 L。置冰箱保存，至少可稳定 3 个月。

(3)40 g/L 牛血清白蛋白溶液。

(4)4 mmol/LDMF 校准液：DMF99.6 mg，用 40 g/L 牛血清白蛋白溶液配至 100 mL。冰

箱保存，可稳定 4 个月。

3. 操作

(1) 手工法：按表 2-13 步骤操作。各管混匀，置 37℃水浴中 15 分钟，取出试管在流水中冷却 15 分钟（＜25℃），立即于 550 nm 波长处读取测定管吸光度值，从校准曲线上查出 DMF 浓度。

表 2-13 NBT 法测定 GSP 操作步骤

加入物 (ml)	空白管	测定管
标本		0.1
去离子水	0.1	
NBT(37 ℃预温)	4.0	4.0

校正曲线制备：取 4 mmol/LDMF 校准液，用 40 g/L 牛血清白蛋白溶液稀释成 1 mmol/L、2 mmol/L、3 mmol/L、4 mmol/L，并以 40 g/L 牛血清白蛋白溶液为空白，与测定管同样操作，读得各浓度 DMF 相应的吸光度值。以 DMF 浓度为横坐标，吸光度值为纵坐标，制成校正曲线。在 4 mmol/L 内 GSP 浓度与吸光度值呈线性关系。

(2) 自动化分析法：按试剂盒说明书要求设置分析参数，一般用单点校准。有些试剂可设置两点终点法。

4. 注意事项

(1) 必须严格控制 pH 值、反应温度及反应时间。37℃水浴时间需准确，浴毕立即冷却，否则生成物颜色将继续加深，影响检测结果。

(2)DMF 不稳定，故应将其溶于白蛋白溶液或混合血清中。

(3) 本法非特异干扰较多，准确性较差。

5. 参考值

1.65 ～ 2.15 mmol/L。

(二) 酮化氨基酸氧化酶法

1. 原理

GSP 被蛋白酶 K 消化，逐步释放糖化蛋白片段，酮化氨基酸氧化酶 (KAO) 能特异性地氧化酮化氨基酸 - 糖化蛋白片段，产生的过氧化氢在过氧化物酶作用下与 4- 氨基安替比林和 N-乙基 -N 硫代羟丙基 -m- 甲苯胺 (TOOS) 反应，其色泽深浅反映 GSP 的含量。

2. 试剂

(1) 试剂盒组成成分及含量如下

试剂 1 包含蛋白酶 K786 U/ml，过氧化物酶 60 U/ml，EPPS 缓冲液 60 mmol/L，乙酸钙 5 mmol/L，heacyanoferrate-K90 μmol/L， 乙酸铜 30 μmol/L，红菲咯啉二硫酸 144 μmol/L，TOOS2.8 mmol/L，胆汁酸 18 g/L，聚氧化乙烯 10 十三烷基醚 2.5 mg/L。

试剂 2 包含酮化氨基酸氧化酶 9 U/ml，EPPS 缓冲液 50 mmol/L，稳定剂 30 g/L，EDTA50 mmol/L，4- 氨基安替比林 10.5 mmol/L。

(2) 糖化血清蛋白校准液：由试剂盒提供。

3. 操作

按表 2-14 步骤操作。

表 2-14 GSP 测定 KAO 法操作步骤

加入物 (ml)	空白管	校准管	测定管
标本			0.20
校准液		0.20	
去离子水	0.20		
试剂 1	2.5	2.5	2.5
37 ℃水浴 3 ~ 5 分钟，波长 550 nm 处测定吸光度值 A1			
试剂 2	2.5	2.5	2.5
37 ℃水浴 3 ~ 5 分钟，波长 550 nm 处测定吸光度值 A2			

4. 计算

GSP 浓度 (μmol/L) ＝ [(测定管吸光度值 (A2)- 测定管吸光度值 (A1)]/[校准管吸光度值 (A2)- 校准管吸光度值 (A1)]× 校准液 GSP 浓度 (μmol/L)

5. 注意事项

(1) 推荐使用血清或 EDTA 抗凝血，在 3 小时内分离出血清或血浆。标本可在 2℃～ 8℃保存 2 周或在 -20℃保存 5 周。

(2) 本法在 3.5 ~ 1 734.0 μmol/L 范围内呈线性，批内 CV ＜ 0.74%，批间 CV ＜ 1.66%。

(3) 标本中甘油三酯在 8.5 mmol/L 以下、胆红素在 496 μmol/L 以下、血红蛋白在 2 g/L 以下、葡萄糖在 100 mmol/L 以下，对本法测定结果没有干扰。

6. 参考值

122 ~ 236 μmol/L。

7. 临床意义

反映 2 ~ 3 周前的血糖控制水平，作为糖尿病近期内控制的一个灵敏指标，能在短期内得到治疗效果的回馈，特别适用于住院调整用药的患者。

当患者血浆蛋白降低时 (≤ 35 g/L) 该项试验即不可靠。

第六节　血脂类检测

脂类是机体能量的来源和细胞结构的重要成分。血脂代谢异常与动脉粥样硬化 (AS) 的发生和发展有着密切的关系，而且对冠心病的发生起着重要作用。大量前瞻性研究证实，富含三酰甘油 (TG) 的脂蛋白是冠心病 (CHD) 的独立危险因子，TG 增加表明患者存在代谢异常综合征。

血脂、血浆脂蛋白、载脂蛋白检验已成为代谢障碍性疾病，动脉粥样硬化和心、脑血管疾病，诊断、治疗和预防的重要实验室指标；对高脂蛋白血症与异常脂蛋白的诊断具有重要价值。

一、脂蛋白代谢紊乱

体内脂类运输和代谢障碍，经多次测定血脂高于正常参考值范围称为高脂血症。临床常见有高三酯酰甘油血症和高胆固醇血症。由于血浆脂类以血浆脂蛋白形式存在，因此，高脂血症实际上是某种类型的高脂蛋白血症。

（一）分型

高脂蛋白血症可分为原发性和继发性两大类。原发性高脂蛋白血症是由于遗传缺陷造成脂蛋白代谢紊乱，已发现与脂蛋白代谢关键酶（如 LPL、LCAT）、载脂蛋白（C Ⅱ、B、E、A Ⅰ、C Ⅲ）以及脂蛋白受体（如 LDL 受体）等的遗传缺陷有关。继发性高脂蛋白血症是继发于其他疾病，如糖尿病、肾病、甲状腺功能减退等，其症状可随原发病的病情变化而发生改变。

粗略判断血中脂蛋白是否异常增加的简易方法是血浆（清）静置试验，它可作为高脂血症的一种初筛实验。血浆静置试验是将空腹 12 小时后采集的静脉血分离出血清，置 4℃冰箱中过夜，然后观察其分层情况和清晰度。根据血浆（清）静置试验、血清总胆固醇 (TC)、TG 的含量及脂蛋白电泳图谱，1970 年世界卫生组织 (WHO) 建议，将高脂蛋白血症分为五型，其中Ⅱ型又分为两个亚型。

（二）各型高脂蛋白血症的特点

Ⅰ型：高乳糜微粒血症，又称自发性高脂血症，是一种罕见的遗传性疾病。因为缺乏脂蛋白脂肪酶，CM 不能被水解，故导致高 CM 血症。血浆外观呈乳白色混浊，4℃冰箱过夜，出现"奶油样"上层，下层澄清。

Ⅱ型：是最常见的高脂血症，多系遗传性缺陷。常因食入过多饱和脂肪酸和胆固醇而诱发，又分为：

Ⅱa 型：高胆固醇血症，受膳食影响较轻。血浆外观澄清，TC 显著增加，β脂蛋白明显升高，电泳图谱上 LDL 带明显增宽；TG 正常，前β脂蛋白正常。患者临床特点是易发生动脉粥样硬化。

Ⅱb 型：继发性高胆固醇血症，受膳食影响较大。血浆外观澄清或轻度混浊。TC 增加，伴有 TG 升高，血中除β脂蛋白升高，前β脂蛋白也升高。此型也是一种常见的脂蛋白异常，患者临床特征为甲状腺功能减退，也常见于肾病综合征。

Ⅲ型：伴有高三酰甘油血症的高胆固醇血症。血浆外观混浊，4℃冰箱过夜，常可见一模糊"奶油样"表层，电泳图谱上β脂蛋白和前β脂蛋白区带混为一体，即所谓宽 B 区带。此型属罕见的遗传性疾病，患者早年即可发生冠心病。

Ⅳ型：高三酰甘油血症。其特点是 TG 显著升高，前 G 脂蛋白升高，而 TC 含量正常，通常α脂蛋白降低，血浆外观可以是澄清也可呈混浊，4℃冰箱过夜，其表面无"奶油状"。此型我国患者最多见，约占高脂蛋白血症的一半以上，与过胖和低糖耐量有关。

Ⅴ型：高脂血症伴有乳糜微粒血症，实际上是Ⅰ型和Ⅳ型的混合症。TG 升高显著，TC 也会升高。乳糜微粒和前β脂蛋白都升高。将该型血浆 4℃过夜，可见上层为"奶油样"，下层为混浊状。

二、胆固醇

（一）除外非疾病因素

血清 CHO 水平受年龄、家族、民族、性别、遗传、饮食、工作性质、劳动方式、精神因素、饮酒、吸烟和职业的影响。

1. 性别和年龄

血浆胆固醇水平，男性较女性高，两性的 CHO 水平都随年龄增加而上升，但 70 岁后下降，中青年女性低于男性。女性在绝经后 CHO 可升高，这与妇女绝经后雌激素减少有关。美国妇女绝经后，血浆 CHO 可增高大约 0.52 mmol/L(20 mg/dl)。

2. 妊娠

女性妊娠中、后期可见生理性升高，产后恢复原有水平。

3. 体重

有研究提示，血浆 CHO 增高可因体重增加所致，并且证明肥胖是血浆 CHO 升高的一个重要因素。一般认为体重增加，可使人体血浆 CHO 升高 0.65 mmol/L(25 mg/dl)。

4. 运动

体力劳动较脑力劳动为低。血浆 CHO 高的人可通过体力劳动使其下降。

5. 种族

白种人较黄种人高。正常水平较高的人群往往有家族倾向。

6. 饮食

临界 CHO 升高的一个主要原因是较高的饱和脂肪酸的饮食摄入。一般认为，饱和脂肪酸摄入量占总热卡的 14%，可使血浆 CHO 增高大约 0.52 mmol/L(20 mg/dl)，其中多数为 LDL-c。但是 CHO 含量不像 TG 易受短期食物中脂肪含量的影响而上升，一般讲，短期食用高胆固醇食物对血中 CHO 水平影响不大，但长期高 CHO、高饱和脂肪酸和高热量饮食习惯可使血浆 CHO 上升。素食者低于非素食者。

7. 药物

应用某些药物可使血清胆固醇水平升高，如：环孢霉素，糖皮质激素、苯妥英钠、阿司匹林、某些口服避孕药等。

8. 血液的采集

静脉压迫 3 分钟可以使胆固醇值升高 10%。在受试者站立体位测得的值相对于卧位也出现了相似的增加。在进行血浆检测时推荐使用肝素或 EDTA 作为抗凝剂。

9. 干扰因素

血红素 > 2 g/L 和胆红素 70%mol/L(42 mg/dl) 时，会干扰全酶终点法测定。抗坏血酸和 $\alpha\alpha$-甲基多巴或 Metamizol 等类还原剂会引起胆固醇值假性降低，因为它们能和过氧化氢反应，阻断显色反应 (即阻断 Trinder 反应过程)。

（二）血清胆固醇病理性增高

临界高胆固醇血症的原因：除了其基础值偏高外，主要是饮食因素即高胆固醇和高饱和脂肪酸摄入以及热量过多引起的超重，其次包括年龄效应和女性的更年期影响。

轻度高胆固醇血症原因：轻度高胆固醇血症是指血浆胆固醇浓度为 6.21 ～ 7.49 mmol/

L(240 ～ 289 mg/dl)，大多数轻度高胆固醇血症的，可能是由于上述临界高胆固醇血症的原因所致，同时合并有基因的异常。已知有几种异常原因能引起轻度高胆固醇血症：① LDL-c 清除低下和 LDL-c 输出增高；② LDL-c 颗粒富含胆固醇酯，这种情况会伴有 LDL-c 与 apoB 比值 (LDL-c/apoB) 增高。

重度高胆固醇血症原因：重度高胆固醇血症原因是指 CH0 > 7.51 mmol/L(290 mg/dl)。许多重度高胆固醇血症是由于基因异常所致，绝大多数情况下，重度高胆固醇血症是下列多种因素共同所致：① LDL-c 分解代谢减低，LDL-c 产生增加；② LDL-apoB 代谢缺陷，LDL-c 颗粒富含胆固醇酯；③上述引起临界高胆固醇血症的原因。大多数重度高胆固醇血症很可能是多基因缺陷与环境因素相互作用所致。

1. 成人胆固醇增高与冠心病

血清胆固醇的水平和发生心血管疾病危险性间的关系，在年轻男性和老年女性有相关性，女性出现冠心病的临床表现和由冠心病导致死亡的年龄一般比男性晚 15 年。因此，区分未绝经和已绝经的妇女尤为重要。对成人高脂血症的筛选是针对心血管危险因素的常规检查程序的一部分。

2. 儿童期胆固醇增高与冠心病

成人血清胆固醇水平升高和冠心病死亡率增加间的密切关系已经明确，儿童时期还不确定，因为儿童期胆固醇增高不会维持到成人期，相反，儿童期的低水平到成人期以后可能变为较高的水平。

儿童期的研究有助于识别和治疗那些很有可能发展成为高脂血症和冠心病高危因素的人群。欧洲动脉粥样硬化协会提出了以下建议来识别儿童的脂质紊乱。

以下情况需测定血清胆固醇水平。

(1) 父母或近亲中有人 60 岁以前就患有心血管疾病的儿童和青少年。

(2) 父母中的一方有高胆固醇血症，胆固醇水平 > 7.8 mmol/L(300 mg/dl) 的家族史的儿童。胆固醇水平 > 5.2 mmol/L(200 mg/dl)，年龄在 2 和 19 岁之间的儿童和青少年则考虑为高水平且将来需要复查。

3. 高胆固醇血症病理状态

高胆固醇血症有原发性与继发性两类。原发性见于家族性高胆固醇血症、多基因家族性高胆固醇血症、家族性 apoB 缺陷症、混合性高脂蛋白血症等基因遗传性疾病。继发性见于如动脉粥样硬化、冠心病、糖尿病、肾病综合征、甲状腺功能减退和阻塞性黄疸等疾病在病理改变过程中引发脂质代谢紊乱时所形成的异常脂蛋白血症。

(1) 家族性高胆固醇血症：原发性高胆固醇血症主要见于家族性高胆固醇血症 (FH)。家族性高胆固醇血症是单基因常染色体显性遗传性疾病，由于 LDL-c 受体先天缺陷造成体内 LDL-c 清除延缓而引起血浆胆固醇水平升高，患者常有肌腱黄色瘤。在心肌梗死存活的患者中占 5%。家族性高胆固醇血症患者发生动脉粥样硬化的危险性与其血浆胆固醇水平升高的程度和时间有着密切关系。

家族性高胆固醇血症的临床特征可分为 4 个方面：高胆固醇血症、黄色瘤及角膜环、早发的动脉粥样硬化和阳性家族史。

①血浆胆固醇增高：高胆固醇血症是该病最突出的血液表现，即在婴幼儿时期即已明显。杂合子患者血浆胆固醇水平为正常人的 2 ～ 3 倍，多超过 7.76 mmol/L(300 mg/dl)；纯合子患者为正常人的 4 ～ 6 倍，多超过 15.5 mmol/L(600 mg/dl)。血浆 TG 多正常，少数可有轻度升高。因此患者多属Ⅱa 型高脂蛋白血症，少数可为Ⅱb 型高脂蛋白血症。②黄色瘤和角膜环：黄色瘤是家族性高胆固醇血症常见而又重要的体征。依其好发部位、形态特征可分为腱黄瘤、扁平黄瘤和结节性黄瘤。其中以腱黄瘤对本病的诊断意义最大。杂合子型患者黄色瘤多在 30 岁以后出现，纯合子型患者常在出生后前 4 年出现，有的出生时就有黄色瘤。角膜环合并黄色瘤常明显提示本病的存在。③早发的动脉粥样硬化：由于血浆胆固醇异常升高，患者易早发动脉粥样硬化。杂合子型患者冠心病平均发病年龄提前 10 岁以上，纯合子型患者多在 30 岁前死于冠心病，文献报道曾有年仅 18 个月幼儿患心肌梗死的报道。④阳性家族史：家族性高胆固醇血症是单基因常染色体显性遗传性疾病。因此杂合子患者的父母至少有一个是该病的患者，而家族性高胆固醇血症仅占高胆固醇血症的大约 1/20，并且不是所有的病例均有特征性的黄色瘤，故家系分析对该病的诊断是十分重要和必不可少的，对年轻的杂合子患者的诊断尤其是如此。

(2) 多基因家族性高胆固醇血症：在临床上这类高胆固醇血症相对来说较为常见，其患病率可能是家族性高胆固醇血症的 3 倍。

该病是由多种基因异常所致，研究提示可能相关的异常基因包括 apoE 和 apoB。更为重要的是这些异常基因与环境因素相互作用，引起血浆胆固醇 (CHO) 升高。环境因素中以饮食的影响最明显，经常进食高饱和脂肪酸、高 CHO 和高热量饮食者是血浆 CHO 升高的主要原因。由于是多基因缺陷所致，其遗传方式也较为复杂，有关的基因缺陷尚不清楚。这类患者的apoE 基因型多为 E_4 杂合子或 E_4 纯合子。其主要的代谢缺陷是 LDL-c 过度产生或 LDL-c 降解障碍。多基因家族性高胆固醇血症的临床表现类似于Ⅱ型高脂蛋白血症，主要表现为：血浆胆固醇水平轻度升高，偶可中度升高。患者常无黄色瘤。

诊断：在家族调查中，发现有两名或两名以上的成员血浆胆固醇水平升高，而家庭成员中均无黄色瘤。

(3) 家族性混合型高脂蛋白血症 (FCH)：为常染色体遗传，在 60 岁以下患有冠心病者中，这种类型的血脂异常最常见 (占 11.3%)，在一般人群中 FCH 的发生率为 1% ～ 2%。另有研究表明，在 40 岁以上原因不明的缺血性脑卒中患者中，FCH 为最多见的血脂异常类型。

病因：有关 FCH 的发病机制尚不十分清楚，目前认为可能与以下几方面有关：① apoB产生过多，因而 VLDL 的合成是增加的，这可能是 FCH 的主要发病机制之一。②小而密颗粒的 LDL-c 增加，LDL-c 颗粒中含 apoB 相对较多，因而产生小颗粒致密的 LDL-c。这种 LDL-c颗粒的大小是与空腹血浆 TG 浓度呈负相关，而与 HDL-c 水平呈正相关。③酯酶活性异常和脂质交换障碍，脂蛋白酯酶 (LPL) 是脂蛋白代谢过程中一个关键酶。LPL 活性下降引起血浆VLDL 清除延迟，导致餐后高脂血症。④ apoA Ⅰ和 apoC Ⅲ基因异常。⑤脂肪细胞脂解障碍。

临床表现与诊断：FCH 的血脂异常特点是血浆 CHO 和 TG 均有升高，其生化异常类似于Ⅱb 型高脂蛋白血症，临床上 FCH 患者很少见到各种类型的黄色瘤，但合并有早发性冠心病者却相当常见。FCH 的临床和生化特征及提示诊断要点如下：①第一代亲属中有多种类型高脂蛋白血症的患者；②早发性冠心病的阳性家族史；③血浆 TG、CHO 和 apoB 水平升高；

④第一代亲属中无黄色瘤检出；⑤家族成员中 20 岁以下者无高脂血症患者；⑥表现为Ⅱa、Ⅱb、Ⅳ或Ⅴ型高脂蛋白血症；⑦ LDL-c/apoB 比例降低。一般认为，只要存在第①、②和③点就足以诊断 FCH。

4. 继发性高胆固醇血症

(1) 血浆胆固醇增高与动脉粥样硬化：CHO 高者发生动脉硬化、冠心病的频率高，但冠心病患者并非都有 CHO 增高。高血压与动脉粥样硬化是两种不同，又可互为因果、相互促进的疾病，高血压病时，血浆 CHO 不一定升高，升高可能伴有动脉粥样硬化。因此高胆固醇作为诊断指标来说，它不够特异，也不够敏感，只能作为一种危险因素。因此，血浆 CHO 测定最常用做动脉粥样硬化的预防、发病估计、疗效观察的参考指标。

(2) 血浆胆固醇增高与糖尿病：胰岛素的生理功能是多方面的，它可以促进脂蛋白酯酶 (LPL) 的活性，抑制激素敏感脂肪酶的活性，此外，它还能促进肝脏极低密度脂蛋白胆固醇 (VLDL) 的合成与分泌，促进 LDL-c 受体介导的 LDL-c 降解等。由于胰岛素可通过多种方式和途径影响和调节脂质和脂蛋白代谢，据统计，大约 40% 的糖尿病患者并发有异常脂蛋白血症，其中 80% 左右表现为高三酯甘油血症即Ⅳ型高脂蛋白血症。患者血脂的主要改变是 TG、CHO 和 LDL-c 的升高及 HDL-c 的降低，WHO 分型多为Ⅳ型，也可为Ⅱb 型，少数还可表现为Ⅰ或Ⅴ型。流行病学调查研究发现，糖尿病伴有继发性异常脂蛋白血症的患者比不并发的患者冠心病的发病率高 3 倍，因此有效地防治糖尿病并发异常脂蛋白血症是降低糖尿病并发冠心病的关键之一。值得注意的是，并非发生于糖尿病患者的异常脂蛋白血症均是继发性的，其中一部分可能是糖尿病并发原发性异常脂蛋白血症。单纯的血脂化验很难完成对两者的鉴别，主要的鉴别还是观察对糖尿病治疗的反应。

(3) 血浆胆固醇增高与甲状腺功能减退：甲状腺素对脂类代谢的影响是多方面的，它既能促进脂类的合成，又能促进脂质的降解，但综合效果是对分解的作用强于对合成的作用。该病患者的血脂改变主要表现为 TG、CHO 和 LDL-c 水平的提高。血脂变化的严重程度主要与甲状腺素的缺乏程度平行、而不依赖于这种缺乏的病理原因。甲状腺素能激活胆固醇合成的限速酶-HMG-CoA 还原酶，也可促进 LDL 受体介导的 LDL-c 的降解，还能促进肝脏胆固醇向胆汁酸的转化。这些作用的综合是降解和转化强于合成，故甲亢患者多表现为 CHO 和 LDL-c 降低，而甲状腺功能减退者表现为两者升高。

(4) 血浆胆固醇增高与肾病综合征：肾病综合征血脂的主要改变为胆固醇和甘油三酯 (TG) 显著升高。血浆胆固醇与血浆白蛋白的浓度呈负相关。如果蛋白尿被纠正，肾病的高脂蛋白血症是可逆的。肾病综合征并发脂蛋白异常的机制尚不完全清楚，多数学者认为是由于肝脏在增加白蛋白合成的同时，也刺激了脂蛋白，尤其是 VLDL 的合成。VLDL 是富含 TG 的脂蛋白，它又是 LDL-c 的前体，另一可能原因是 VLDL 和 LDL-c 降解减慢。由于 VLDL 和 LDL-c 合成增加，降解减慢，故表现为 CHO 和 TG 的明显升高。

(5) 血浆胆固醇增高与肝脏疾病：肝脏是机体 LDL-c 受体最丰富的器官，也是机体合成胆固醇最主要的场所，它还能将胆固醇转化为胆汁酸。由于肝脏在脂质和脂蛋白的代谢中发挥有多方面的重要作用，因此许多肝病并发有异常脂蛋白血症。

(三)血浆胆固醇病理性降低

低胆固醇血症较高胆固醇血症为少,低胆固醇血症也有原发与继发,前者如:家族性α和β脂蛋白缺乏症,后者如:消耗性疾病、恶性肿瘤的晚期、甲状腺功能亢进、消化和吸收不良、严重肝损伤、巨幼细胞性贫血等。低胆固醇血症易发生脑出血,可能易患癌症(未证实)。雌激素、甲状腺激素、钙离子通道拮抗剂等药物使血浆胆固醇降低。此外,女性月经期可降低。

三、高密度脂蛋白异常常见原因

(一)除外非疾病因素

影响 HDL-c 水平的因素很多,主要有:

1. 年龄

儿童时期,男、女 HDL-c 水平相同;青春期男性开始下降,至 18～20 岁达最低点。

2. 性别

冠心病发病率有性别差异,妇女在绝经期前冠心病的发病率明显低于同年龄组男性,绝经期后这种差别趋于消失。这是由于在雌激素的作用下,妇女比同年龄组男性有较高 HDL-c 的结果。随着雌激素水平的不断降低,男女 HDL-c 水平趋向一致,冠心病发病率的差异也就不复存在。

3. 种族

黑种人比白种人高,中国人比美国人高。

4. 饮食

高脂饮食可刺激肠道 apoA I 的合成,引起血浆 HDL-c 水平升高,尤其是饱和脂肪酸的摄入增加,可使 HDL-c 和 LDL-c 水平均升高,多不饱和脂肪酸(如油酸)并不降低 HDL-c 水平,却能使血浆 LDL-c 水平降低,故有益于减少 CHD 的危险。

5. 肥胖

肥胖者,常有 HDL-c 降低,同时伴 TG 升高。体重每增加 1 kg/m^2,血浆 HDL-c 水平即可减少 0.02 mmol/L(0.8 mg/dl)。

6. 饮酒与吸烟

多数资料表明,吸烟者比不吸烟者的血浆 HDL-c 浓度低 0.08～0.13 mmol/L(3～5 mg/dl),即吸烟使 HDL-c 减低。适度饮酒使 HDL-c 和 apoA I 升高,与血浆 HDL-c 水平呈正相关,但取决于正常肝脏合成功能,长期饮酒损害肝脏功能,反而引起 HDL-c 水平下降。而少量长期饮酒因其血浆 HDL-c 和 apoA I 水平相对较高,所以患 CHD 的危险性低于不饮酒者。

7. 运动

长期足够量的运动使 HDL-c 升高。

8. 药物

降脂药中的普罗布考、β受体阻滞剂(普萘洛尔)、噻嗪类利尿药等,使 HDL-c 降低。

9. 外源性雌激素

文献报道,接受雌激素替代疗法的妇女患 CHD 的危险性明显降低,这部分与雌激素能改善血脂代谢紊乱有关。雌激素可刺激体内 apoA I 合成,使其合成增加 25%,分解代谢无变化。孕激素可部分抵消雌激素升高血浆 HDL-c 水平的作用。然而,长期单用雌激素却有可能增加子宫内膜癌和乳腺癌的危险性,因此绝经后雌/孕激素干预试验需权衡到最佳的雌/孕激素配方,以发挥最大保护作用。

(二)血清 HDL-c 病理性降低

1.HDL-c 与动脉粥样硬化

血浆 HDL-c 浓度每降低 1%,可使冠心病 (CHD) 发生的危险升高 2% ～ 3%,血浆 HDL-c 水平每升高 0.03 mmol/L(1 mg/dl),患 CHD 的危险性即降低 2%～3%,这种关系尤以女性为明显。绝经前女性 HDL-c 水平较高,与男性及绝经后女性相比 CHD 患病率低。

2.HDL-c 与高脂蛋白血症高脂蛋白血症时,HDL-c 有病理性降低

Ⅰ型高脂蛋白血症,血脂测定 LDL-c、HDL-c 均降低,CHO 多正常,TG 极度升高,可达 11.3 ～ 45.2 mmol/L(1 000 ～ 4 000 mg/dl)。

3. 家族遗传性低 HDL-c

即家族性低 α- 脂蛋白血症,临床很常见,系常染色体显性遗传,其主要特征为血浆 HDL-c 水平低下,通常还合并血浆 TG 升高。

4. 肝脏疾病

近年来特别值得注意的是肝脏疾病中 HDL-c 的改变。连续监测急性肝炎患者血浆中 HDL-c 胆固醇的水平,发现 HDL-c 水平与病程有关:在发病的第一周末,HDL-c 水平极度降低,脂蛋白电泳几乎检不出 α 脂蛋白带,此后随着病程的发展 HDL-c 逐渐升高直至正常。在病毒性肝炎和肝硬化患者,HDL-c 的降低主要表现为 HDL3 的降低,HDL-c 的变化较少。而且 HDL3 越低,预后越差,因此,HDL3 水平可作为一个评估某些肝脏疾病患者功能状态及转归预后的一项参考指标。

5. 其他

HDL-c 降低还可见于:急性感染、糖尿病、慢性肾衰竭、肾病综合征等。β 阻滞剂、黄体酮等药物也可导致 HDL-c 降低。

(三)血清 HDL-c 病理性增高

HDL-c 增加:可见于慢性肝炎、原发性胆汁性肝硬化。有些药物如雌性激素、苯妥英钠、HMG-CoA 还原酶抑制剂、烟酸等可以使 HDL-c 升高。绝经的妇女常用雌激素做替代疗法有升高 HDL-c,降低 CHD 危险性的作用。

四、低密度脂蛋白异常

(一)除外非疾病因素

1. 饮食

高脂肪饮食会使血浆 LDL-C 增高,低脂肪饮食和运动可使其降低。

2. 肥胖

肥胖者 LDL-C 常增高。

3. 妊娠

妊娠早期开始缓慢升高,至妊娠后 3 个月时可高于基线的 50%,产后可恢复至原水平。

4. 年龄与性别

成年人 LDL-C 逐渐升高,女性更年期后高于男性。

5. 药物

如雄激素、β受体阻滞剂、环孢霉素、糖皮质激素都可使 LDL-C 升高。而使用雌激素和甲状腺素可使 LDL-C 下降。

（二）血浆 LDL-C 病理性增高

LDL-C 是所有血浆脂蛋白中首要的致动脉粥样硬化 (AS) 脂蛋白。已经证明，粥样硬化斑块中的 CHO 来自血液循环中的 LDL-C。LDL-C 致 AS 作用与其本身的一些特点有关，即 LDL-C 相对较小，能很快穿过动脉内膜层，经过氧化或其他化学修饰后的 LDL-C，具有更强的致 AS 作用。由于小颗粒 LDL-C 易被氧化，所以比大颗粒 LDL-C 更具致 AS 作用。

血浆 LDL-C 升高的原因是来源增多或分解减少，血中 LDb-C 是 CHO 的主要携带者，升高主要反映 CHO 增加，血中 LDL-C 上升已成为动脉粥样硬化重要的危险因素，故称为致动脉粥样硬化因子。

（三）血浆 LDL-C 病理性降低

Ⅲ型高脂蛋白血症特征性血浆脂蛋白谱改变如下：① VLDL 水平显著升高，包括大颗粒的 VLDL1 和小颗粒 VLDL2 均升高。② IDL 也明显升高。③ LDL 水平降低，但 LDL 的结构却有某种异常，主要表现为 LDL 中 TG 含量相对较多，其颗粒较小。LDL 这种结构改变与高三酰甘油血症时 LDL 结构变化类似，所以有人认为Ⅲ型高脂蛋白血症的 LDL 结构改变，可能与其同时存在的高三酰甘油血症有关，而 HDL 水平降低或无明显变化。

第七节 肾脏相关检测

肾脏是人体的主要排泄器官，具有重要的生理功能。肾脏通过生成尿液排泄非挥发性代谢废物和异物，维持体内水、电解质和酸碱平衡，调节细胞外液量和渗透压，以保持机体内环境的相对稳定。各种肾脏疾病均可造成机体代谢紊乱，并导致血液和尿液生物化学的改变。因此，肾脏功能的检验是肾脏疾病诊断和治疗的重要指标。

一、肾功能的实验室检查

肾功能试验能反映患者的肾功能状况，并对肾脏受损部位提供有价值的证据。可是肾脏具有强大的贮备力。一方面可能会遇到肾功能试验结果正常，但却存在着相当程度的肾脏病理变化；另一方面也可能肾功能试验明显改变，但却由肾外病理因素所致。因此，实验室检查必须结合具体病例进行分析，才能获得可靠的结论。此外，定期复查肾功能，观察其动态变化，对估计预后有一定意义。

（一）影响因素

一般而言，肾功能试验可受到肾前性因素、肾脏本身或肾后因素的影响。

1. 肾前病因

可使肾功能试验明显减低因素：

(1) 严重脱水，如严重烧伤、幽门梗阻、肠梗阻、长期腹泻等。

(2) 休克，如严重失血，特别是胃肠道出血等。

(3) 心力衰竭，心脏输出量不足，影响肾血液供应等。

2. 肾脏病因

既可影响到肾小球滤过率，如肾小球肾炎，也可影响到肾小管的重吸收和分泌功能，如慢性肾炎、慢性肾盂肾炎。此外，肾脏本身的血管系统的病变也可减低血流而影响肾功能结果。

3. 肾后病因

有尿路阻塞，例如前列腺肥大，尿路结石、膀胱肿瘤等引起的肾功能减低。

(二) 检查项目

肾功能检验一般分为两大类：

1. 一般肾功能试验

(1) 尿常规：尿比重、折射率和渗透量测定，尿蛋白、管型和细胞计数。

(2) 浓缩试验和稀释试验。

(3) 染料排泄试验：如酚红排泄试验。

(4) 血中非蛋白氮测定。

(5) 其他生物化学检查。

选择性系数 =(尿 IgG/ 血清 IgG)/(尿 Alb/ 血清 ALb)$\times$100 < 0.1

为高选择性，表示病变轻微；0.1 ~ 0.2 为中度选择性；> 0.2 为非选择性或低选择性；表示病变严重；β_2- 微球蛋白、尿酶等测定。

2. 肾脏清除功能试验

(1) 反映肾小球滤过率的清除试验：①内生肌酐清除试验 (Ccr)；②菊粉清除试验；③尿素清除试验 (Cur)。

(2) 反映肾小管分泌功能或肾血流量清除试验 (CPAH)。

(3) 过滤比例 (FF) 即肾小球滤过率和肾血浆流量之比。

(4) 肾小管功能试验，肾小管最大回收量和肾小管最大分泌量。

在肾脏功能检验中，部分内容在有关章节中介绍，本章重点介绍生物化学检查等内容。

二、内生肌酐清除率测定

(一) 原理

肌酐是肌酸的代谢产物，在成人体内含肌酐约 100 g，其中 98% 存在于肌肉，每天约更新 2%，肌酸在磷酸肌酸激酶作用下，形成带有高能键的磷酸肌酸，为肌肉收缩时的能量来源和储备形式，磷酸肌酸放出能量经脱水而变为肌酐，由肾排出，人体血液中肌酐的生成可有内、外源性两种，如在严格控制饮食条件和肌肉活动相对稳定的情况，血浆肌酐的生成量和尿的排出量较恒定，其含量的变化主要受内源肌酐的影响，而且肌酐大部分是从肾小球滤过，不被肾小管重吸收，排泌量很少，故肾单位时间内，把若干毫升血浆中的内生肌酐全部清除出去，称为内生肌酐清除率 (Ccr)。

(二) 方法

(1) 患者连续进食低蛋白饮食 3 d，每日蛋白质应少于 40 g，并禁食肉类 (无肌酐饮食)，试验当日不要饮茶或咖啡，停止用药，避免剧烈运动。

(2) 于第 4 天早晨 8:00 时将尿液排净，然后收集 24 h 尿液，并加入甲苯 4～5 ml 以防腐。在 4 d 内 (任何时候均可)，采取抗凝血 2～3 ml，与 24 h 尿同时送检。

(3) 测定尿及血浆中肌酐浓度，并测定 24 h 尿量。

(三) 计算

应用下列公式计算 24 h 的内生肌酐清除率。

24 h 内生肌酐清除率 (%)=(尿肌酐浓度 (μmol/L)×24 h 尿量 (L))/(血浆肌酐浓度 (μmol/L))×100%

因在严格控制条件下，24 h 内血浆和尿液肌酐含量较恒定。为了临床应用方便，用 4 h 尿及空腹一次性取血进行肌酐测定，先计算每分钟尿量 (ml)，再按下列公式计算清除率。

每分钟肌酐清除率 (%)=(尿肌酐浓度 (μmol/L)× 每分钟尿量 (ml))/(血浆肌酐浓度 (μmol/L))×100 %

由于每人肾的大小不尽相同，每分钟排尿能力也有所差异，为排除这种个体差异可进行体表面积的校正，因每人的肾大小与其体表面积成正比，可代入以下公式酌情参考应用。

矫正清除率 (%)=(实际清除率 × 标准体表面积 (1.73 m²))/ 受试者的体表面积 ×100 %

(四) 体表面积计算

$A = H^{0.725} \times W^{0.425} \times 71.84$

式中：A 为体表面积 (cm²)，H 为身高 (cm)，W 为体重 (kg)。

例如，某人身高 150 cm，体重 60 kg，体表面积计算：① $A = 150^{0.725} \times 60^{0.425} \times 71.84$；②两边取常用对数求 LogA 的数值后，再求反对数得 A=1 547 cm²。

(五) 参考值

男性清除率 105±20 ml/min；女性是 95±20 ml/min。清除率随年龄而减低 (表 2-15)。

表 2-15 肌酐清除率 ml/(min·1.73 m2)

年龄 (岁)	男		女	
20～30	88～146	117	81～134	107
30～40	82～140	110	75～128	102
40～50	75～133	104	69-～122	96
00～60	68～126	97	64～116	90
60～70	61～120	90	58～110	84
70～80	55～113	84	52～105	78

(六) 误差分析

(1) 最常见误差来源是尿液收集时间记录不准，或部分尿液丢失。

(2) 收集尿样期间做剧烈运动。

(3) 尿液有膀胱内潴留造成负误差。

(七) 临床意义

1. 判断肾小球滤过功能的敏感指标

多数急性肾小球肾炎内生肌酐清除率低到正常值的 80% 以下，但血清尿素氮、肌酐测定仍在正常范围，故是较早的反映肾小球滤过功能。

2. 初步估价肾功能的损害程度

轻度损害 Ccr 在 70 ～ 51 ml/min；中度损害在 50 ～ 31 ml/min；＜ 3 ml/min 为重度损害，慢性肾衰竭患者若清除率 20 ～ 11 ml/min 为早期肾衰竭；10 ～ 61 ml/min 为晚期肾衰竭；＜ 5 ml/min 为终末期肾衰竭。

3. 指导治疗

内生肌酐清除率＜ 30 ～ 40 ml/min，应限制蛋白质摄入；＜ 30 ml/min 噻嗪类利尿剂治疗常无效；＜ 10 ml/min 应结合临床进行透析治疗，对利尿剂 (如呋塞米、依他尼酸钠) 的反应已极差。此外，肾衰竭时凡由肾代谢或以肾排出的药物也可根据 Ccr 降低的程度来调节用药和决定用药的时间。

4. 慢性肾炎临床分型的参考

如慢性肾炎普通型 Ccr 常降低。而肾病型由于肾小管基底膜通透性增加，内生肌酐可从肾小管排泄，其 Ccr 结果相应的偏高。

三、菊粉清除率测定

(一) 原理

菊粉是由果糖构成一种多糖体，静脉注射后，不被机体分解、结合、利用和破坏。因其分子量小为 5 000，它可自由地通过肾小球，既不被肾小管排泌，也不被其重吸收，故能准确反映肾小球滤过率。

(二) 方法

(1) 试验时患者保持空腹和静卧状态。

(2) 晨 7:00 时饮 500 ml 温开水，放入留置导尿管，使尿液不断流出。

(3)7:30 取 10 ml 尿液和 4 ml 静脉血作为空白试验用，接着静脉输入溶于 150 ml 生理盐水的菊粉 5 g。溶液需加温到 37℃，在 15 min 内输完，然后再以菊粉 5 g 溶于 400 ml 温生理盐水中进行维持输液，以每分钟 4 ml 的速度输注。

(4)8:30 将导尿管夹住，8:50 取静脉血 4 ml，随后放空膀胱，测定尿量。用 20 ml 温生理盐水冲洗膀胱，并注入 20 ml 空气，使膀胱内的流体排尽，将排出的液体加入尿液标本内。充分混匀后取出 10 ml 进行菊粉含量测定。

(5)9:10 第 1 次重复取血和尿标本，9:30 第 2 次重复取血和尿标本，其操作同 (4)。

(6) 将 4 次血与尿标本测定其菊粉含量。

按下列公式进行计算：

尿的菊粉含量 /(血浆菊粉含量 × 稀释倍数 × 尿量 (ml))×100%

稀释倍数 =(实际尿量 + 冲洗液量)/ 实际尿量

(三) 参考值

2.0 ～ 2.3 ml/s。

（四）临床意义

急性肾小球肾炎、慢性肾衰竭、心力衰竭时其菊粉清除率显著降低；慢性肾炎、肾动脉硬化、高血压晚期等可有不同程度的降低。由于本法操作步骤较繁杂，既需持续静脉滴注（口服会水解为单糖而被吸收，肌内注射又很难吸收）和多次抽血，又需置导尿管，因而不够方便；菊粉有时可引起发热反应故目前临床上尚不能常规使用，多用于临床实验研究工作。

四、尿素清除试验

（一）原理

尿素是蛋白质代谢产生的氨在肝脏经鸟氨酸循环生成的最终产物，由肾脏排出体外。血液中的尿素通过肾小球滤过而进入肾小管。经过肾小管的尿素大部分被排出，还有一部分被肾小管重吸收而返回血流。所以尿素通过肾小球滤过并未完全被清除，尿素清除率较内生肌酐清除率要小，但仍是临床上简单而实用的肾功能试验之一。

尿素清除率随尿量多少而变。尿量越少，肾小管对尿素回收越多。尿量超过 2 ml/min 时，尿素排泄量和尿素清除率达最大值。

（二）操作

1. 标本收集

进行试验前受试患者可正常饮食，但不做剧烈运动，不饮茶或咖啡。采样前嘱患者饮水 300 ml，半小时后令其排空尿液，弃去，记录时间。1 h 后收集第 1 次尿液，令患者务必排尽尿液，记录时间。随即采血数毫升，置抗凝管内。同时嘱患者再饮水 300 ml。在计时起的准 2 h，再收集第 2 次尿液。

2. 测定

准确计量两次尿量，计算每分钟尿量（ml/min）V_1 和 V_2。对两次尿样及血浆做尿素测定（测定方法见尿素测定），分别为 U_1、U_2 和 P。

（三）计算

(1) 若 V_1 和 $V_2 \geq 2$ ml/min，则尿素 U 和 P 之比较稳定。且与尿量成比例。

尿素最大清除率：

$$C_m = \frac{U}{P} \times V \times \frac{1.73}{A} (ml/1.73m^2)$$

（其中 A 为体表面积）

健康人最大清除率均数为 75 ml/(min · 1.73 m²)，折算为健康人清除百分率：

$$C_m = \frac{U}{P} \times V \times \frac{1.73}{A} \times \frac{100}{75} (\%)$$

(2) 若尿量＜ 2 ml/min，则尿素标准清除率 (Cs)：

$$C_s = P\frac{U}{P} \sqrt{V \times \frac{1.73}{A}} [ml/(min \cdot 1.73m2)]$$

健康人标准清除率

均为 54 ml/(min · 1.73 m²)，折算为健康人清除百分率：

$$C_s = P \frac{U}{P} \sqrt{V \times \frac{1.73}{A}} \times \frac{100}{54} (\%)$$

（四）参考值

尿素最大清除率 (Cm) 为 $0.58 \sim 0.91$ ml/(S·m²)[$60 \sim 95$ ml/(min·1.73 m²)]；尿素标准清除率 (Cs) 为 $0.36 \sim 0.63$ n12/(S·m²)[$40 \sim 65$/(min·1.73 m²)]。尿素清除率为 60% ～ 125%。

（五）附注

(1) 若患者之体表面积接近 1.73 m²，可以不作校正，误差不大。

(2) 收集尿液标本时，每次都必须要求患者尽力排空尿液，而且计时准确。

(3) 将前后两次收集尿液计算的清除率取均数报道结果。若每小时排尿量 < 25 ml；两次清除率相差在 30% 以上，说明试验未做好，应重做。

（六）临床意义

(1) 病理变化的清除率 60% ～ 40%，肾轻度损害；40% ～ 20%，肾中度损害；20% ～ 5%，肾重度损害；5% 以下，见于尿毒症昏迷时。

(2) 其他临床意义参见"内生肌酐清除试验"。

五、血清尿素检验

尿素的测定方法主要分为两大类：一类是利用尿素酶（亦称脲酶）水解尿素生成氨和 CO_2 而测定，被认为是间接测定法。另一类是尿素与某些试剂如二乙酰 - 肟、二苯吡喃醇、邻苯二甲醛等直接反应，测定其产物。

（一）二乙酰 - 肟法

1. 原理

在酸性反应环境中加热，尿素与二乙酰缩合成色素原二嗪化合物，称为 Fearon 反应。因为二乙酰不稳定，故通常由反应系统中二乙酰 - 肟与强酸作用，产生二乙酰。二乙酰和尿素反应，缩合成红色的二嗪。

2. 试剂

试剂主要有以下几种。

(1) 酸性试剂：在三角烧瓶中加蒸馏水约 100 ml，然后加入浓硫酸 44 ml 及 85% 磷酸 66 ml。冷至室温，加入氨基硫脲 50 mg 及硫酸镉 ($CdSO_4 \cdot 8 H_2O$)2 g，溶解后用蒸馏水稀释至 1 L，置棕色瓶中冰箱保存，可稳定半年。

(2) 二乙酰 - 肟溶液：称取二乙酰 - 肟 20 g，加蒸馏水约 900 ml，溶解后，再用蒸馏水稀释至 1 L，置棕色瓶中，贮放冰箱内可保存半年不变。

(3) 尿素标准贮存液 (100 mm/L)：称取干燥纯尿素 (MW=60.06)0.6 g，溶解于蒸馏水中，并稀释至 100 ml，加 0.1 g 叠氮钠防腐，置冰箱内可稳定 6 个月。

(4) 尿素标准应用液 (5 mmol/L)：取 5.0 ml 贮存液用无氨蒸馏水稀释至 100 ml。

3. 操作

按表 2-16 进行。

表 2-16 测定尿素操作步骤 (ml)

加入物 (ml)	测定管	标准管	空白管
血清	0.02	-	-
尿素标准应用液	-	0.02	-
蒸馏水	-	-	0.02
二乙酰 - 肟溶液	0.5	0.5	0.5
酸性试剂	5	5	5

混匀后，置沸水浴中加热 12 min，置冷水中冷却 5 min 后，用分光光度计波长 540 nm，以空白管调零，比色读取标准管及测定管的吸光度。

4. 计算

血清尿素 (mmol/L)= 测定管吸光度 / 标准管吸光度 ×5

血清尿素氮 (mg/L)= 尿素 (mmol/L)×28

5. 附注

(1) 本法线性范围达 14 mmol/L 尿素，如遇高于此浓度的标本，必须用生理盐水做适当的稀释后重测，然后乘以稀释倍数报道之。

(2) 试剂中加入硫氨脲和镉离子，增进显色强度和色泽稳定性，但仍有轻度褪色现象 (每小时 < 5%)。加热显色冷却后应及时比色。

(3) 吸管必须校正，使用时务必注意清洁干净，加量务必准确。

(4) 尿液尿素也可用此法进行测定，由于尿液中尿素含量高，标本需要用蒸馏水做 1：50 稀释，如果显色后吸光度仍超过本法的线性范围，还需要将尿再稀释，重新测定，结果乘以稀释倍数。

(二) 酶偶联速率法

1. 原理

尿素在脲酶催化下，水解生成氨和二氧化碳，氨在 α- 酮戊二酸和还原型辅酶 I 存在下，经谷氨酸脱氢酶 (GLDH) 催化生成谷氨酸，同时，还原辅酶 I 被氧化成氧化型辅酶 I。还原型辅酶 I 在 340 nm 波长处有吸收峰其吸光度下降的速度与待测样品中尿素的含量成正比，其反应如下：

$$尿素 + 2H_2O \xrightarrow{尿素酶} 2NH_4^+ + CO_3^{2-} \quad NH_4^+ \quad \alpha\text{-}酮戊二酸 + NDAH + H^+ \xrightarrow{GLDH} 谷氨酸 + NAD^+ + H_2O$$

2. 试剂

Ph：8.0

尿素酶：8 000 U/L

还原型辅酶 I(NADH)：0.3 mmol/L

ADP：1.5 mmol/L

Tris- 琥珀酸缓冲液：150 mmol/L

谷氨酸脱氢酶 (GLDH)：700 U/L

α- 酮戊二酸：15 mmol/L

以上酶试剂可以自配或购买试剂盒。液体酶试剂在冰箱存放可稳定 10 d，室温 (15 ～ 25℃) 只能存放 3 d。

尿素标准应用液同二乙酰 - 肟法。

3. 操作

(1) 自动生化分析仪：二点法，温度 37℃，波长 340 nm，延迟时间 30 s，读数时间 60 s。详细操作程序按照仪器和试剂盒说明书。

(2) 手工法：取 4 支试管标明测定、标准、空白、质控，按表 2-17 操作。

表 2-17 酶法测定尿素

加入物 (ml)	测定管	质控管	标准管	空白管
血清 (μl)	15	-	-	-
质控血清 (μl)	-	15	-	-
尿素标准液 (μl)	-	-	15	-
无氨蒸馏水 (μl)	-	-	-	15
酶试剂 (ml)	1.5	1.5	1.5	1.5

以上各管依次逐管加入酶试剂，混匀后立即在分光光度计上监测其吸光度的变化 (△ A/ min)。

4. 计算

尿素 (mmol/L)=(测定△ A/min- 空白△ A/min)/(标准△ A/min- 空白△ A/min)×5

本法适用于各种类型的自动生化分析仪，其测定程序及其参数可参照原仪器所附的说明。

5. 附注

(1) 在测定过程中，各种器材和蒸馏水应无氨离子污染，否则结果偏高。

(2) 标本最好用血清。

(3) 血氨升高可使尿素测定结果偏高，标本溶血对测定有干扰。

6. 参考值

3.57 ～ 14.28 mmol/L。

六、血清肌酐检验

肌酐 (Cr) 是一种低分子量含氮化合物，分子量为 116。它是肌酸脱水或磷酸肌酸脱磷酸的产物，肌酸是由精氨酸、甘氨酸和蛋氨酸在肝脏和肾脏中合成，经由血液循环，在肌肉组织中以肌酸及肌酸磷酸的形式存在。肌酐是小分子物质，可以顺利通过肾小球滤过。在原尿中肾小管基本上不重吸收，近曲小管尚能分泌，尤其当血浆肌酐浓度升高时，肾小管对肌酐的分泌作用明显增强。因此，血浆肌酐浓度及尿液肌酐排泄量是肾小球滤过功能的有用指标。

肌酐的测定方法有两大类，即化学方法和酶学方法。大多数化学方法是根据 1886 年 Jaffe 建立的碱性苦味酸反应，肌酐与苦味酸反应生成橘红色的化合物。由于许多化合物如蛋白质、葡萄糖、维生素 C、丙酮、乙酰乙酸等也可生成 Jaffe 样色原，故 Jaffe 反应并非仅对肌酐特异，但根据肌酐与非肌酐物质的 Jaffe 反应动力学特点，利用"窗口期"肌酐动力学反应，可有效地提高测定特异性，操作简便，适用于各种自动分析仪。肌酐的酶学测定方法，主要有三种类型：①肌酐氨基水解酶法 (也叫肌酐酶法)；②肌氨酸氧化酶法；③肌酐亚氨基水解酶法 (即肌酐脱氨酶) 法。酶学方法特异性高，结果准确，适用于各种自动分析仪。

(一) 肌氨酸氧化酶法

1. 原理

样品中的肌酐在肌酐酶的催化下水解生成肌酸。在肌酸酶的催化下肌酸水解产生肌氨酸和尿素。肌氨酸在肌氨酸氧化酶的催化下氧化成甘氨酸、甲醛和 H_2O_2，最后偶联 Trinder 反应，比色法测定。

2. 试剂

(1) 试剂 1

TAPS 缓冲液 (pH8.1)：30 mmol/L

肌酸酶 (微生物)：≥ 333μKat/L

肌氨酸氧化酶 (微生物)：≥ 133 μKat/L

维生素 C 氧化酶 (微生物)：≥ 33 μKat/L

HTIB：5.9 mmol/L

(2) 试剂 2

TAPS 缓冲液 (pH8.0)：50 mmol/L

肌酐酶 (微生物)：≥ 500 μKat/L

过氧化物酶 (辣根)：≥ 16.7 μKat/L

4- 氨基安替比林：2.0 mmol/L

亚铁氰化钾：163 μmol/L

(3) 肌酐校准物

3. 操作

按照表 2-18 所示进行操作。

表 2-18 血清肌酐酶法测定操作步骤 (μl)

加入物	测定管 (U)	校准管 (s)
样品	6	-
校准液	-	6
试剂 1	250	250
混匀，37℃恒温 5 min，主要波长 700 nm，测定各管吸光度 A1		
试剂 2	125	125

表 2-18 中各管混匀，37℃孵育 5 min，主波长 546 nm，次波长 700 nm，再测定各管吸光度 A_2。

4. 计算

血清肌酐 $(\mu mol/L)=(A_{u2}-A_{u1})/(A_{s2}-A_{s1})\times$ 校准物浓度 $(\mu mol/L)$

5. 参考值

(1) 男性：$59\sim104\ \mu mol/L$。

(2) 女性：$45\sim84\ \mu mol/L$。

6. 附注

(1) 肌酐酶法因特异性好，其参考值略低于苦味速率法。建议各实验室最好建立本地区的参考值。(2) 肌酐的酶法分析是解决肌酐测定中非特异性干扰的根本途径。肌酐酶法分析中以肌酐酶偶联肌氨酸氧化酶法较为常用。

(3) 肌酐酶偶联肌氨酸氧化酶法为了消除样品中肌酸的干扰，利用自动分析中双试剂法的特点，在第一试剂中加入了肌酸酶，二步反应可以消除内源性肌酸的干扰。

(4) 肌酐酶偶联肌氨酸氧化酶法，以 Trinder 反应为指示系统。不同的色原物质其灵敏度差异很大，各试剂厂商都竞相研究并使用新型灵敏的色原物质。目前常用的色原物质有：3,5- 二氯 -2- 羟基苯磺酸 (DHBA)；N- 乙基 -(2- 羟 -3- 磺丙基)-3,5- 二甲氧基 -4- 氟苯胺 (F-DAOS)；N-(2- 羟 -3- 磺丙基)-3,5 二甲氧基苯胺 (HDAOS) 等。

(5)Trinder 反应受胆红素和维生素 C 的干扰，可在试剂 1 中加入亚铁氰化钾 (或者亚硝基铁氰化钾) 和维生素 C 氧化酶消除之。

(6) 肝素、枸橼酸、EDTA、氟化钠等在常规用量下对本测定无干扰。

7. 临床意义

(1) 急性、慢性肾小球肾炎等肾小球滤过功能减退时，由于肾的储备力和代偿力很强，故肾小球受损的早期或轻度损害时，血中浓度可正常，只有当肾小球滤过功能下降到正常人的 1/3 时，血中肌酐才明显上升。因此血中肌酐测定不能代表内生肌酐清除率测定，也不能反映肾早期受损的程度。

(2) 肾源性或非肾源性血肌酐增高程度有所不同，如肾衰竭患者是由于肾源性所致，血肌酐常超过 200 $\mu mol/L$。心力衰竭时血流经肾减少属非肾源性的，血肌酐浓度上升不超过 200 $\mu mol/L$。

(3) 血肌酐和尿素氮同时测定更有意义，如两者同时增高，表示肾功能已严重受损。如肌酐浓度超过 200 $\mu mol/L$，病情继续恶化，则有发展成尿毒症的危险，超过 400 $\mu mol/L$，预后较差，如仅有尿素升高，而血肌酐在正常范围内，则可能为肾外因素引起，如消化道出血或尿路梗阻等。

(二) 去蛋白终点法

1. 原理

血清 (浆) 中的肌酐与碱性苦味酸盐反应，生成黄色的苦味酸肌酐复合物，在 510 nm 波长比色测定。

2. 试剂

(1)0.04 mol/L 苦味酸溶液：苦味酸 (AR)9.3 g，溶于 500 ml 80℃蒸馏水中，冷却至室温。加蒸馏水至 1 L，用 0.1 mol/L 氢氧化钠滴定，以酚酞作指示剂。根据滴定结果，用蒸馏水稀释至 0.04 mol/L，贮存于棕色瓶中。

(2)0.75 mol/L 氢氧化钠：氢氧化钠 (AR)30 g，加蒸馏水使其溶解，冷却后用蒸馏水稀释至 1 L。

(3)35 mmol/L 钨酸溶液

①取聚乙烯醇 1 g 溶解于 100 ml 蒸馏水中，加热助溶 (不要煮沸)，冷却。②取钨酸钠 11.1 g 溶解于 300 ml 蒸馏水中，使完全溶解。③取 300 ml 蒸馏水慢慢加入 2.1 ml 浓硫酸，冷却。将 (1) 液加入 (2) 液中于 1 L 容量瓶中，再与 (3) 液混匀，再加蒸馏水至刻度，置室温中保存，至少稳定一年。

(4)10 mmol/L 肌酐标准贮存液：肌酐 (MW113.12)113 g 用 0.1 mol/L 盐酸溶解，并移入 100 ml 容量瓶中，再以 0.1 mol/L 盐酸稀释至刻度，保存于冰箱内，稳定 1 年。

(5)10 μmol/L 肌酐标准应用液：准确吸取 10 mmol/L 肌酐标准贮存液 1.0 ml，加入 1 000 ml 容量瓶内，以 0.1 mol/L 盐酸稀释至刻度，贮存于冰箱内。

3. 操作

于 16 mmX100 mm 试管中，置血清 (或血浆)0.5 ml 加入 35 mmol/L 钨酸溶液 4.5 ml，充分混匀，3 000 r/min，离心 10 min，取上清液，按表 2-19 测定 (尿液标本用蒸馏水做 1：200 稀释)。

表 2-19 肌酐终点法测定操作步骤

加入物 (ml)	测定管	标准管	空白管
血清无蛋白滤液或稀释尿液	3.0	-	-
肌酐标准应用液	-	3.0	-
蒸馏水	-	-	3.0
0.04 mol/L 苦味酸溶液	1.0	1.0	1.0
0.75 mol/L NaOH	1.0	10.0	1.0

混匀后，室温放置 15 min，分光光度计 510 nm 波长，比色杯光径 1.0 cm，以空白管调零比色，读取各管吸光度。

4. 计算

血清 (浆) 肌酐 (mmol/L)= 标准管吸光度 / 测定管吸光的 ×100

尿液肌酐 (mmol/L)= 标准管吸光度 / 测定管吸光的 ×100×200×24 h 尿量 (L)

5. 参考值

(1) 男性：44 ～ 133 μmol/L(0.5 ～ 1.5 mg/dl).

(2) 女性：70 ～ 106 μmol/L(0.8 ～ 1.2 mg/dl).

6. 附注

(1) 温度升高时，可使碱性苦味酸溶液显色增深，但标准管与测定管的加深程度不成比例。因此，测定时各管温度均须到室温。

(2) 血清 (血浆) 标本如当天不测定，可于冰箱保存 3 d，若要保持较长时间，宜 -20℃保存，轻微溶血标本对肌酐无影响，但可使肌酸结果偏高。

(3) 肌酐测定的回收率受无蛋白滤液的 pH 影响，滤液 pH 在 3 ～ 4.5 时，回收率为 85% ～ 90%；pH 在 2 以下时，回收率为 100%。

7. 临床意义

同肌氨酸氧化酶法。

七、血清尿酸测定

尿酸 (UA) 是核酸 (RNA 与 DNA) 的分解代谢产物，嘌呤碱经水解、脱氨、氧化等作用生成的最终产物，经肾脏排出。当嘌呤代谢紊乱时，血中尿酸浓度增高，并以钠盐的形式沉着于关节、耳垂、皮肤，可引起结节和关节痛，临床上称为痛风病。正常成年人每日尿液排泄约 210 mg/d 尿量，如含量增高可在泌尿道沉淀而形成结石。

尿酸的测定方法有磷钨酸还原法、尿酸氧化酶法和 HPLC 法。干化学方法也是应用尿酸氧化酶的方法。尿酸氧化酶法分为一步法和偶联法。目前最流行的方法是尿酸氧化酶 - 过氧化物酶反应体系。该法灵敏且不需要去蛋白，主要干扰物质是维生素 C 和胆红素。在反应体系中加入维生素 C 氧化酶和胆红素氧化酶，可以消除这两种物质的干扰。HPLC 方法利用离子交换树脂柱将尿酸纯化，在 293 nm 检测柱流出液的吸光度，计算尿酸浓度。

(一) 尿酸氧化酶 - 过氧化物酶偶联法

1. 原理

尿酸在尿酸氧化酶催化下，氧化生成尿囊素和过氧化氢。过氧化氢与 4- 氨基安替比林 (4-AAP) 和 3,5- 二氯 2- 羟苯磺酸 (DHBS) 在过氧化物酶的作用下，生成有色物质 (醌亚胺化合物)，其色泽与样品中尿酸浓度成正比。反应式如下：

$$尿酸+O_2+H_2O \xrightarrow{尿酸酶} 尿囊素+CO_2+H_2O$$

$$2H_2O_2+4\text{-}AAP+DHBS \xrightarrow{过氧化物酶} 有色物质+H_2O$$

2. 试剂

(1) 酶混合试剂

表 2-20 酶混合试剂成分表

试剂成分	在反应液中的参考浓度
尿酸氧化酶	160 U/L
过氧化物酶	1 500 U/L
4-AAP	0.4 mmol/L
DHBS	2 mmol/L
磷酸盐缓冲液 (pH7.7)	100 mmol/L

以上各试剂为混合干粉试剂，在应用前用蒸馏水复溶，加水量根据干粉的分量而决定，复溶后的试剂在室温可稳定 48 h，在 2 ～ 6℃可稳定 2 周，若发现干粉受潮结块或有颜色出现以及复溶后与定值质控血清测定值不符，说明试剂已变质，应弃去不用。

(2)300 μmol/L 尿酸标准应用液。

3. 操作

(1) 试剂准备：将干粉试剂按规定加入一定量蒸馏水复溶，在实验前半小时准备好。

(2) 取 12 mm×100 mm 试管 4 支，标明测定、质控、标准和空白管，然后操作。混合，室温放置 10 min，分光光度计波长 520 nm，比色杯光径 1.0 cm，以空白管调零，读取各管的吸光度。

4. 计算

血清尿酸 (μmol/L)= 测定管吸光度 / 标准管吸光度 ×300。

5. 参考值

(1) 男性：208 ～ 428 μmol/L。

(2) 女性：155 ～ 357 μmol/L。

6. 附注

(1) 本试剂适用于各种类型生化自动分析仪，测定程序和参数应参阅仪器说明所附的说明书。

(2) 酶法测定尿酸特异性高，可分为紫外分光光度法和酶偶联法。二者共同特点是均应用尿酸氧化酶，氧化尿酸生成尿囊素和过氧化氢。然后可用 3 类方法进行测定。①紫外分光光度法测定：尿酸在波长 293 nm 有吸收峰，而尿囊素则没有，因此在 293 nm 波长的吸光度下降值与样品中尿酸含量呈正比；②尿酸氧化酶、过氧化物酶偶联反应法测定；③尿酸氧化酶、过氧化物酶和乙醛脱氢酶三联反应法测定：过氧化氢和乙醇在过氧化氢酶催化下，氧化生成乙醛；乙醛和 NAD^+ 在醛脱氢酶催化下生成乙酸和 NADH；在 340 nm 波长监测样品管和标准管吸光度升高值，计算样品中尿酸的含量。

(3) 偶高浓度维生素 C 的标本，可使测定结果偏低，故不少试剂盒中加入维生素 C 氧化酶，防止维生素 C 的干扰。

7. 临床意义

(1) 血清尿酸测定对痛风诊断最有帮助，痛风患者血清中尿酸增高，但有时亦会出现正常尿酸值。

(2) 在核酸代谢增加时，如白血病、多发性骨髓瘤、真性红细胞增多症等血清尿酸值亦常见增高。

(3) 在肾功能减退时，常伴有血清尿酸增高。

(4) 在氯仿中毒，四氯化碳中毒及铅中毒、子痫、妊娠反应及食用富含核酸的食物等，均可引起血中尿酸含量增高。

(二) 磷钨酸还原法

1. 原理

无蛋白血滤液中的尿酸在碱性溶液中被磷钨酸氧化成尿囊素及二氧化碳，磷钨酸在此反应中则被还原成钨蓝。钨蓝的生成量与反应液中尿酸含量呈正比，可进行比色测定。

2. 试剂

(1)磷钨酸贮存液：称取钨酸钠 50 g，溶于约 400 ml 蒸馏水中，加浓磷酸 40 ml 及玻璃珠数粒，煮沸回流 2 h，冷却至室温，用蒸馏水稀释至 1 L，贮存在棕色试剂瓶中。

(2) 磷钨酸应用液：取 10 ml 磷钨酸贮存液，以蒸馏水稀释至 100 ml。

(3)0.3 mol/L 钨酸钠溶液：称取钨酸钠 ($Na_2WO_4 \cdot 2H_2O$，MW329.86)100 g，用蒸馏水溶解后并稀释到 1 L。

(4)0.33 mol/L 硫酸：取 18.5 ml 浓硫酸加入 500 ml 蒸馏水中，然后用蒸馏水稀释至 1 L。

(5) 钨酸试剂：在 800 ml 蒸馏水中，加入 50 ml 0.3 mol/L 钨酸钠溶液、0.05 ml 浓磷酸和 50 ml 0.33 mol/L 硫酸，混匀，在室温中可稳定数月。

(6)1 mol/L 碳酸钠溶液：称取 106 g 无水碳酸钠，溶解在蒸馏水中，并稀释至 1 L，置塑料试剂瓶内，如有混浊，可过滤后使用。

(7)6.0 mmol/L 尿酸标准贮存液：取 60 mg 碳酸锂 (AR) 溶解在 40 ml 蒸馏水中，加热至 60℃，使其完全溶解，精确称取尿酸(MW168.11)100.9 mg，溶解于热碳酸锂溶液中，冷却至室温，移入 100 ml 容量瓶中，用蒸馏水稀释至刻度，贮存在棕色瓶中。

(8)300 μmol/L 尿酸标准应用液：在 100 ml 容量瓶中，加尿酸标准贮存液 5 ml，加乙二醇 33 ml，然后以蒸馏水稀释至刻度。

3. 操作

于 3 支 16 mm×100 mm 试管 (测定、标准和空白) 中各加 4.5 ml 钨酸试剂，分别加入 0.5 ml 血清、0.5 ml 标准应用液和 0.5 ml 蒸馏水，混匀后静止数分钟，测定管离心沉淀后按表2-21操作。

表 2-21 尿酸测定操作步骤

加入物 (ml)	测定管	标准管	空白管
测定管上清液	2.5	-	-
标准管上清液	-	2.5	-
空白管上清液	-	-	2.5
碳酸钠溶液	0.5	0.5	0.5
混匀后放置 10 min			
磷钨酸应用液	0.5	0.5	0.5

混匀，室温放置 20 min 后，用分光光度计在波长 660 nm，比色杯光径 1.0 cm，以空白管调零，读取各管吸光度。

4. 计算

血清尿酸 (μmol/L)= 测定管吸光度 / 标准管吸光度 ×300。

5. 参考值

(1) 男性：262 ～ 452 μmol/L(4.4 ～ 7.6 mg/dl).

(2) 女性：137 ～ 393 μmol/L(2.3 ～ 6.6 mg/dl).

6. 附注

(1) 红细胞内存在多种非特异性还原物质，因此，用血清或血浆测定比用全血好。

(2) 因草酸钾与磷钨酸容易形成不溶性磷钨酸钾，造成显色液混浊。因此不能用草酸钾做抗凝剂。

(3) 血清与尿液标本中的尿酸在室温可稳定 3 d；尿液标本冷藏后，可引起尿酸盐沉淀，此时可调节 pH 至 7.5 ～ 8.0，并将标本加热到 50℃，待沉淀溶解后再进行测定。

(4) 尿酸在水中溶解度极低，但易溶于碱性碳酸盐溶液中，配制标准液时，加碳酸锂并加热助溶。如无碳酸锂，可用碳酸钾或碳酸钠代替。

(5) 用钨酸沉淀蛋白时，会引起尿酸与蛋白共沉淀，而且随滤液 pH 不同而变化。如滤液 pH 在 3 以下，尿酸回收明显减低。用 1/2 浓度的沉淀剂，滤液 pH 在 3.0 ～ 4.3 之间，回收率为 93% ～ 103%；用全量沉淀剂时，滤液 pH 在 2.4 ～ 2.7，回收率为 74% ～ 97%。此外不能用氢氧化锌做蛋白沉淀剂，锌能与尿酸形成不溶性的尿酸锌。

(6) 以甲醛为防腐剂的商品尿酸标准液，仅可用于磷钨酸还原法，不能用于尿酸氧化酶法。

7. 临床意义

在肾功能减退时，常伴有血清尿酸的增高。另外，血清尿酸测定对痛风的诊断最有帮助。痛风患者血清中尿酸增高，但有时亦会呈现正常尿酸值。核酸代谢增高时，如白血病、多发性骨髓瘤、真性红细胞增多症等血清尿酸值亦常见增高。氯仿中毒、四氯化碳中毒及铅中毒、妊娠反应及食用富含核酸的食物等，均可引起血中尿酸含量增高。

第八节 病毒性肝炎血清标志物检测

按病原学分类，病毒性肝炎可分为甲型、乙型、丙型、丁型、戊型、己型和庚型等病毒性肝炎，分别由甲型、乙型、丙型、丁型、戊型、己型和庚型等肝炎病毒所引起。

一、甲型肝炎病毒抗原和 RNA 检测

甲型肝炎病毒 (HAV) 属小 RNA 病毒科嗜肝病毒属，核酸为单正股 RNA，外由衣壳包封。

（一）标本采集、处理及检验方法

采静脉血（自凝）或粪便。甲型肝炎病毒抗原检测用酶联免疫吸附试验，甲型肝炎病毒 RNA 检测用反转录聚合酶链反应。

（二）参考区间

参考区间：阴性。

（三）临床意义

1. 甲型肝炎病毒抗原阳性

见于甲型肝炎患者，于发病前两周从粪便中排出，随着病情的好转，抗原逐渐减少至消失。

2. 甲型肝炎病毒 RNA 阳性

对甲型肝炎有特异性，对早期诊断意义更大。

二、甲型肝炎病毒抗体检测

机体感染甲型肝炎病毒后，可产生 IgM、IgA、IgG 抗体。抗甲型肝炎病毒 IgM 是抗病毒衣壳蛋白抗体，在甲型肝炎患者出现症状时就可在血清中检出，感染发生之后 6 个月，IgM 抗体转阴。IgA 抗体是肠道黏膜分泌的局部抗体。IgG 抗体在甲型肝炎痊愈后可长期存在。

（一）标本采集、处理及检验方法

采静脉血（自凝）或粪便，用酶联免疫吸附试验检测。

（二）参考区间

抗甲型肝炎病毒 IgM、IgA 均为阴性，抗甲型肝炎病毒 IgG 阳性见于部分成年人。

（三）临床意义

1. 抗甲型肝炎病毒 IgM 阳性

说明正在感染甲型肝炎病毒，是早期诊断甲型肝炎的可靠指标。

2. 抗甲型肝炎病毒 IgA 阳性

见于甲型肝炎早期和急性期，在粪便中测得抗甲型肝炎病毒 IgA 是早期诊断甲型肝炎的指标之一。

3. 抗甲型肝炎病毒 IgG 阳性

(1) 若急性期和恢复期双份血清抗甲型肝炎病毒 IgG 效价有 4 倍以上增长表明近期感染甲型肝炎病毒。

(2) 动态观察效价未见升高，提示既往感染，并对再次感染有抵抗力。

三、乙型肝炎病毒表面抗原检测

乙型肝炎病毒表面抗原 (HBsAg) 是存在于小球形颗粒、大球形颗粒和 Dane 颗粒外层的糖蛋白，其基因位于双链 DNA 的 S 区。

（一）标本采集、处理及检验方法

采静脉血（自凝），用酶联免疫吸附试验、发光免疫技术检测。

（二）参考区间

参考区间：阴性。

（三）临床意义

乙型肝炎病毒表面抗原是机体感染乙型肝炎的标志之一，见于急性乙型肝炎、慢性乙型肝炎、肝硬化或无症状携带者。

四、乙型肝炎病毒表面抗体检测

乙型肝炎病毒表面抗体（抗 -HBs) 是患者对乙型肝炎病毒表面抗原所产生的一种抗体，对乙型肝炎病毒表面抗原有一定的中和作用。乙型肝炎病毒表面抗体一般在发病后 3 ～ 6 个月出现，可持续多年。

（一）标本采集、处理及检验方法

采静脉血（自凝），用酶联免疫吸附试验、发光免疫技术检测。

（二）参考区间

参考区间：阴性。

（三）临床意义

乙型肝炎病毒表面抗体是机体感染乙型肝炎病毒后主要的保护性抗体，可阻止乙型肝炎病毒穿过细胞膜进入肝细胞，表明机体对乙型肝炎病毒有一定的免疫力。它的出现说明病毒基本清除，是乙型肝炎痊愈的临床标志。注射乙肝疫苗或抗 -HBs 免疫球蛋白者，乙型肝炎病毒表面抗体可呈阳性。

五、乙型肝炎病毒 e 抗原检测

乙型肝炎病毒 e 抗原 (HBeAg) 是乙型肝炎病毒核心颗粒中的一种可溶性蛋白质，由前 C 基因编码产生。乙型肝炎病毒 e 抗原的消长与病毒体及 DNA 多聚酶的消长基本一致。

（一）标本采集、处理及检验方法

采静脉血（自凝），用酶联免疫吸附试验、发光免疫技术检测。

（二）参考区间

参考区间：阴性。

（三）临床意义

乙型肝炎病毒 e 抗原阳性表明乙型肝炎病毒处于活动期，并有较强的传染性。检测乙型肝炎病毒 e 抗原有助于判断乙型肝炎病毒携带者传染性的强弱、母婴传播的危险率及急性乙型肝炎的预后等。孕妇乙型肝炎病毒 e 抗原阳性可引起垂直传播。乙型肝炎病毒 e 抗原持续阳性，表明肝细胞损害较重，并有可能转为慢性乙型肝炎或肝硬化。

六、乙型肝炎病毒 e 抗体检测

乙型肝炎病毒 e 抗体（抗 -HBe) 是经乙型肝炎病毒 e 抗原刺激机体产生的特异性抗体。

（一）标本采集、处理及检验方法

采静脉血（自凝），用酶联免疫吸附试验、发光免疫技术检测。

（二）参考区间

参考区间：阴性。

（三）临床意义

乙型肝炎病毒 e 抗体阳性表示机体已获得一定的免疫力（出现变异株者例外），大部分乙型肝炎病毒被消除，复制减少，传染性减低，但并非无传染性，也不一定是对机体有益的标志（甲胎蛋白与乙型肝炎病毒 e 抗体有相关性）。

七、乙型肝炎病毒核心抗原检测

乙型肝炎病毒核心抗原 (HBcAg) 存在于 Dane 颗粒的核心部位，外表被乙型肝炎病毒表面抗原所覆盖。另外，乙型肝炎病毒核心抗原也可在感染的肝细胞表面表达，不易在血中检出。

（一）标本采集、处理及检验方法

采静脉血（自凝），用酶联免疫吸附试验、发光免疫技术检测。

（二）参考区间

参考区间：阴性。

（三）临床意义

乙型肝炎病毒核心抗原阳性提示乙型肝炎病毒复制活跃，传染性强，预后较差。

八、乙型肝炎病毒核心抗体检测

乙型肝炎病毒核心抗体（抗 -HBc) 是乙型肝炎病毒核心抗原刺激机体产生的特异性抗体，可分为 IgM、IgG、IgA 三型。乙型肝炎病毒核心抗体 IgG 对机体无保护作用，其阳性可持续数十年甚至终身。

（一）标本采集、处理及检验方法

采静脉血（自凝），用酶联免疫吸附试验、发光免疫技术检测。

（二）参考区间

参考区间：阴性。

（三）临床意义

目前可以检测乙型肝炎病毒核心抗体总抗体，也可分别检验 IgM、IgG 或 IgA。

1. 乙型肝炎病毒核心抗体总抗体

主要反映的是乙型肝炎病毒核心抗体 IgG，乙型肝炎病毒核心抗体的检出率比乙型肝炎病毒表面抗原更敏感，可作为乙型肝炎病毒表面抗原阴性的乙型肝炎病毒感染的敏感指标。因此，乙型肝炎病毒核心抗体可用作乙型肝炎疫苗和血液制品的安全性鉴定和献血员的筛选。

2. 乙型肝炎病毒核心抗体 IgM

是乙型肝炎病毒近期感染的指标，也是乙型肝炎病毒在体内持续复制的指标。见于急性乙型肝炎发病早期，且在整个急性期均可检出。乙型肝炎病毒核心抗体 IgM 转阴，提示乙型肝炎逐渐恢复，乙型肝炎病毒核心抗体 IgM 转阳提示乙型肝炎复发。

3. 乙型肝炎病毒核心抗体 IgG

在发病后一个月左右升高，可持续终身。它是乙型肝炎病毒既往感染的指标，常用于乙型肝炎流行病学调查。联合检测乙型肝炎病毒核心抗体 IgG 和 IgM 有助于急性乙型肝炎与慢性活动性乙型肝炎，特别是急性乙型肝炎与乙型肝炎病毒携带者急性发作的鉴别。

九、乙型肝炎病毒 DNA 检测

乙型肝炎病毒 DNA(HBV-DNA) 为双股环状，是乙型肝炎病毒感染的直接证据。

（一）标本采集、处理及检验方法

采静脉血（自凝），用斑点免疫杂交法、聚合酶链反应检测。

（二）参考区间

参考区间：阴性。

（三）临床意义

乙型肝炎病毒 DNA 阳性表明乙型肝炎病毒复制并有传染性，也可用于监测应用乙肝疫苗后垂直传播的阻断效果，若乙型肝炎病毒 DNA 阳性说明疫苗阻断效果不佳。

十、丙型肝炎病毒 RNA 检测

丙型肝炎病毒 (HCV) 是一种 RNA 病毒，其核酸为单正股 RNA，编码结构蛋白和核心蛋白。

（一）标本采集、处理及检验方法

采静脉血（自凝），用斑点免疫杂交法、反转录聚合酶链反应检测。

（二）参考区间

参考区间：阴性。

（三）临床意义

(1) 丙型肝炎病毒 RNA 阳性，提示丙型肝炎病毒复制活跃，传染性强，是机体感染丙型肝炎病毒的最直接证据，具有早期诊断价值。

(2) 连续监测可作为丙型肝炎的预后判断和干扰素等药物疗效的评价指标。

(3) 检测丙型肝炎病毒 RNA 对研究丙型肝炎发病机制和传播途径有重要价值。

十一、丙型肝炎病毒抗体 IgM 检测

丙型肝炎病毒抗体 IgM(抗 HCVIgM) 通常于发病后 4 周可呈阳性，持续 1 ～ 4 周。此抗体为非保护性抗体。

(一) 标本采集、处理及检验方法

采静脉血 (自凝)，用酶联免疫吸附试验检测。

(二) 参考区间

参考区间：阴性。

(三) 临床意义

丙型肝炎病毒抗体 IgM 阳性见于急性丙型肝炎。

十二、丙型肝炎病毒抗体 IgG 检测

(一) 标本采集、处理及检验方法

采静脉血 (自凝)，用酶联免疫吸附试验检测。

(二) 参考区间

参考区间：阴性。

(三) 临床意义

丙型肝炎病毒抗体 IgG 为非保护性抗体。若阳性，表明机体已感染丙型肝炎病毒，见于输血后肝炎、慢性丙型肝炎、肝硬化、肝癌等。

十三、丁型肝炎病毒抗原检测

丁型肝炎病毒 (HDV) 是一种缺陷病毒，需伴随乙型肝炎病毒感染来完成它的自身复制和表达。丁型肝炎病毒外壳是乙型肝炎病毒表面抗原，核心含丁型肝炎病毒抗原 (HDV-Ag) 和丁型肝炎病毒 RNA 基因组。丁型肝炎病毒抗原主要存在于受感染者的肝细胞核和胞质内，在丁型肝炎病毒血症时，血清中也可查到丁型肝炎病毒抗原。

(一) 标本采集、处理及检验方法

采静脉血 (自凝) 或肝活检组织，用间接免疫荧光法、酶联免疫吸附试验检测。

(二) 参考区间

参考区间：阴性。

(三) 临床意义

血清中丁型肝炎病毒抗原多见于急性丁型肝炎的早期，滴度高，但仅持续 1 ～ 2 周，其后在血清中很难检测到丁型肝炎病毒抗原。若丁型肝炎病毒抗原与乙型肝炎病毒抗原同时阳性，表示丁型和乙型肝炎病毒同时感染，患者可发展为慢性或急性重症肝炎。

十四、丁型肝炎病毒抗体检测

丁型肝炎病毒抗原可刺激机体免疫系统产生抗丁型肝炎病毒的 IgM 和 IgG 抗体。这些抗体没有保护作用。

(一) 标本采集、处理及检验方法

采静脉血 (自凝)，用间接免疫荧光法、酶联免疫吸附试验检测。

(二) 参考区间

参考区间：阴性。

（三）临床意义

1. 抗丁型肝炎病毒 IgM 阳性

是丁型肝炎急性或早期感染或持续感染活动期的诊断指标之一，见于丁型肝炎病毒感染的急性期及持续感染的活动期。丁型肝炎病毒和乙型肝炎病毒共同感染时，抗丁型肝炎病毒 IgM 呈一过性阳性，重叠感染时抗丁型肝炎病毒 IgM 持续阳性。

2. 抗丁型肝炎病毒 IgG 阳性

是诊断丁型肝炎的可靠指标，只能在乙型肝炎病毒表面抗原阳性的血清中出现，即使丁型肝炎病毒感染终止后，仍可持续数年。

十五、丁型肝炎病毒 RNA 检测

（一）标本采集、处理及检验方法

采静脉血（自凝），用反转录聚合酶链反应检测。

（二）参考区间

参考区间：阴性。

（三）临床意义

丁型肝炎病毒 RNA 是丁型肝炎病毒感染的直接标志物。

十六、戊型肝炎病毒标志物检测

戊型肝炎病毒 (HEV) 为 RNA 病毒，经肠道传染引起戊型肝炎。感染后机体可产生特异的 IgM、IgA、IgG 型抗体，它们为保护性抗体。

（一）标本采集、处理及检验方法

采静脉血（自凝），用酶联免疫吸附试验检测。

（二）参考区间

参考区间：阴性。

（三）临床意义

1. 抗戊型肝炎病毒抗体 IgM 阳性

见于戊型肝炎急性期或近期感染戊型肝炎。抗戊型肝炎病毒抗体 IgA 是一种与抗戊型肝炎病毒抗体 IgM 相似的标志。

2. 抗戊型肝炎病毒抗体 IgG 阳性

见于戊型肝炎恢复期，若效价超过或等于急性期四倍，提示戊型肝炎病毒新近感染。

十七、庚型肝炎病毒标志物检测

（一）标本采集、处理及检验方法

采静脉血（自凝），用酶联免疫吸附试验检测。

（二）参考区间

参考区间：阴性。

（三）临床意义

机体感染庚型肝炎病毒 (HGV) 后，可产生相应的抗体（抗 -HGV）。抗庚型肝炎病毒抗体阳性表示曾感染过庚型肝炎病毒，多见于输血后肝炎或使用血液制品引起的庚型肝炎病毒合并丙型肝炎病毒感染的患者。

第九节 内分泌激素检测

激素是人体某些腺体或组织分泌的一类化学物质，具有特殊的生物学活性，能够传递细胞间的信息。通过血液运输而作用于身体各靶细胞，与特异性受体结合后，引起一系列生物化学反应，从而调节机体的新陈代谢和生理功能。按化学性质可将激素分为糖皮质类、氨基酸衍生物类、多肽和蛋白质类以及脂肪酸衍生物类四大类。各种激素的正常分泌与调节，以及靶细胞的正常反应能力，对维持身体的正常生理功能、发育具有重要的意义。

一、甲状腺素和游离甲状腺素测定

甲状腺素 (T4) 是由甲状腺滤泡分泌的一种氨基酸衍生物，称为 3，5，3'，5'- 四碘甲腺原氨酸，它以两种状态存在：一种是与甲状腺结合球蛋白 (TBG) 结合，称为结合型甲状腺素 (T_4)；一种是呈游离状态的甲状腺素，称为游离型甲状腺素，两型之间可以互相转换。T_4 不能进入外周组织细胞，只有 FT_4 能够进入细胞发挥生理功能，在正常生理情况下，几乎所有的甲状腺素都是结合型的，游离型的很少。测定总 T_4 可以反映甲状腺的功能状况，而且不受含碘食物或药物的影响。

（一）标本采集、处理及检验方法

取静脉血 2 ml，常用免疫法测定。

（二）参考区间

T_4：65 ～ 155 nmol/L

FT_4：10 ～ 30 pmol/L

（三）临床意义

1. 升高

见于甲状腺功能亢进、先天性甲状腺结合球蛋白增多症、妊娠、新生儿及应用雌激素、原发性胆汁性肝硬化等。

2. 降低

见于甲状腺功能低下、肾病综合征、严重肝病、先天性甲状腺结合球蛋白减少症、糖尿病酮症酸中毒、恶性肿瘤、心力衰竭等。

二、三碘甲腺原氨酸和游离三碘甲腺原氨酸测定

T_4 经过脱碘后转变为 3，5，3' 三碘甲腺原氨酸 (T_3)，T_3 是主要发挥生理效应的甲状腺素，它的主要生理作用是促进物质与能量代谢，以及生长发育过程。T_3 也有两种状态，一种与 TBG 结合为结合型，另一种为游离型 (FT_3)，结合型与游离型之和为总 T_3，两型可以相互转变。T_4 的浓度是 T_3 的 40 ～ 80 倍，而 T_3 的生理活性是 T_4 的 5 倍。结合型 T_3 不能进入细胞，只有转变为 FT_3 才能进入细胞发挥生理效应。

（一）标本采集、处理及检验方法

取静脉血 2 ml，常用免疫法测定。

（二）参考区间

T_3 1.6 ～ 3.0 nmol/L。

FT_3 4 ～ 10 pmol/L。

（三）临床意义

(1) T_3 和 FT_3 的测定是判断甲状腺功能的基本试验，甲亢时总 T_3 升高，是诊断甲亢的敏感指标，常在出现临床症状之前升高。

(2) 与 T_4 同时测定可作为鉴定甲亢类型的特异方法。

(3) 妊娠、应用雌激素、口服避孕药时，可使 T_3 升高；应用雄激素、肢端肥大症、肝硬化、肾病综合征时 T_3 降低。

三、促甲状腺激素测定

促甲状腺激素 (TSH) 是由垂体前叶分泌的一种糖蛋白，由两条肽链 (α- 亚基、β- 亚基) 组成，其免疫学特性主要由 β- 亚基决定。TSH 的主要生理学功能是促进甲状腺细胞的增生和甲状腺激素的合成。

（一）标本采集、处理及检验方法

一取静脉血 2 ml，常用免疫法测定。

（二）参考区间

2 ～ 10 mU/L。

（三）临床意义

1. 升高

(1) 原发性甲状腺功能减退。

(2) 分泌 TSH 的垂体瘤、垂体性甲亢。

(3) 原发性甲低、缺碘性地方性甲状腺肿。

(4) 亚急性甲状腺炎、慢性淋巴性甲状腺炎。某些甲状腺肿瘤。

2. 降低

(1) 垂体功能减低、继发性甲状腺功能减退。

(2) 大剂量应用糖皮质激素。

四、血清甲状腺结合球蛋白测定

血清甲状腺结合球蛋白 (TBG) 是一种由 4 个亚基构成的酸性糖蛋白，能特异性地与 T_3、T_4 结合，将其运输至靶细胞，发挥生理效应。

（一）标本采集、处理及检验方法

取静脉血 2 ml，常用免疫法测定。

（二）参考区间

15 ～ 34 mg/L。

（三）临床意义

1. TBG 增高

见于遗传性 TBG 增多症、甲减、口服避孕药、雌激素治疗、妊娠、病毒性肝炎、肝硬化、多发性骨髓瘤。

2.TBG 降低

见于遗传性 TBG 减少症、营养不良、甲亢、雄激素和大剂量糖皮质激素治疗、肢端肥大症、肾病综合征等。

五、甲状旁腺激素测定

甲状旁腺激素 (PTH) 是由甲状旁腺合成分泌的一种多肽类激素,它在分泌细胞中很少贮存,分泌入血后半衰期也很短,因此其浓度必须依靠甲状旁腺的不断合成与分泌。PTH 的主要生理功能是拮抗降钙素,促进骨盐溶解,抑制肾小管对磷酸根的重吸收,维持血钙离子浓度的恒定。

(一) 标本采集、处理及检验方法

取静脉血 2 ml,常用免疫法测定。

(二) 参考区间

1 ~ 10 pmol/L。

(三) 临床意义

1. 升高

见于原发性、继发性甲状旁腺功能亢进、维生素 D 代谢障碍、异位性甲状旁腺功能亢进、佝偻病、骨软化症、特发性高尿钙症、慢性骨病。

2. 降低

见于特发性甲状旁腺功能减退、维生素 D 中毒、恶性肿瘤转移、非甲状旁腺性高钙血症。

六、血降钙素测定

降钙素 (CT) 是甲状腺及甲状旁腺滤泡细胞分泌的肽类激素,分子量为 3 200。CT 的半衰期很短 (4 ~ 12 min),所以它的生理作用有赖于它的不断合成与分解。其主要生理功能是降低血钙水平。

(一) 标本采集、处理及检验方法

取静脉血 2 ml,常用免疫法测定。

(二) 参考区间

男性:0 ~ 14 ng/L

女性:0 ~ 28 ng/L

(三) 临床意义

1. 升高

(1) 甲状腺髓样癌,约 70% 的甲状腺髓样癌患者血清降钙素升高。

(2) 肺癌、乳腺癌、胰腺癌、子宫癌、前列腺癌。

(3) 某些内分泌综合征、恶性贫血、严重骨病、肾脏疾病、嗜铬细胞瘤。

2. 降低

(1) 甲状腺手术切除。

(2) 重度甲状腺功能亢进、老年妇女。

七、血皮质醇测定

皮质醇是由肾上腺皮质的束状带和网状带分泌的类固醇激素,它的合成和分泌受 ACTH 的调节。95% 以上的皮质醇进入血液后与肾上腺皮质结合蛋白结合,游离的皮质醇甚少。皮质醇的主要生理学功能是调节糖异生。当下丘脑 - 垂体 - 肾上腺皮质轴发生障碍时，血中皮质醇异常，并由尿排出，检测其含量对诊断内分泌及代谢性疾病有重要意义。

（一）标本采集、处理及检验方法

取静脉血 2 ml，常用免疫法测定。

（二）参考区间

血皮质醇有明显的昼夜变化，早晨 8 时为 140～630 nmol/L，下午 4 时为 80～410 nmol/L；晚 8 时小于早晨 8 时的 50%。

（三）临床意义

1. 增高

(1) 肾上腺皮质功能亢进，如库欣综合征、肾上腺肿瘤。

(2) 单纯性肥胖、应激状态（如手术、创伤、心肌梗死）。

(3) 妊娠、口服避孕药、雌激素治疗。

2. 降低

(1) 肾上腺皮质功能减退、腺垂体功能减低。

(2) 全身消耗性疾病。

(3) 药物影响，如苯妥英钠、水杨酸等。

八、血浆醛固酮测定

醛固酮 (Ald) 是由肾上腺皮质的球状带细胞分泌，受肾素 - 血管紧张素系统的调节，主要以游离状态存在于血液中。其主要功能是促进肾小管对钠离子的重吸收和促进钾离子的排泄，以维持体液容量和渗透压的平衡。

（一）标本采集、处理及检验方法

取静脉血 2 ml，用肝素抗凝，常用免疫法测定。

（二）参考区间

普通饮食（早晨 6 时）：卧位 238.6±104 pmol/L；立位 418.9±245 pmol/L。

低钠饮食：卧位 646.6±333.4 pmoL/L，立位 945.6±491 pmo/L。

（三）临床意义

1. 升高

(1) 原发性醛固酮增多症、先天性肾上腺皮质增生、癌症、腺瘤。

(2) 高血压、肾病综合征、肝硬化、甲亢、低钠饮食。

(3) 心力衰竭、手术、创伤、特发性水肿。

2. 降低

(1) 肾上腺皮质功能减低、原发性醛固酮减少症。

(2) 高钠饮食、自主神经功能紊乱、妊娠高血压综合征。

(3) 服用普萘洛尔、利舍平、甘草等药物。

九、尿儿茶酚胺测定

儿茶酚胺包括肾上腺素、去甲肾上腺素和多巴胺，其主要作用是作为神经递质，少量进入血液起激素作用。儿茶酚胺激素的靶细胞分布很广，它们通过与靶细胞上的质膜受体结合而发挥作用。血液中的儿茶酚胺主要来源于交感神经和肾上腺髓质,随尿液排出。测定 24 h 尿儿茶酚胺可以反映交感神经和肾上腺髓质的功能。

(一)标本采集、处理及检验方法

留 24 h 尿加 5 ml 浓盐酸防腐,记录总量后留 20 ml 送检,常采用荧光分析法、高压液相色谱法测定。

(二)参考区间

$71 \sim 229.5$ nmol/24 h。

(三)临床意义

1. 升高

见于嗜铬细胞瘤、交感神经母细胞瘤、慢性肾功能不全、原发性高血压、甲状腺功能减退、糖尿病、重症肌无力、大面积烧伤、低血糖、神经高度紧张。

2. 降低

见于 Addison 病、甲状腺功能亢进、急性脊髓灰质炎、风湿病、营养不良。

十、尿香草扁桃酸测定

香草扁桃酸 (VMA) 是儿茶酚胺的衍生物。肾上腺素和去甲肾上腺素通过儿茶酚甲基转换酶的作用后,其终产物是香草扁桃酸,由尿排出,它在尿中的排泄量基本反映血中儿茶酚胺的水平。

(一)标本采集、处理及检验方法

用棕色瓶,加 6 mol/L 盐酸 10 ml,收集 24 h 尿液,记录总尿量,混匀后取 100 ml 送检,多采用分光光度比色法测定。

(二)参考区间

$5 \sim 45$ µmol/24 h 尿。

(三)临床意义

香草扁桃酸升高主要见于:嗜铬细胞瘤、神经母细胞瘤、交感神经细胞瘤。

十一、血睾酮测定

睾酮是一种 C_{19} 类固醇激素,是主要的雄性激素。男性睾酮主要由睾丸间质细胞合成,少量来自肾上腺皮质;女性睾酮主要由卵巢和肾上腺皮质分泌的雄烯二酮演化而来。血中约 98% 与睾酮结合蛋白的 β 球蛋白结合,极少量呈游离状态。它由肝脏灭活,由尿液或胆汁中排出。睾酮的主要生理功能是作用于男性的性器官,促进精子的发育和成熟,促进和保持男性副性征。此外,可促进周围组织蛋白质的合成,并抑制其分解,保持正氮平衡。睾酮还有刺激肾脏合成促红细胞生成素的作用。

(一)标本采集、处理及检验方法

取静脉血 2 ml,常用免疫法测定。

(二)参考区间

1. 男性

$20 \sim 49$ 岁:$270 \sim 1\ 734$ µg/L。

> 50 岁:$213 \sim 755$ µg/L。

2. 女性

绝经前：63 ～ 120 µg/L。

绝经期：49 ～ 113 µg/L。

(三) 临床意义

1. 升高

(1) 对性早熟诊断有决定性意义，见于男性性早熟、不完全性早熟。

(2) 睾丸间质细胞瘤。

(3) 原发性多毛症、睾丸性女性化综合征。

(4) 男性甲亢、多囊卵巢综合征、妊娠期。

(5) 肥胖症患者轻度增加。

2. 减少

(1) 男性睾丸发育不全、无睾综合征。

(2) 下丘脑或垂体性腺功能减低。

(3) 慢性肝炎、慢性肾功能减退及慢性消耗性疾病。

十二、血雌二醇测定

雌二醇是一种 C_{18} 类固醇激素，是雌激素中生物活性最高的激素。由男性睾丸、女性卵巢和妊娠胎盘产生或由雌激素转化而来，其水平随月经周期而变化。雌二醇的主要生理功能是促进卵细胞的生成和发育，促进卵巢和女性性器官的发育，促进女性第二性征的出现，还可促进肝脏合成多种运输蛋白。血雌二醇浓度是检查下丘脑 - 垂体 - 生殖靶腺轴功能指标之一，对诊断早熟、发育不良等内分泌疾病及妇科疾病有一定的诊断意义。

(一) 标本采集、处理及检验方法

取静脉血 2 ml，常用免疫法测定。

(二) 参考区间

男性成人：0 ～ 56 pg/ ml。

女性：①卵泡期：0 ～ 160 pg/ ml；②排卵期：34 ～ 400 pg/ ml；③黄体期：27 ～ 246 pg/ ml。

(三) 临床意义

1. 升高

(1) 女性性早熟、男性乳房发育。

(2) 雌激素分泌瘤、应用促排卵药、男性女性化。

(3) 卵巢肿瘤、无排卵性子宫功能性出血、肝硬化。

2. 减低

(1) 卵巢肿瘤、葡萄胎。

(2) 宫内死胎、妊娠高血压综合征。

(3) 下丘脑肿瘤、腺垂体功能减低。

(4) 卵巢功能不全、卵巢切除、青春期延迟、原发性和继发性闭经、绝经、口服避孕药。

十三、血黄体酮测定

黄体酮由卵巢分泌，是多种类固醇激素生物合成的中间产物。黄体酮的主要生理功能是促进子宫内膜增生与腺体分泌，调节月经周期和维持妊娠的作用，有利于受精卵的着床，还有使子宫内膜增厚、促进乳腺发育和调节黄体功能的作用。

（一）标本采集、处理及检验方法

取静脉血 2 ml，常用免疫法测定。

（二）参考区间

男性：未成年 0 ～ 1.3 μg/L；成人 0.27 ～ 0.9 μg/L。

女性：未成年 0 ～ 1.4 μg/L；滤泡期 0.32 ～ 2.0 μg/L；排卵期 0.77 ～ 2.3 μg/L；黄体期 1.19 ～ 21.6 μg/L；绝经期 0 ～ 10 μg/L。

（三）临床意义

1. 升高

见于葡萄胎、妊高征、糖尿病孕妇、多胎妊娠、原发性高血压、卵巢颗粒层膜细胞瘤、卵巢脂肪样瘤。

2. 降低

见于原发性或继发性闭经、无排卵性功能性出血、妊娠功能不良、胎儿发育迟缓、死胎。

十四、促性腺激素 FSH、LH 测定

腺垂体分泌的促性腺激素 (GTH) 有促卵泡生成激素 (FSH) 和黄体生成素 (LH)。FSH 和 LH 均为糖蛋白，由蛋白质中心和糖链组成，含有 α 及 β 亚单位，是由同一垂体细胞分泌的。FSH 和 LH 的 α 单位与 TSH 及 HCG 的仅单位相似，但特异性的 β 亚单位使这些激素有其独特的生物活性，均为独立的激素，只是具有共同的抗原决定簇，即存在彼此的免疫交叉反应。

在男性，FSH 可刺激睾丸支持细胞发育，增强支持细胞中雄激素结合蛋白 (ABP) 的合成，从而使发育中的生殖细胞获得高浓度而且稳定的雄激素，促进生殖细胞发育分化为成熟的精子。LH 的主要作用是促进睾丸间质细胞增生，促进其合成和分泌性激素 (睾酮)，协同 FSH 促进生精。同时睾酮释放入血，供给机体维持性功能的需要。

在女性，LH 在 FSH 的协同作用下，促进卵泡的成熟，雌激素的合成和分泌；促进排卵和排卵后的卵泡变为黄体；促进黄体的合成和分泌孕激素及雌激素。

（一）标本采集、处理及检验方法

取静脉血 2 ml，常用免疫法测定。

（二）参考区间

1.FSH

男性：未成年 0 ～ 5.5 mU/ml，成人 0.7 ～ 11.1 mU/ml。

女性：未成年 0.11 ～ 13 mU/ml；滤泡期 2.8 ～ 14.4 mU/ml；排卵期 5.8 ～ 21 mU/ml；黄体期 1.21 ～ 9.0 mU/ml；绝经后 25.8 ～ 134 mU/ml。

2.LH

男性：未成年 0 ～ 4.1 mU/ml；成人 0.8 ～ 7.6 mU/ml。

女性：未成年 0 ～ 2.3 mU/ml；滤泡期 1.1 ～ 11.6 mU/ml；排卵期 17 ～ 77 mU/ml；黄体

期 0 ～ 14.7 mU/ml；绝经期 7.7 ～ 58.5 mU/ml。

（三）临床意义

(1) 卵巢疾病：①多囊卵巢综合征患者 LH 明显升高，而 FSH 则处在相对稳定的低水平，LH/FSH 比值增大；②卵巢功能早衰时，LH、FSH 均升高；③卵巢不敏感综合征时，因激素受体缺乏，可致 LH 升高。

(2) 性腺发育不全、原发性闭经、原发性性功能减退等，女性患者多由原发性性发育缺乏，男性患者多由睾丸损伤或间质细胞损伤、肌营养不良及功能性青春前期无性腺综合征而引起的雌、孕激素 (男性睾酮) 分泌的减少，从而导致下丘脑 - 垂体的反馈调节失常，LH 呈增高值。

(3) 继发性性腺功能减退、席汉综合征晚期垂体前叶功能减退、假性性早熟儿童、闭经 - 溢乳综合征、垂体腺瘤者等，FSH 值下降。

(4) 继发性性腺功能减退、垂体或下丘脑性闭经、席汉综合征、假性性早熟儿童等，病变主要在 (或涉及) 垂体 - 下丘脑，直接导致 LH 分泌减少，LH 值下降。

(5)LH 与 FSH 同时测定，在区分闭经的类型时，有极其重要的作用。如 LH 升高或正常，而 FSH 明显上升，则病变多为原发性卵巢病变或性腺发育不全、卵巢功能衰竭等；如 LH 明显上升，FSH 下降或正常，则多为多囊卵巢引起；而当 LH 正常，FSH 亦正常时，则多为子宫性闭经或多囊卵巢症候群或下丘脑 - 垂体轴病变或功能低下；当 LH 下降、FSH 亦下降时，多为下丘脑 - 垂体轴病变或功能低下。

(6) 高泌乳素血症患者，FSH、LH 下降。

(7) 真性性早熟儿童、卵巢不敏感综合征者，FSH、LH 升高。

(8) 因睾丸生殖上皮损伤，抑制激素分泌增加而通过负反馈使垂体 FSH 分泌增加的一类疾病，如睾丸精原细胞瘤、性腺发育不全、原发性性腺功能减退、Klinefelter 综合征、Turner 综合征、阉割等，均可使血清 FSH 升高。睾丸精原细胞瘤患者，LH 值亦可升高。

十五、血垂体催乳素测定

垂体催乳素 (PRL) 由垂体前叶催乳素分泌细胞合成并分泌。正常生理状态下，除妇女妊娠及哺乳期外，人血清中 PRL 含量极少。PRL 的主要生理作用是在分娩后刺激产妇泌乳，而对于青春期正常乳腺发育并不起重要作用。在妊娠期，PRL 分泌增多，并在其他激素 (如雌激素、黄体酮等) 的协同作用下，促进乳腺进一步生长发育，并具备了泌乳的能力。人体的 PRL 不具备调节卵巢和睾丸功能的作用，但 PRL 可直接影响性腺功能，抑制促性腺激素对卵巢或睾丸的作用。生理情况下，PRL 每日分泌量约为 400 μg，其中 75% 在肝脏，25% 在肾脏中代谢分解。PRL 在血循环中的半衰期为 50 min。

（一）标本采集、处理及检验方法

取静脉血 2 ml，常用免疫法测定。

（二）参考区间

男性：0 ～ 171 μg/L。

女性：2 ～ 251 μg/L。

(三) 临床意义

1.PRL 生理性增高

(1) 新生儿期：出生后 PRL 水平较高，一周后开始下降，直到儿童期均维持低水平。

(2) 月经周期中期：PRL 峰的出现约在 LH 高峰后的 24 ～ 72 h，黄体期略高于卵泡期。

(3) 睡眠状态：入睡后 PRL 逐渐升高。

(4) 吸吮、产后、活动过度、应激状态：均可致 PRL 升高。尤其在哺乳期，PRL 分泌升高持续一个很长时间，且每次喂哺吸吮时还有一个暂时的过度升高。

2. 使 PRL 升高的药物

(1) 激素类药物：如 TSH、E_2、口服避孕药。

(2) 精神、神经系统药物：如氯丙嗪、甲氧氯普胺、吗啡、可待因等。

(3) 降压药物：如利舍平、甲基多巴等。

(4) 抗组织胺药物：如甲腈咪胺等。

3.PRL 病理性增高

(1) 垂体腺瘤，垂体功能障碍的一类疾病，如伴有肢端肥大症的垂体瘤、垂体功能亢进、部分空泡蝶鞍综合征等。

(2) 下丘脑性障碍的疾病，如 Chiari-frommel 综合征 (即产后闭经 - 溢乳综合征) 及 Ar-gonzdel-Castillos 综合征 (即特发性闭经 - 溢乳综合征)，或下丘脑及其邻近部位的疾病、垂体柄切断等。

(3) 甲状腺功能低下。

(4) 肾功能减退或衰竭，如库欣综合征患者。

(5) 皮肤和周围神经的损伤、乳腺疾患、子宫切除术等手术应激，脊髓结核、骨髓空洞症等。

(6) 卵巢癌、肾癌、支气管癌以及畸胎瘤、多囊卵巢等。

4.PRL 病理性降低

主要见于：原发性不孕、席汉综合征、功能性子宫出血、继发性闭经、垂体前叶功能减退、乳腺癌次全切除术后等。

十六、促肾上腺皮质激素测定

促肾上腺皮质激素 (ACTH) 是腺垂体分泌的含 9 种氨基酸的直链 39 肽，其主要生理功能是刺激肾上腺皮质束状带及网状带的增生及皮质醇和醛固酮的分泌。血中皮质醇的浓度几乎完全取决于 ACTH 的水平。

(一) 标本采集、处理及检验方法

取静脉血 2 ml，常用免疫法测定。

(二) 参考区间

早晨 (8 时)：25 ～ 100 ng/L。

下午 (6 时)：10 ～ 80 ng/L。

(三) 临床意义

1. 增高

(1) 严重应急反应。

(2) 增生性皮质醇增多症。

(3) 异位性 ACTH 分泌症候群。

2. 减低

(1) 垂体前叶破坏、功能减退导致的 ACTH 分泌减少。

(2) 大量糖皮质激素抑制垂体 ACTH 分泌。

十七、血生长激素测定

生长激素 (GH) 是一种重要的垂体激素，由腺垂体分泌，为单链蛋白质，含有 191 个氨基酸。主要生理功能为促进骨和软组织生长，促进蛋白质的合成、糖异生、脂肪分解、钙磷吸收。

(一) 标本采集、处理及检验方法

取静脉血 2 m l，常用免疫法测定。

(二) 参考区间

成年男性：＜ 2.0 μg/L。

成年女性：＜ 10.0 μg/L。

儿童：＜ 20 μg/L。

(三) 临床意义

1. 升高

(1) 垂体肿瘤、肢端肥大症及巨人症的诊断及疗效判断。

(2) 急性疾病、外科手术、灼伤、低血糖、注射氨基酸、麻醉。

2. 降低

(1) 垂体性侏儒症、腺垂体功能减退症。

(2) 高血糖、皮质醇增多症、应用糖皮质激素。

十八、血抗利尿激素测定

抗利尿激素是由垂体后叶下丘脑视上核分泌的一种 9 肽激素，贮存在神经垂体内。其主要生理功能是有强烈的收缩血管的作用，增加肾远曲小管和集合管对水的重吸收，限制水的排泄，起抗利尿作用。

(一) 标本采集、处理及检验方法

取静脉血 2 ml，常用免疫法测定。

(二) 参考区间

1 ～ 10 μU/ml。

(三) 临床意义

1. 升高

(1) 抗利尿激素分泌过多症、出血、水肿、脱水。

(2) 恶性高血压、细胞外液渗透压高，体液容量减少。

(3) 肾性尿崩症，控制不良的糖尿病。

(4) 某些肿瘤、颅脑损伤、过多注射利尿激素应急状况。

2. 降低

(1) 垂体性尿崩症。

(2) 肾病综合征、烦躁多饮综合征。

(3) 大量输入等渗液体、大量饮水。

(4) 细胞外液渗透压下降，体液容量增加。

参考文献

【1】刘晓明 . 实用临床内科诊疗学 . 西安：西安交通大学出版社 .2015.01

【2】（美）阿德哈里，（美）派瑞兹，（美）王原 . 实用心血管内科诊疗手册 . 北京：人民军医出版社 .2015.01

【3】王志敬 . 心内科诊疗精萃 . 上海：复旦大学出版社 .2015.07

【4】谌贻璞 . 心内科诊疗精萃 . 北京：中国医药科技出版社 .2013.01

【5】刘国强，徐敏，王青海，等，实用内科诊疗学 . 石家庄：河北科学技术出版社 .2013.08

【6】崔丽英 . 神经内科诊疗常规 . 北京：中国医药科技出版社 .2013.02

【7】张锐 . 消化内科诊疗与内镜应用（上）. 长春：吉林科学技术出版社 .2016.06

【8】张锐 . 消化内科诊疗与内镜应用（下）. 长春：吉林科学技术出版社 .2016.06

【9】黄晓军 . 血液内科诊疗常规 . 北京：中国医药科技出版社 .2012.11

【10】杨庭树 . 心血管内科诊疗常规 . 北京：中国医药科技出版社 .2012.11

【11】林三仁 . 消化内科诊疗常规 . 北京：中国医药科技出版社 .2012.11

【12】陈艳成 . 实用内科诊疗手册 . 北京：金盾出版社 .2012.02

【13】何权瀛 . 呼吸内科诊疗常规 . 北京：中国医药科技出版社 .2012.11

【14】刘莹 . 呼吸内科诊疗基础与临床处置要点（下）长春：吉林科学技术出版社 .2016.06

【15】刘莹 . 呼吸内科诊疗基础与临床处置要点（上）. 长春：吉林科学技术出版社 .2016.06

【16】孟德芹，郭守玉，楚玉峰 . 实用临床内科诊疗学 . 长春：吉林科学技术出版社 .2012.01

【17】赵水平，李江 . 心血管内科诊疗精要 . 长沙：中南大学出版社 .2011.10

【18】周大桥，陆为民 . 中医内科诊疗思维 . 北京：人民军医出版社 .2011.01

【19】邓守恒，陈萍，王一平 . 临床内科诊疗指南 . 武汉：湖北科学技术出版社 .2011.05

【20】罗杰，何国厚 . 实用内科诊疗常规 . 武汉：湖北科学技术出版社 .2010.06

【21】伊道 . 高原内科诊疗学 . 拉萨：西藏人民出版社 .2009.09

【22】胡大一 . 内科诊疗常规 临床医疗护理常规（2012 年）. 北京：中国医药科技出版社 .2013.10